彩绘
图解

全人体拔罐

耿引循◎主编

江西科学技术出版社

图书在版编目（CIP）数据

彩绘图解全人体拔罐 / 耿引循主编. -- 南昌：江
西科学技术出版社, 2021.5（2023.11重印）

ISBN 978-7-5390-7719-2

Ⅰ.①彩… Ⅱ.①耿… Ⅲ.①拔罐疗法 - 图解 Ⅳ.
①R244.3-64

中国版本图书馆CIP数据核字(2021)第069144号
选题序号：ZK2021016
责任编辑：万圣丹

彩绘图解全人体拔罐　　　　　　　　　　　　耿引循 主编
CAIHUI TUJIE QUAN RENTI BAGUAN

出版发行　　江西科学技术出版社

社　　址　　南昌市蓼洲街2号附1号

　　　　　　邮编：330009　　电话：（0791）86623491　86639342（传真）

印　　刷　　三河市嘉科万达彩色印刷有限公司

经　　销　　各地新华书店

开　　本　　710mm×1000mm　1/12

字　　数　　300千字

印　　张　　20

版　　次　　2021年5月第1版　　2023年11月第2次印刷

书　　号　　ISBN 978-7-5390-7719-2

定　　价　　68.00元

赣版权登字号：-03-2021-103

前言

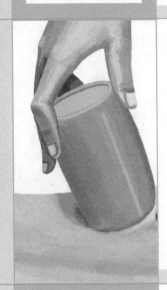

　　如果把健康比作数字"1"，那么事业、家庭、财富等都可以看作"1"后面的"0"。只有拥有了健康，你才可能拥有其他的一切；一旦失去了健康，"1"后面即使有再多的"0"，也毫无意义。

　　健康是我们实现梦想、取得成功的基石。许多人在遭受身心疾病时，都习惯性地求助于西医。事实上，中医疗法也是一个很好的选择，因为它遵从五行相生相克原理，通过调动和调节人体自身的功能来调理身心、祛除疾病。拔罐、按摩、刮痧等各种中医疗法皆安全可靠，保健效果良好，近年来备受欢迎。

　　拔罐疗法是祖国医学宝库中历史最为悠久的治疗方法之一，距今已有两千余年的历史。拔罐作为一种调理身心的方法，在民间一直广受欢迎，如今还被人们用于调节亚健康、调理常见病、养生保健、美容塑身等方面，成为一种新的保健时尚。为什么它可以经久不衰，而且愈来愈受到人们的青睐呢？这当然还要归功于它的疗效与独特优势。

　　首先，拔罐利用经络的"双向"调节作用，使机体保持阴阳平衡，维持其正常的生理功能，因而不会出现"矫枉过正"的问题。

　　其次，与常用的中医疗法相比，拔罐也具有独特的优势。针灸法讲究取穴精准，非专业人士实施起来难度相对较大，而拔罐对选穴的精准性就明显宽松许多。按摩虽然实施起来也比较方便，但往往需要长期坚持才会有效果。相比之下，拔罐疗法只要对症施术，一般短期内即可见效。与刮痧相比，拔罐疗法的作用部位较深，针对刮痧刮不到、疼痛较深的患处，拔罐的调理效果通常都比较显著。

　　为了使广大读者能够更好地掌握拔罐疗法，并运用正确的方法来进行实际操作，我们依据中医的脏腑、经络理论，在广泛吸取古今医家的拔罐经方、验方的基础上，结合现代研究成果，从临床实际出发，并结合大家普遍关注的问题，删繁就简，去芜存精，编写了本书。

　　本书以图文并茂的形式，精练地介绍了拔罐的理论、取穴原原则、常用手法及注意事项等基础知识，重点介绍了拔罐疗法在调节亚健康、调理常见病、养生保健、美容塑身四个方面的应用。我们从以上几个方面入手，精心选编了100多个相关的疾病及症状，介绍了每一病症的病因病机、临床表现、拔罐原理以及多种拔罐方法。为了方便读者按照手法练习，迅速掌握拔罐方法，我们为每一个操作步骤都配了示意图，使读者一看就懂，一学即会。

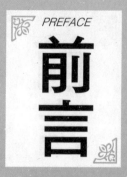

前言

同时，考虑到非专业人士在拔罐时的操作安全，我们在疗法方面省略了一些难度较大的拔罐疗法，如针罐法、药罐法等，如有不便之处敬请谅解。此外，拔罐属中医保健疗法，使用前应先明确诊断，以免耽误病情。

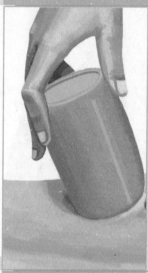

本书适合对中医自我保健感兴趣的大众参考使用。相信读者通过此书，一定可以学会自己动手解除病痛，为家人带来健康和快乐。

本书为中医科普读物，为便于读者理解，我们尽量运用通俗的语言替代专业生僻的中医术语，并保留中医习惯用字，如"瘀血""泻火"等。希望我们的整理和编写能给爱好养生的朋友们提供帮助。

CAI HUI TU JIE
QUAN
REN TI
BA GUAN

CONTENTS

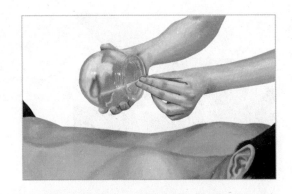

目录

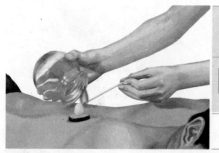

目录

CONTENTS

目录

 CONTENTS

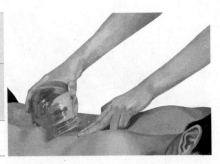

3

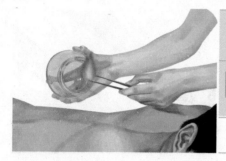

目录

CONTENTS

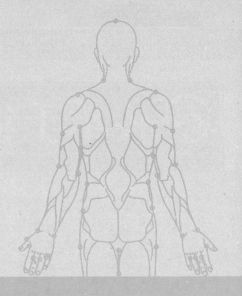

PART1

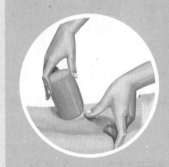

第1章

将病邪吸出来的神奇疗法
JIANG BING XIE XI CHU LAI DE SHEN QI LIAO FA

拔罐疗法历史悠久，古代中医文献中多有论述。湖南马王堆汉墓出土的医书《五十二病方》中已有了用它治疗痔疾的记载，晋代的《肘后方》介绍其用于外科吸脓。此外，还有将其用于治疗肺痨、风湿等内科疾病的记载。唐朝太医署在医科中已专门设立了角法（拔罐疗法）科，其受重视程度可见一斑。

如今，拔罐已不仅仅用于治病，而是融入了百姓的日常生活，在调节亚健康、养生保健、美容塑身等方面均有所应用。

传承千年的中医符号

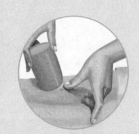

在2008年的北京奥运会上，拔罐、针灸等传统的中医疗法首次为各国运动员服务，用以缓解比赛期间的运动疲劳及身体疼痛。其间，在媒体捕捉到的精彩瞬间中，中国女篮运动员陈楠、中国游泳运动员王群身上的拔罐印清晰可见，分外醒目，这让世界见证了属于中国特有的符号——中医拔罐。

拔罐疗法古称『角法』（当时古人多以牛、羊等的角作为拔火罐工具），即民间所谓的『拔罐子』或『吸筒』。它是借助热力或其地方法排出罐内空气，造成负压，使罐具吸着于皮肤，造成瘀血现象的一种治病方法。拔罐是我国传统中医疗法中的奇葩，它在民间一直广受欢迎，在古代已传至日本、朝鲜和东南亚一带。随着方法的改进和发展，如今拔罐疗法更是遍地开花，远播世界各地。

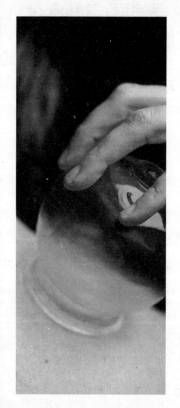

"扎针拔罐，病去一半"

在中国，无论是身处车水马龙的都市，还是居于偏远的乡村，在身边看到几个身上有拔罐印的人都是不足为奇的。因为拔罐如同喝茶、下棋一样，早已融入我们的文化，成为我们日常生活的一部分。

家住沈阳某区的李大娘，今年刚刚被大家推选为街道的"邻里大管家"。社区的居民都知道她的绝活——拔火罐。提起拔罐儿，李大娘说这都是她小的时候从父母那里学来的。她回忆说小时候家里生活条件不好，生病了也没有钱医治，父亲就拿出瓶瓶罐罐来给家人拔罐，没几天，家人的病就明显好转了。

拔罐这一古老的民间疗法之所以能流传至今，主要也是因为其成本低廉，效果显著，非常适合大众和家庭使用，民间素有"扎针拔罐，病去一半"之说，可见其在老百姓心目中的地位。

"痛并快乐着"

虽然在国内，拔罐这一疗法很受欢迎，但由于文化和思维方式等差异，要想让外国人，尤其是以保守与严谨著称的德国人理解其科学性，却并非易事。然而如今,许多中医疗法在德国却备受推崇。据德国卫生部门统计,该国每年有数百万人接受拔罐、针灸等中医疗法的治疗。

出现这种现象,归根究底,还是在于拔罐等中医疗法的神奇功效。有位德国患者因腰疼久治不愈,特地到当地的中医诊所医治,大夫推荐他尝试一下拔罐疗法,说这样可以驱除体内寒气,会好得快些,只是皮肤上会留有紫红色罐印。这位患者欣然同意,拔罐后,他感觉很好,并将这种疗法戏称为"受罪疗法"。随后,他去游泳时,腰上的红印引起了不少人的注意,还有人误以为他是受伤所致。这位先生笑着解释说,这是"受罪疗法",外面红了,里面才能治好。据说,他腰上的罐印曾引来了许多好奇的目光和询问,但他还是不厌其烦地向别人解释这一治疗方法,并坚持治好了腰疼。

好莱坞的选择

今天,中医理念已逐渐被人们所接受,其影响范围正在逐步扩大。早在几年前,美国的美容市场就刮起了一股中医风,拔罐、针灸、食疗都已成为美国人流行的养生方法。

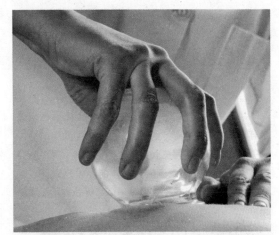

好莱坞女星格温妮丝·帕特洛是我国中医拔罐疗法的拥趸之一。对于影星来说,保持苗条性感的身材当然至关重要,瘦身也是各有高招。在小女儿未满半岁时,格温妮丝·帕特洛便频频出现在影迷的视野中,此时她的身材却仍然骨感迷人。而她的瘦身秘密就是拔罐。在出席电影《爱上男主播》特映会时,她以露背装出镜,毫不掩饰背上明显的圆形拔罐印。在谈及拔罐的效果时,格温妮丝认为这是一种很好的养生方法,她说:"拔罐对我的产后身材恢复极有帮助,还可以活化筋络,促进血液循环,调理消化不良减轻感冒症状等。"

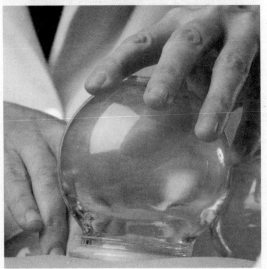

不仅如此,有关资料显示,英国有几千家中医门诊,美国有上百所中医学校,近几年,前来中国学拔罐、针灸等中医疗法的留学生数量也成倍增长。一位来中国学习中医的英国小伙子说:"中医在国外比在中国还流行。"

拔罐疗法素以简、便、廉、验著称,其操作方法简便安全,省时、省钱、省力,老幼妇孺皆可使用,且见效快,功效神奇,因而深受人们喜爱,历代沿袭,至今不衰。

从经络中来，
到经络中去

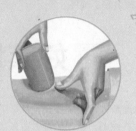

从普通老百姓、体育运动员到好莱坞明星，拔罐疗法被人们广泛运用，它何以具有如此巨大的魅力？祛除病痛、补充体能、养生保健、减肥瘦身等等。拔罐疗法何以具有如此多的功能？要回答这两个问题，离不开中医的脏腑经络学说。

中医理论认为，五脏六腑类似于人体城市中的基础设施，它们各有各的功能，如"心主血""肺主气""肝主筋""胃主收纳""大肠主津"等。只有五脏六腑健康并协调运转，人体的呼吸、循环、消化、排泄、生殖、免疫、思维、情志等各种功能才能保持正常。

经络是运行人体营养物质——气血的通道，它"内属于府藏，外络于肢节"，联通了人的五脏六腑、四肢百骸、五官九窍、皮肉筋骨等组织器官，将人体组成一个有机整体。

拔罐是在体表进行的，中医称体表皮肤为皮部，它位于人体的最外层，具有抗御外邪、保卫机体的作用。皮部为人体经络系统的重要组成部分，与脏腑息息相通，它既可以将体表感受的各种刺激传导至脏腑，也可以将脏腑的信息传达至体表。也就是说，当皮部卫外不固时，外邪可经皮部深入经络乃至脏腑；若脏腑发生病变，也会在其相应的皮部反映出来。疾病既可通过皮肤经络由表入里，也可由里出表。

人之所以生病，一方面是由于风、寒、暑、湿、燥、火等致病因素的影响，一方面则是因为体内正气

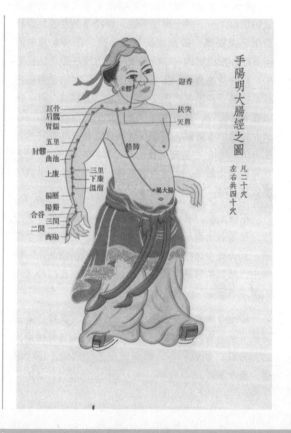

手阳明大肠经之图

左右共四十穴

凡二十穴

迎香
扶突
天鼎
肩髃
臂臑
五里
肘髎
曲池
格肺
上廉
三里
下廉
温溜
偏历
阳谿
合谷
三间
二间
商阳
属大肠
巨骨

不足。《素问遗篇》曰："正气存内，邪不可干。"若人体正气不足，在致病因素的作用下，就会出现机体阴阳失衡、气机升降失常、脏腑功能紊乱、气血不畅、经脉瘀阻等各种病理表现。

拔罐疗法正是以中医脏腑、经络理论为依据，通过对体表穴位的局部刺激，利用经络的传输和调节功能，来扶助正气，祛除体内的风、寒、湿、燥等病邪，以行气活血，畅通经络，调养脏腑，平衡机体阴阳，从而达到健身祛病的目的。

近年来，人们开始采用现代科学方法探索拔罐的机理，从现代西医学的角度验证了传统中医拔罐理论。

现代医学认为，首先，拔罐通过负压的刺激，能引起局部高度充血，使血管扩张，血流加快，进而促进局部血液循环，增强机体新陈代谢，改善局部组织营养状态，增强血管壁通透性及白细胞吞噬活动，从而增强机体生理机能，提高人体免疫力。

其次，在拔火罐时，有一部分小血管可能会破裂，血液溢于组织中被溶解，再被吸收，这种现象在医学上叫"自身溶血"。自身溶血吸收，能对机体产生持续的良性刺激，同时还会产生一种类组织胺的物质，随体液进入体循环，调整全身功能，增强机体抵抗能力。

此外，拔罐的局部刺激还可通过神经系统反射到大脑皮层，调节其兴奋与抑制过程，使之趋于平衡，并加强大脑皮层对身体各部分的调节功能，促进患部皮肤相应的组织代谢，使疾病逐渐痊愈。

由此可见，无论从中医还是西医的角度看，拔罐疗法都具有综合调理身体机能的作用。若体内脏腑不适，通过刺激体表相应的穴位即可由表及里祛除病气。俗话说，病去如抽丝，拔罐疗法正如抽丝剥茧一般，轻轻一拔，即可减轻病痛，一身轻松！

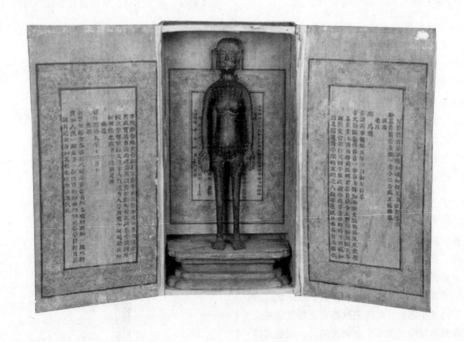

重点在穴位

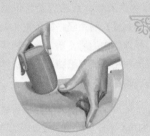

我国历代文献上还有"砭灸处"、"孔穴"、"气穴"、"腧穴"、"腧穴"、"腧穴"等不同的名称。穴位是人体经络、脏腑之气血输注于体表的特殊部位，也是内脏病理、生理和机能变化在体表上相应的感应点。拔罐疗法即是以体表穴位为反应点和刺激点的。

穴位，又叫腧穴，

《黄帝内经》中称穴位为"脉气所发"和"神气之所游行出入"。《千金方》中说："凡孔穴者，是经络所行往来处，引气运入抽病也。"而经络内属于脏腑，外通肢节。可见，穴位虽位于体表，却与经络、脏腑息息相关，并通过经络与人体内外各部发生联系。

如果说人体纵横交错的经络是联系各脏器的纽带，那么穴位就是这些纽带上的隐秘机关。它能够在受到刺激时产生"多米诺骨牌"效应，将刺激沿经络的循行线传导给下一穴位，从而打通经络、调通气血、驱邪扶正，达到调理脏腑、祛除疾病的效果。因此穴位自古以来就是针灸、气功等疗法的施术部位，更是拔罐疗法的重点部位。现代医学研究证明，适当刺激穴位可明显改善神经、内分泌、呼吸、循环、消化、排泄、防御等系统的功能以及人体代谢功能。

此外，穴位通过经络与内部脏腑相连。因此穴位处感觉、色泽和形态的异常及拔罐后的反应，在一定程度上能反映出脏腑经络的病变。如肺脏病症患者常可在中府、肺俞、膏肓等穴出现压痛；胃下垂病人常在足三里处出现条索状物，中脘处出现结节，胃俞处出现凹陷等。根据经常施用拔罐疗法的临床医生介绍，高血压患者拔罐后，局部皮肤多呈现粉红色或无色；风湿症和类风湿性关节炎患者拔罐后，局部皮肤多呈现紫红色，且在紫红色中间常出现黑褐色斑纹。

由此，我们就不难理解，为何一些有经验的中医只观察患者的外表便可知其内部病变，在体表的穴位施以针灸、拔罐，就能调理所属脏腑的某些疾病。如果我们能经常刺激体表穴位，就能及早发现脏腑的不适及病变，及早治疗，从而避免酿成严重后果。

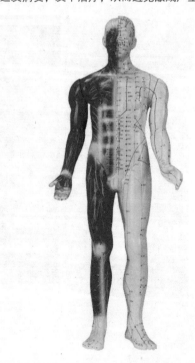

病理地图——罐象诊病

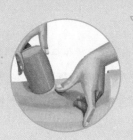

体检是现代人了解身体状况的主要方式之一，然而很多人因忙于工作，常常顾不上按时到医院体检，所以许多疾病被发现时往往已错过了最佳的治疗期。那么，有没有什么好方法可以让我们不用经常去医院就能够对自己的健康状况了如指掌呢？

其实，只要经常在家拔罐，就可以在第一时间准确预知身体的病变。拔罐疗法除了具有预防、调理的作用外，对于疾病的诊断也具有一定的作用，而这一功能主要是通过罐象来体现的。

罐象即拔罐后皮肤的反应情况，对脏腑的健康状况有着重要的诊断参考价值，《素问·经脉别论》说："论病之道，观人勇怯骨肉皮肤。能知其情，以为诊法也。"罐象有时比诊疗仪器更灵，体内任何部位只要稍有病变，即可通过罐象直观地反映出来，而某些疾病往往只有等病变发展到一定程度后才能被诊疗仪器检测出来。罐象无异于体内病症的放大镜，可提前预知病变部位及其病情轻重，让你的健康状况一目了然。

拔罐后留下的罐象不同，表明病症及程度不同，一般说来无病者多无明显罐象。

● 拔罐部位如显水疱、水肿状，表明患者湿盛或因感受潮湿风寒而致病。

● 拔罐部位皮肤发白，触之不温，表明多是贫血、虚寒、湿邪。

● 拔罐部位皮肤颜色无明显变化，但起黄水疱或黄绿疱和脓水及黏稠物、果冻样物，多为有炎症且比较重。

● 罐印呈现深红、紫黑或丹痧现象，触之微痛，多为火毒，罐印紫黑而暗或呈深浅不一的紫点状，多为气滞血瘀之象；如发紫伴有斑块，多为寒凝血瘀之证。

● 罐印鲜红而艳，多为阴虚，气血两虚或阴虚阳亢之证。

● 罐印红而暗，多表示为血脂高，血黏稠度高，而且有热邪。

● 感觉拔罐部位痒，表示有风邪和湿邪。

● 一般而言，如果拔罐后皮肤所呈现的斑纹和颜色逐渐减少减轻，即证明患者症状在逐渐减轻；若皮肤所呈现的颜色和斑纹逐渐增多增重，则说明病情在加重。

有助于判断病变部位

很多疾病在患病早期，既无明显症状，又无体征表现，观察拔罐后的反应，可以提前预见身体有无病变，并能准确判断病变部位。病变部位可分为局部、体躯部、内脏部。

●拔罐部位在5分钟内出现吸拔体征时，说明该部位就是有病变的部位。

●吸拔体征出现在四肢及没有内脏对应穴位的躯干部，则反映人体体躯患病。

●吸拔体征出现在脊柱两侧及躯干部内脏相对应的穴位时，则表明该内脏有病变，可结合其他医疗资料，综合分析、诊断内脏疾病。

此外，对于一些特殊人群，罐象的意义还应注意具体分析。有些人虽然患了病，然而往往并没有明显的吸拔特征，如肥胖病人、贫血症患者、体质虚弱的老人、恶病质状态的病人等。由此可见，无明显罐象的人不一定都是健康的，不可一概而论。因此，在实际诊疗过程中，在观察罐象的基础上，一定要结合其他临床资料来综合分析、判断。

如果将我们的身体看作一台机器的话，经常拔罐就相当于对其进行定期保养和检修，只有这样才能保持机器的安全性，并最大限度延长其使用寿命。相信你只要试一试，坚持拔罐，一定会远离疾病，受益匪浅，尽情享受健康快乐的生活。

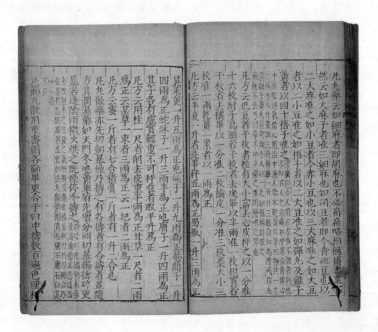

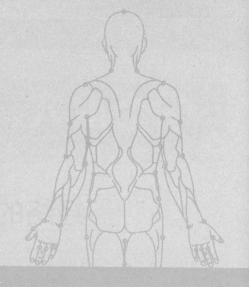

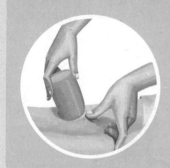

第2章

自己动手拔罐一点通

ZI JI DONG SHOU BA GUAN YI DIAN TONG

清代赵学敏在《本草纲目拾遗》中曾对拔罐疗法做了精练的描述："罐得火气，合于肉即牢不可脱，须待其自落。患者但觉有一股暖气从毛孔透入，少顷火力尽则自落，肉上起红晕，罐中有气水出。"

寥寥几十个字，就将拔罐的操作方法、留罐时间、罐后身体的反应、患者的感觉囊括其中。除此之外，拔罐还需要注意哪些问题才能达到最好的治疗效果呢？

拔罐前需要做好哪些准备？所有的人都可以拔罐吗？不同的人拔罐应该采用不同的取穴方法和拔罐方法吗？如何才能又快又准找到选定的穴位？拔罐后出现不良反应怎么办？

这些问题，我们将在本章中一一为您解答。本章从实用的角度出发，简单地介绍了一些最有用的拔罐常识。即使您不懂博大精深的中医理论，即使您从未尝试过这一疗法，也可以通过这些通俗易懂的小知识，轻松掌握拔罐的精髓，自己动手拔罐，祛除病痛！

学会取穴，拔罐无师自通

经络的组成及流注

经络学说是中医学重要的理论基础，我国传统医学奠基之作《黄帝内经》认为，经络是"人之所以生，病之所以成，人之所以治，病之所以起"的根本，对于人体健康尤为重要；并称"经脉者，所以能决死生，处百病，调虚实，不可不通"。拔罐疗法是以中医经络学说为理论依据的，因而了解经络的组成及其流注是十分有必要的。

◎ 经络的组成 ▽

经络是经脉和络脉的总称。经脉包括十二经脉、奇经八脉、十二经别、十二皮部、十二经筋。络脉包括别络、浮络和孙络。经络根据其对人体的重要性，有偏正之分。十二经脉和奇经八脉支配整个人体，属主脉。络脉功能相对较小，属次脉。

◎ 十二经脉 ▽

十二经脉是经络的主干，因此被称为"正经"。它们是人体内部运行气血的主要通道，对称地分布于人体两侧。这十二条经脉沿特定的方向循行，它们之间可以连贯起来，构成环状的流注关系。正因为此，气血才得以在经脉中周流，荣养人体。十二经脉的循行区是拔罐的主要对象。

◎ 奇经八脉 ▽

奇经八脉就是别道奇行的经脉。这八条经脉的循行错综于十二正经之间，而且与正经在多处相交会。它将部位相近、功能相似的经脉连接起来，有蓄藏十二经气血和调节十二经盛衰的作用。当十二经脉及脏腑气血旺盛时，奇经八脉能加以蓄积；当人体功能活动需要气血时，奇经八脉又能补充供给。

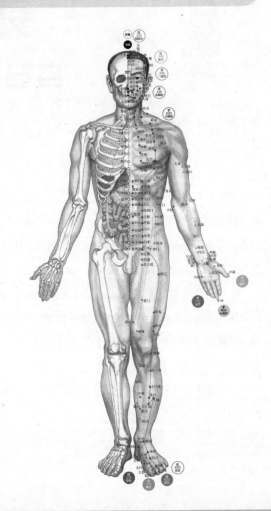

◎ 络脉

络脉是人体内经脉的分支，纵横交错，网络周身，无处不在，包括别络、浮络、孙络三类。别络指人体十二经脉和任督二脉各自别出的络，再加上位于体侧的脾之大络，共十五条。十五络脉的主要作用是加强十二经脉中表里两经的联系，从而沟通表里两经的经气，补充十二经脉循行的不足，灌渗气血以濡养全身。浮络是络脉中浮行于浅表部位的分支，而孙络则是络脉中最细小的分支。它们的作用同样是输布气血，濡养全身。

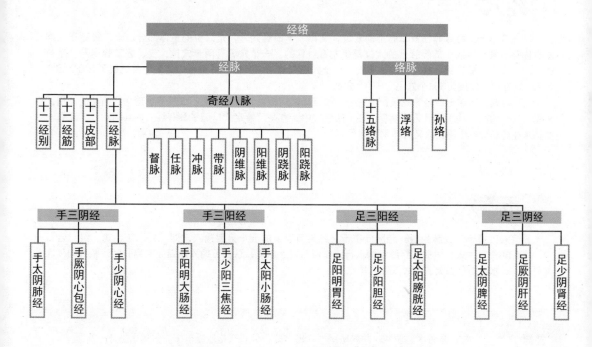

什么是表里两经?

十二经脉中，阳经为表，阴经为里。在分布、循行和功能活动上，表里两经关系默契。十二经脉的具体表里关系为：足太阳膀胱经与足少阴肾经互为表里；足少阳胆经与足厥阴肝经互为表里；足阳明胃经与足太阴脾经互为表里；手太阳小肠经与手少阴心经互为表里；手少阳三焦经与手厥阴心包经互为表里；手阳明大肠经与手太阴肺经互为表里。

◎ 经络的流注

十二正经和奇经八脉中的任、督二脉是人体经络的主要干线，最为重要，所以又被称为"十四经络"。这十四条经脉沿特定的方向循行，它们之间可以连贯起来，构成环状的流注关系。正因为此，气血才得以在经脉中周流，荣养人体。

穴位的分类

人体穴位众多，大体上可以分为三类：经穴、奇穴、阿是穴。

◎ 经穴

　　经穴是指十二经脉和任督二脉上的穴位，又称"十四经穴"，是穴位的主体部分。十二经脉在人体左右各有一条，所以十二经脉上的穴位都是左右对称的，一个穴名有两个穴位；任、督二脉则是"单行线"，所以任、督二脉上的穴位都是单穴，一个穴名只有一个穴位。《黄帝内经》中共记载了160个经穴穴名，现在已经发展为361个穴名，670个穴位。

　　由于经穴分布在十四经脉的循行路线上，和经脉密切相关，所以它们不仅具有调理本经病症的作用，还能反映十四经及其所属脏腑的病症。在十四经穴中，有些"特定穴"除了具有经穴的共同功效，还有一些特殊性能和理疗作用，故又有特别的称号。

▷ 五输穴

　　五输穴，指十二经脉的每一经脉分布于肘膝关节以下的五个重要腧穴，即"井、荥、输、经、合"穴，共有66个。古人把气血在经脉中的运行比作自然界之水流，认为五输穴从四肢末端向肘、膝方向依次排列，具有水流由小到大、由浅入深的特点。

井穴	井，意为水之源头。井穴是经气初出之处，分布在指或趾末端，多用于昏迷、厥证
荥穴	荥，意为泉水微流。脉气至此渐大。荥穴分布于掌指或跖趾关节之前，多用于清泻各经热证，阳经主外热，阴经主内热
腧穴	腧，有腧注之意。脉气至此已较强盛。腧穴主要分布于腕、踝关节附近。阳经腧穴可调理各经痛症及循经远道病症；阴经腧穴即各经原穴，脉气至此，犹如通渠流水之迅速经过。腧穴可调理及反应所属脏器病症
经穴	经，意为水流宽大通畅。经穴为主道，脉气至此，畅行无阻。经穴多在腕、踝附近及臂、胫部，多用于寒热、喘咳等循经远道病症的配穴
合穴	合，喻百川汇合入海。脉气流注至此，好像各处的江河会合流入大海一样。合穴主要位于肘、膝关节附近。阴经合穴多用于胸部及腹部病症；足阳经合穴多用于腑病；手阳经合穴多用于外经病症

五 输 穴 表

	肺经	大肠经	胃经	脾经	心经	小肠经	膀胱经	肾经	心包经	三焦经	胆经	肝经
井穴	少商	商阳	厉兑	隐白	少冲	少泽	至阴	涌泉	中冲	关冲	窍阴	大敦
荥穴	鱼际	二间	内庭	大都	少府	前谷	通谷	然谷	劳宫	液门	侠溪	行间
腧穴	太渊	三间	陷谷	太白	神门	后溪	束骨	太溪	大陵	中渚	足临泣	太冲
经穴	经渠	阳溪	解溪	商丘	灵道	阳谷	昆仑	复溜	间使	支沟	阳辅	中封
合穴	尺泽	曲池	足三里	阴陵泉	少海	小海	委中	阴谷	曲泽	天井	阳陵泉	曲泉

▶ 原穴

原穴，指脏腑元气输注、经过和留止于十二经脉的部位，又称"十二原"。原，有本原、元气之意，是人体生命活动的原动力，为十二经脉之根本，在临床上主要用于脏腑疾病的诊断和调理。

十二经脉各有一原穴，多分布于腕、踝关节附近。

原 穴 表

经脉	肺	大肠	胃	脾	心	小肠	膀胱	肾	心包	三焦	胆	肝
原穴	太渊	合谷	冲阳	太白	神门	腕骨	京骨	太溪	大陵	阳池	丘墟	太冲

▶ 络穴

络穴，是络脉由经脉分出部位的腧穴，又称"十五络穴"。十五络脉各有所主病症，凡络脉脉气发生异常的症候表现，一般均可选本络络穴进行调理。

十二经脉的络穴位于四肢肘、膝关节以下；任脉络穴鸠尾穴位于上腹部；督脉络穴长强穴位于尾骶部；脾之大络大包穴位于胸肋部。

络 穴 表

经脉	肺	大肠	胃	脾	心	小肠	膀胱	肾	心包	三焦	胆	肝	任	督	脾之大络
络穴	列缺	偏历	丰隆	公孙	通里	支正	飞扬	大钟	内关	外关	光明	蠡沟	鸠尾	长强	大包

▶ 郄穴

郄穴是十二经脉和阴跷脉、阳跷脉、阴维脉、阳维脉之经气深聚的部位。郄穴共有16个，除胃经的梁丘穴之外，都分布于四肢肘、膝关节以下。

郄穴常用来调理本经循行部位及所属脏腑的急性病症。阴经郄穴多用于调理血分病症；阳经郄穴多用于调理气分病症，如急性疼痛、气形两伤等。当脏腑发生病变时，亦常在相应的郄穴产生疼痛、酸胀及反应物，临床常用此作为诊断疾病的参考。

郄 穴 表

经脉	肺	大肠	胃	脾	心	小肠	膀胱	肾	心包	三焦	胆	肝	阴	阳	阴维	阳维
郄穴	孔最	温溜	梁丘	地机	阴郄	养老	金门	水泉	郄门	会宗	外丘	中都	交信	跗阳	筑宾	阳交

▶ 腧募穴

腧募穴是五脏六腑之气聚集、输注于胸腹、背腰部的特定穴。

腧穴均位于背腰部足太阳膀胱经第一侧线上，又称"背腧穴"。六脏六腑各有一背腧穴，大体依脏腑位置的高低而上下排列，并分别冠以脏腑之名，如肺俞、心俞等。

募穴均位于胸腹部有关经脉上，又称"腹募穴"。六脏六腑各有一募穴，其位置大体与脏腑所在部位相对应。

腧募穴最能反映脏腑功能的盛衰，故可用于诊治相应脏腑的疾病。比如：肺癌患者肺俞穴常有压痛；气管炎患者膻中穴多有压痛；肾俞穴出现结节、压痛者，常可辅助诊断泌尿系统疾病。

腹 募 穴 表

六脏	募穴	六腑	募穴
肺	中府	大肠	天枢
肾	京门	膀胱	中极
肝	期门	胆	日月
心	巨阙	小肠	关元
脾	章门	胃	中脘
心包	膻中	三焦	石门

背 腧 穴 表

六脏	腧穴	六腑	腧穴
肺	肺俞	大肠	大肠俞
肾	肾俞	膀胱	膀胱俞
肝	肝俞	胆	胆俞
心	心俞	小肠	小肠俞
脾	脾俞	胃	胃俞
心包	厥阴俞	三焦	三焦俞

▶ 下合穴

下合穴，指六腑合于下肢三阳经的腧穴，又称"六腑下合穴"。下合穴共有6个，其中，胃、胆、膀胱属足三阳经，其下合穴即五输穴中的合穴；大肠、小肠、三焦属手三阳经，因脏器位于腹部，故于下肢另有下合穴。

下合穴对本腑病的治疗有重要辅助作用，可疏导经气，调整六腑。如阑尾炎属大肠病，取上巨虚；胆囊炎取阳陵泉等。

下 合 穴 表

六腑	大肠	胃	小肠	膀胱	三焦	胆
下合穴	上巨虚	足三里	下巨虚	委中	委阳	阳陵泉

▶ 八会穴

八会穴，指脏、腑、气、血、筋、脉、骨、髓等精气聚会的8个腧穴。具体来说是：脏会章门穴，腑会中脘穴，气会膻中穴，血会膈腧穴，筋会阳陵泉穴，脉会太渊穴，骨会大杼穴，髓会绝骨穴。

八会穴分散在躯干部和四肢部，临床应用一般以其会取治，如咯血、吐血、血崩等血证，可取膈腧穴进行调理；胃痛、霍乱、吐泻等六腑病症，则取之中脘穴。

▷ 八脉交会穴

八脉交会穴，指十二经脉与奇经八脉相通的8个腧穴，又称"交经八穴"，均位于腕踝部上下。八脉交会穴不仅能调理本经病症，还能缓解与之相通的奇经八脉的病症。

八脉交会穴表

十二经脉	八穴	奇经八脉	会合部位
脾	公孙	冲脉	胃、心、胸
心包	内关	阴维	
心	外关	阳维	目外眦、胛、颈、耳后、肩
胆	足临泣	带脉	
小肠	后溪	督脉	目内眦、颈耳、肩膊
膀胱	申脉	阳跷	
肺	列缺	任脉	胸、肺、膈、喉咙
肾	照海	阴跷	

▷ 交会穴

交会穴，指两经或数经相交会合的腧穴，是经脉之间互通脉气的处所。交会穴多分布于头面、躯干部，目前认识比较一致的是：头部交会穴39个，胸腹部交会穴33个，背部交会穴17个，四肢部交会穴9个，共计98穴。

交会穴不仅能反映和调理本经的病症，而且还能反映和辅助调理所交会经脉的病症。

比如：三阴交是足太阴脾经与足少阴肾经、足厥阴肝经的交会穴，故其不但能调理脾经病，也能缓解肝、肾两经的疾病。

◎奇穴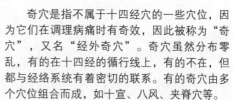

奇穴是指不属于十四经穴的一些穴位，因为它们在调理病痛时有奇效，因此被称为"奇穴"，又名"经外奇穴"。奇穴虽然分布零乱，有的在十四经的循行线上，有的不在，但都与经络系统有着密切的联系。有的奇穴由多个穴位组合而成，如十宣、八风、夹脊穴等。

奇穴多数对特定的病痛有着特定的调理作用，它们的功效通常来说都比较单纯。奇穴的具体应用，主要体现在两个方面：一是调理所在部位的病变，如气喘穴调理哮喘、腰眼穴调理腰痛等；二是调理远隔部位的疾患，如大小骨空穴改善目疾、二白穴改善痔疮等。

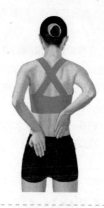

◎阿是穴

《黄帝内经·灵枢·经筋》曰"以痛为腧"，即身体某处经气阻滞，出现病灶，其相应的区域就会产生疼痛。"阿是穴"就是指身体上的病痛处或与病痛有关的压痛点、敏感点。也就是说，病人身体被按压时出现痛感、热感、酸楚、麻胀或舒适感的部位，就是阿是穴。"阿"有痛的意思，人被按压身体疼痛处时，会发出"啊"的声音，阿是穴因此而得名。

阿是穴既没有具体的名称，也没有具体的定位。适度地刺激一下阿是穴，相当于直接刺激经络阻滞处。因此刺激"阿是穴"的调理效果常常比刺激那些固定穴位还要明显。

拔罐疗法的取穴原则

《素问·疏五过论》中说"守数据治，无失俞理"。拔罐主要是通过刺激体表穴位进行的，因而自然也离不开穴位的作用。人体表的诸多穴位因其所在部位和分经不同，主治范围也各有差异，而同经同部的穴位的作用又有相似之处。在临床治疗中，拔罐是根据中医理论，并结合患者的具体症状选穴施治的。

从总体上说，拔罐取穴应依据患者的体质、症状等不同情况因症施治，取穴坚持"少而精"的原则，经过一段时间治疗后，再根据实际情况，适当调整和增减取用的穴位。

拔罐疗法的临床取穴原则主要有以下6种。

◎局部取穴

局部取穴是指在病痛的局部和邻近的部位取穴，选疼痛敏感点和压痛点（阿是穴）。中医理论认为"腧穴所在，主治所在"，即每一穴位大都能调理所在局部病和邻近部位的病症，因此当某一部位发生病变时，可以在局部或邻近部位选穴拔罐。此种取穴方法多用于调理病变部位比较明确、比较局限的病症，多用于器官、经脉、四肢、关节等部位的病痛，如头痛取太阳穴，膝关节病取阳陵泉穴，腹痛取天枢、气海等。

◎循经取穴

循经取穴是拔罐疗法调理疾病的核心，它是根据经络的循行、穴位的分布及其功能而确定的。根据中医"经脉所过，主治所及"的原则，本经脉上的穴位能调理本经的疾病，互为表里经上的穴位能相互缓解表里两条经上的病，手足同名经的穴位可以上病下取或下病上取。因而循经取穴又可分为本经取穴、表里经取穴和手足同名经取穴三个方面。

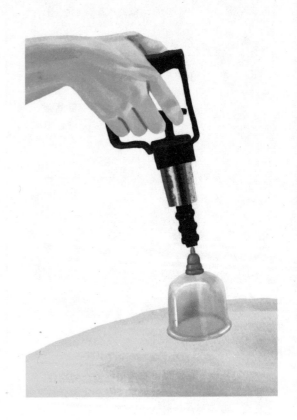

◎本经选穴

本经选穴即病变在脏腑，则取本经的穴位。如咳嗽可取手太阴肺经的云门、中府穴；偏头痛可取手少阳三焦经的天井穴、外关穴；胃痛可取足阳明胃经的足三里穴。

◎表里经取穴

即取与病症有关的表里经脉的穴位。如肺脏有病可选手阳明大肠经的合谷穴，胃脏有病可选用足太阴脾经的商丘穴，肾脏有病可选足太阳膀胱经的肾俞穴。

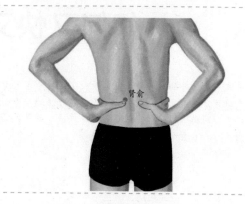

◎同名经取穴

同名经取穴：十二经脉中，手足同名经脉上下相连接，四肢上的穴位也具有能够调理头面、内脏等部位疾病的特点，因而，某一经络脏腑有病，即可选用与其相连接的手经或足经上的穴位来拔罐理疗。《灵枢·终始》篇中说："病在上者下取之，病在下者高取之，病在头者取之足，病在足者取之腘"即是如此。如肝脏有病可选用手厥阴心包经的内关穴，心脏有病可选用足少阴肾经的太溪穴、照海穴等。

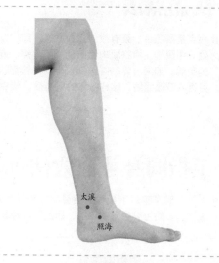

◎对症取穴

对症取穴，又叫"经验选穴""随症选穴"。它是针对某些全身性病症，结合穴位的特殊作用及其应用经验，选取穴位进行拔罐。如贫血取血海穴，外感发烧取大椎、合谷穴，高血压取曲池穴，头痛取太阳穴，晕动症取内关穴，颈椎病取大椎、肩井、天宗穴等。

此外，经络、穴位也需要休息，用的太频繁了，它的敏感性就会变差，若患者病情较复杂，更不可固守某穴某方，应取与其功用相似的穴位适当调整，或选用几组穴位交替拔罐。

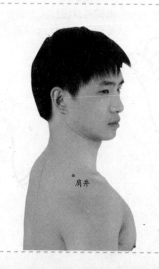

如何又快又准找穴位

在针灸治疗的过程中，准确取穴历来备受医家重视。医者只有在找对穴位的前提下才能实施针灸，而受针者才不会有剧烈的痛感。由于拔罐疗法的施用面积较大，罐具较大时，一罐下面就会有多个穴位，相对而言，对选穴的精准性就明显宽松许多。如果我们能找准穴位，便可有效提高调理效果。然而，找准穴位并不难，它有一些巧妙的方法。

◎找痛点法 ▽

找痛点是最简单、最有效的找穴方法，即"以痛为腧"，也就是说身体上的疼痛或不适部位就是应当拔罐之处。中医理论中将肌肉组织的一些疼痛、麻木、寒凉，甚至紧张、僵硬、挛缩等异常现象都纳入了"痛"的范畴。如果身体的某些部位出现上述症状，则说明此处"筋脉拘急，气血不通"。用拔罐法刺激痛处，可有效疏通经络，这样身体的病痛很快就会好转。

◎手指同身寸取穴法 ▽

中医诊疗时常常以手指作为度量尺寸和寻找穴位的标准。人的手指在生长的过程中与身体的其他部位，在大小、长短上有相对的比例，因此可以选取本人手指的某一部分作为长度单位。

中指同身寸

以本人中指中间一节屈曲时内侧两端横纹头之间为1寸。此法可用于四肢取穴的直寸和背部取穴的横寸。

横指同身寸

本人将食指、中指、无名指并拢，以中指中节横纹处为准，其横宽面为2寸；本人将食指、中指、无名指、小指并拢，以中指中节横纹处为准，其横宽面为3寸。

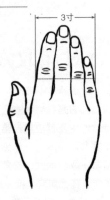

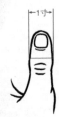

拇指同身寸

以本人大拇指的宽度为1寸。此法也适用于四肢部的直寸取穴。

◎骨度分寸取穴法

　　骨度分寸法，古称"骨度法"，即以骨节为主要标志测量周身各部的长短，并依其尺寸按比例折算为定穴标准。骨度分寸应当以患者的本身身材为依据。一般来说，两乳头的间距为8寸；心窝到肚脐的距离约为8寸；肚脐到耻骨的距离约为5寸。

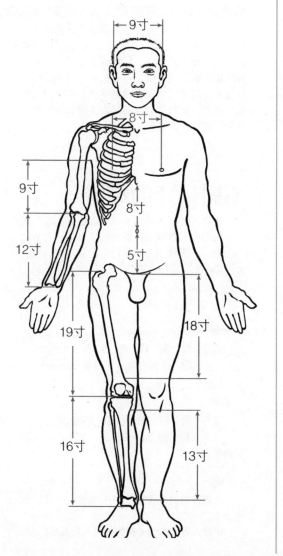

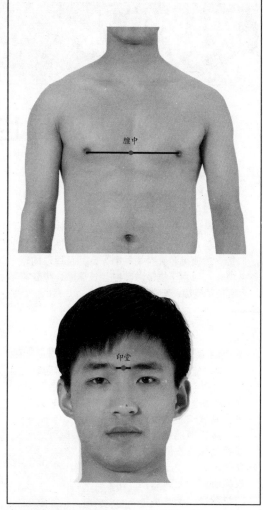

◎参照物取穴法

　　"参照物"可以是人体的某些部位，如两眉之间为印堂穴，两乳之间为膻中穴，握拳屈指、中指指尖处为劳宫穴等；也可以是一些位置明确的经络、穴位，如督脉和任脉位于人体正中线，其上的穴位较易确定，因此常作为两旁经穴定位的参考依据；取肢体外侧面的穴位时，应主要观察筋骨的凹陷等骨性标志；取肢体内侧面的穴位时，应注意动脉的搏动。

拔罐得法，立竿见影去病痛

小罐具也有大学问

不同材质的罐器

拔罐的工具可谓种类繁多，各具特色，从古代的兽角到竹罐、陶瓷罐、铜罐、铁罐、橡胶罐、玻璃罐和真空抽气罐等，甚至用过的罐头瓶也可以用于拔罐。其中，玻璃罐、橡胶罐和真空抽气罐在家中最为常用。

玻璃罐

玻璃罐是用耐热质硬的玻璃制成的罐具，在许多药店及医疗器械商店都可买到，各种型号一应俱全。目前，玻璃罐的临床应用较为普遍，其优点是质地透明，拔罐时能够随时观察到罐内皮肤的变化情况，以便于调整拔罐时间，同时吸附力也较强，易于清洗消毒。其缺点是容易破碎。

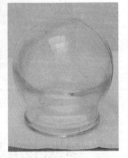

橡胶罐

橡胶罐是仿照玻璃罐形状制成的橡胶罐具。其优点是使用方便，操作简单，不易破碎。但与玻璃罐相比，它没有用火，吸附力不强，效果就要差一些，也不能用于走罐，不能高温消毒，不易控制罐压。

真空抽气罐

真空抽气罐是在传统拔罐理论的基础上，结合现代科技，以树脂为原料制成的新型罐具，目前使用最广泛，拔罐效果也很好。真空抽气罐具有质地透明、不易破碎、可调整罐内负压大小的优点。需要注意的是，在使用真空抽气罐前，要检查拔罐器的真空腔和罐具阀门等是否完好，以免漏气。

不同尺寸的罐器

通常，我们在拔罐的时候要根据病情和要下罐的部位，选择口径适宜的罐具，一般分为大、中、小三种型号，口径小、容积大则吸力大，口径大、容积小则吸力小。

◎大罐

适用部位：胸、背、腰、臀、腹、大腿部位。
适用人群：身强力壮、新病痛证的患者。

◎中罐

适用部位：颈、肩、上肢、小腿部位。
适用人群：瘦弱的成年人、老年人、久病重病者。

◎小罐

适用部位：头面部、关节部位、掌背、足背部位。
适用人群：体弱多病的成年人及儿童。

最常用的拔罐手法

按拔罐形式分类

留罐法:

在选定的拔罐部位上留置一段时间,一般留罐10～15分钟,大而吸力强的罐具留罐时间可稍短些,吸力弱的小罐留罐时间可适当长些。

闪罐法:

火罐吸住后,立即拔下,反复多次,至皮肤渐红为止。此法多用于局部皮肤麻木或机能减退的症状,且不会在皮肤上形成瘀斑。如果反复闪罐,使罐体温度过高,则应重新换罐操作。

走罐法:

又称推罐法,一般用于面积较大,肌肉丰厚处,如腰背部等。操作时,宜先在选定部位和罐具的边缘涂一层凡士林等润滑油脂,待罐具吸住皮肤后,一手抚罐底,一手拔罐体,在皮肤上下左右来回推拉,至局部皮肤出现潮红或瘀血为止。

按排气方法分类

火罐法:

玻璃罐一般用火罐法,即利用热胀冷缩的原理,借燃烧时火焰的热力,排去空气,使罐内形成负压,将罐吸着在皮肤上。火罐法又可分为以下几种方法:

A 投火法:本法多适用于患者取侧位,罐子呈水平横拔。操作时可用酒精棉球、纸片或火柴,点燃后将其投入罐内,然后迅速将罐扣在要拔的部位。此法因罐内有燃烧物质,为防止皮肤烧伤及烫伤,最好预先在选定部位放一层湿纸,或涂点水,然后再拔。

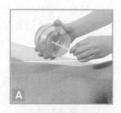

B 闪火法:本法适用于各种体位。操作时,用

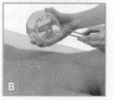

镊子夹着点燃着的酒精棉球、纸片或火柴,在罐内绕一下,然后立即将燃烧物抽出,并将罐子扣在应拔的部位上。此法可避免烫伤,但吸力相对较小。

C 架火法:此法可产生较强的吸力,适用于重力吸拔。取一个直径2～3厘米,不易燃烧、传热的块状物,如橘皮、土豆片、黄瓜片等,放在应拔的部位上,上置小块酒精棉球,点燃后将罐子扣上。

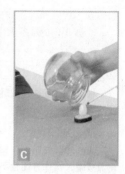

D 贴棉法:本法多适用于患者取侧位,罐子呈水平横拔。取1厘米见方的脱脂棉一小块,以酒精浸湿,紧贴在罐壁中段,用火柴点燃,然后迅速将罐子扣在选定的部位上。

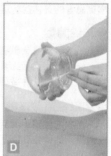

E 滴酒法:在罐子内滴1～2滴酒精,转动罐体,使酒精均匀地附着于罐子的内壁上,但不要流至罐口,然后用火柴将酒精燃着,迅速将罐子扣在选定的部位上。

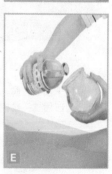

挤压法:

橡胶罐用挤压法。操作时,将罐具置于选定的部位,用力挤压罐底,排出罐内空气,松手后罐具即可吸拔在体表。

抽气法:

将真空抽气罐置于选定的部位,用注射器从橡皮塞中抽出罐内空气,使罐内产生负压,罐具即可紧紧吸拔于体表。

做好充分准备，拔罐得心应手

拔罐前的准备工作至关重要，只有注意细节、考虑周全，才能拔得得心应手。

● 器具准备

　　根据症状及选定拔罐部位选择合适的罐具，检查所用的器具、材料是否齐备，然后一一消毒并擦净，按次序摆放好。

● 选定拔罐部位

　　人的腰背部肌肉平坦，而且各脏腑皆在腰背有对应的区域。如肝区、肺区、脾区、肾区、胃区，在背部两侧轮流拔罐，操作方便且不影响工作或休息，效果也比较明显。因此，这一区域为拔罐的最佳选择区。此外，还可根据患者的具体症状选择相应的部位拔罐。

● 清洗消毒

　　施术者双手及患者拔罐部位均应清洗干净或常规消毒。以开水浸过的湿毛巾清洗选定的拔罐部位，为防止烫伤，一般不用酒精或碘酒消毒。若因治疗需要，必须在有毛发的部位或附近拔罐，则应先剃除毛发，或用热肥皂水将毛发、皮肤洗净后涂适量的凡士林，以免烫伤。

● 选择合适的体位

　　患者的体位正确与否，关系着拔罐的效果。正确的体位会使人感到放松舒适，要拔罐的部位可以充分暴露。一般采用的体位有以下几种：

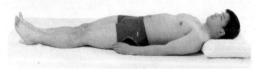

仰卧位
　　适用于前额、胸、腹及上下肢前面。患者平卧于床上，颈部用枕头或棉被垫起。

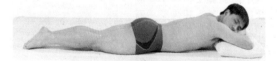

俯卧位
　　适用于腰、背、臀部及上下肢后面。患者屈曲手抱枕，面向下，下肢平放，俯卧于床上。

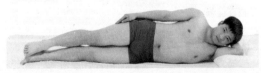

侧卧位
　　适用于侧头、面部、侧胸、髋部及膝部。患者侧卧于床上，下肢伸直。

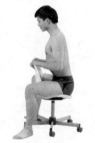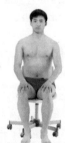

坐位
　　又分为仰靠坐位及俯伏坐位两种。适用于头部、项部、背部、上肢及膝部、足部。

● 温罐

　　拔罐时应保持室内空气清新，温度适中。冬季或深秋、初春时，天气寒冷，为避免患者受凉，拔罐前可预先将罐具放在火上燎烤，或在温水中焐暖。罐体温度以与皮肤温度相同，或稍高于体温为宜。

● 补充水分

　　拔罐会使人体损失大量水分，所以拔罐前最好喝500毫升水或橙汁。橙汁不但给人体补充水分，还能为人体补充的大量的维生素。

按部就班，轻松享受拔罐

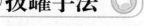

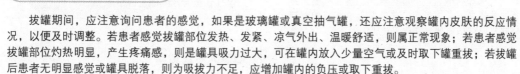

◎ 拔罐手法

拔罐时，使患者保持舒适位置，动作要稳、准、轻、快，走罐时注意手法的轻重，以免损伤皮肤。

◎ 询问观察

拔罐期间，应注意询问患者的感觉，如果是玻璃罐或真空抽气罐，还应注意观察罐内皮肤的反应情况，以便及时调整。若患者感觉拔罐部位发热、发紧、凉气外出、温暖舒适，则属正常现象；若患者感觉拔罐部位灼热明显，产生疼痛感，则是罐具吸力过大，可在罐内放入少量空气或及时取下罐重拔；若拔罐后患者无明显感觉或罐具脱落，则为吸拔力不足，应增加罐内的负压或取下重拔。

◎ 拔罐时间

拔罐时间一般为10~20分钟，至拔罐部位皮肤充血、瘀血时将罐取下，拔罐时可根据罐具大小及患者的反应及时调整。此外，还应根据患者的年龄、体质、病情、病程及拔罐的部位灵活掌握。年轻力壮、体质好者可拔罐时间长些，年老体弱者时间可适当缩短；重病、慢性病宜留罐时间长，轻症、身体不适者宜留罐时间短；头、面、颈、肩、上肢拔罐时间宜短，腰背、腹部、下肢留罐时间可稍长。

◎ 起罐方法

起罐时，动作要轻缓、协调，双手配合。一般的罐具起罐时，以一手拇指按压罐口处皮肤，一手扶住罐体使之倾斜，待空气进入罐内，负压消失，即可将罐取下，不可用力猛拔，以免损伤皮肤。用真空抽气罐起罐时，以一手扶住罐体，一手向上拉动排气阀门，使空气进入罐内，负压消失，罐具即可自行脱落。

◎ 拔罐疗程

拔罐疗程及间隔时间应依情况而定。瘀斑消失较慢、慢性病、重病、体质较弱者，疗程及间隔可稍长，相反则时间可短。若前次拔罐瘀斑未消退，应尽量避免在同一个部位再次拔罐。通常5~10次为1个疗程，每疗程间隔3~7天。

◎ 注意事项

一般拔罐后3小时内不宜洗澡，因为此时皮肤毛孔处于张开的状态，极容易感染风寒，且皮肤比较脆弱，易破损、感染发炎。拔罐完毕后，宜慢饮一杯白开水，以帮助排毒。

拔罐后不适莫惊慌，正确处理可缓解

拔罐后，患者皮肤局部通常会出现小水泡、小水珠、出血点、瘀血等现象，或有时局部出现瘙痒，均属正常理疗反应。然而，也有一些患者出现皮肤破损、水泡较大或晕罐等现象，对于此类情况不必惊慌，只要及时采取相应的处理措施，便可迅速缓解身体不适。

局部皮肤紧绷、干皱

轻轻按揉不适之处，使其放松。若皮肤干皱或出现裂纹，可涂适量植物油或刮痧油。

皮肤烫伤、破损

在皮肤烫伤、破损处涂上烫伤药、去腐生肌药，或用纱布包扎。为防止感染，可服用抗感染药物。

水泡较大

先用消毒细针挑破水泡，放出水液，再涂上紫药水即可，无须包扎。

出脓、出血

以无菌棉球清洗干净拔罐部位，并在其上覆盖无菌纱布。

晕罐

拔罐过程中，若患者出现脸色苍白、冷汗淋漓、头晕眼花、心慌心悸、恶心呕吐、四肢发冷、呼吸急促，甚至晕厥等症状，即为晕罐。

遇到晕罐现象时，应立即起罐，让患者平卧在床上，饮热开水或糖水，静卧片刻，大多数患者的症状都会有所缓解。晕罐严重者，可用卧龙散或通关散吹入患者鼻内，连吹2~3管，待患者打喷嚏数次后，神志即可清醒。或点掐患者的百会、人中、内关、涌泉、足三里、太冲等穴位，必要时应送入医院进行急救。

哪些情况不适宜拔罐

拔罐疗法虽然用途广泛，但有些人却不适宜拔罐。而在我们的身体上，也有一些部位不宜进行拔罐。我们在操作的过程中一定要注意，否则会对身体造成不必要的损害。

哪些人不宜拔罐

- ☒ 因久病而身体极度虚弱、皮肤失去弹性者，不宜拔罐，因为吸拔不牢固。
- ☒ 狂躁不安，或全身剧烈抽搐者，不宜拔罐。
- ☒ 病人精神失常、精神病发作期不宜拔罐。
- ☒ 皮肤严重过敏或患疥癣等皮肤传染病，皮肤破损溃烂者，不宜拔罐。
- ☒ 凝血机制差，身体易出血，患出血性疾病，如过敏性紫癜、血小板减少性紫癜、白血病、血友病、血管脆性试验阳性者，不宜拔罐，以免造成出血不止。
- ☒ 恶性肿瘤患者，不宜拔罐，否则会促进肿瘤播散和转移。
- ☒ 有重度水肿、关节肿胀、重度心脏病、心力衰竭、肾衰竭、活动性肺结核、肝硬化腹水者不宜拔罐。
- ☒ 急性骨关节软组织损伤，局部禁忌拔罐。
- ☒ 处于月经期的女性，不宜拔罐。
- ☒ 醉酒、过饥、过饱、过渴、过劳者，最好不要拔罐。

哪些部位不宜拔罐

- ☒ 外伤处、骨折处、静脉曲张处，不宜拔罐。
- ☒ 孕妇的腹部、腰骶部、乳房及合谷、三阴交、昆仑等敏感穴位禁止拔罐，其他部位刺激也不宜强烈。
- ☒ 体表大血管通过处、颈部、心脏搏动处、鼻部、耳部、乳头、前后阴、显浅动脉分布处（腹股沟动脉搏动处、足背动脉搏动等处），慎用拔罐。
- ☒ 骨骼凹凸不平、毛发过多的部位，不宜拔罐。

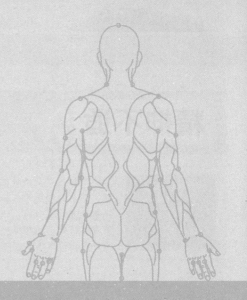

PART3

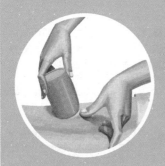

第3章

拔罐调节亚健康

BA GUAN TIAO JIE YA JIAN KANG

亚健康即指处于疾病与健康之间的一种生理机能低下的状态。现代社会，竞争日益激烈，生活、工作的压力相对较大，再加上饮食不节、作息不规律、精神压抑、劳逸失度等不良生活方式以及衰老的影响，处于亚健康状态的人越来越多。据世界卫生组织一项全球性调查结果表明，当今世界约有70%的人处于亚健康状态。

此类人群没有所谓的"病痛"，但却很容易疲劳，记忆力下降，出现各种心理和身体上的不适症状。他们被不适症状消耗了对待生活的热情，无法享受高质量的健康生活，却又因繁忙的工作和琐碎的生活而无法好好休息。而拔罐疗法不仅可有效地、迅速地缓解各种心理和身体的不适，让您轻松如常，坚持一段时日还可助您摆脱亚健康状态，提高身体素质，消除患重大疾病的风险。

在本章中，我们选取了一些最具代表性的亚健康症状，详细介绍了相应的拔罐方法，以供读者选用。

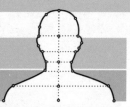

精神不适 ▲▼

失 眠
SHI MIAN

失眠通常是指睡眠时间不足或质量不高并影响白天的学习、工作和生活的一种症状。其主要表现为入睡困难或睡眠不沉、时睡时醒、醒后不易再入睡、严重者可彻夜不眠，并伴有头痛、头晕、心悸、健忘等症状。现代医学认为，引起失眠的原因主要有身体疾病、精神障碍疾病、生理变化、环境变化以及心理因素等。长期性失眠会带来一系列的机体损害，如眼圈发黑、免疫功能低下等，严重者可危害人体健康。

医家之言

中医将失眠归入"不寐""不得眠"范围，认为此症多由七情所伤，即恼怒、忧思、悲恐、惊吓而致阴阳失和、脏腑功能失调，导致心神被扰，神不守舍而不寐。因此，在采用拔罐疗法时，多以调和脏腑、安神定志、养心宁神为主，通过刺激相关穴位和经络，调整大脑中枢神经系统，缓解精神紧张，放松身心，从而保证睡眠质量。

拔罐方法1 ● 取穴：心俞、肝俞、胆俞、足三里、太溪、三阴交 ○ 罐法：留罐法

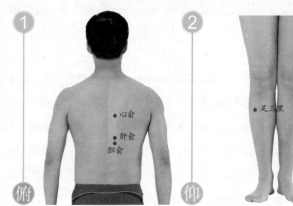

① 俯　心俞 肝俞 胆俞
② 仰　足三里
③ 侧

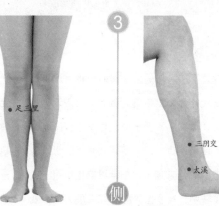

三阴交
太溪

操作方法

①俯卧位。吸拔心俞、肝俞、胆俞三穴，留罐5～10分钟。
②仰卧位。取足三里穴，留罐5～10分钟。
③侧卧位。取太溪、三阴交穴，留罐5～10分钟。
● 每日1次，10次为一疗程。

实用功效

刺激心俞穴可促进气血循环，调理心经及循环系统疾病。刺激肝俞、胆俞穴能散发肝脏之热，生化气血。刺激足三里穴可补益脾胃。刺激太溪穴可清热益气，刺激三阴交穴可健脾补肾。诸穴合用，能够调理脏腑，养心安神，调节神经系统功能，从而缓解失眠症状。

拔罐方法2 ● 取穴：心俞、脾俞、印堂、内关 ○ 罐法：留罐法

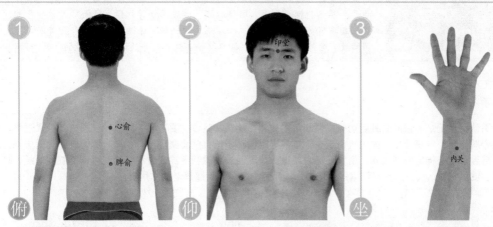

 操作方法

① 俯卧位。取心俞、脾俞穴，留罐10~15分钟。
② 仰卧位。取印堂穴，留罐10~15分钟。
③ 坐位。取内关穴，留罐10~15分钟。
● 每周2~3次，10次为一疗程。

 实用功效

刺激心俞、脾俞穴，可调整脏腑组织功能，促进体内气血循环。刺激印堂穴具有提神醒脑的作用。刺激内关穴可疏经理血、泻热止痛、宁神镇静。诸穴合用可清热活血、宁心安神、益气定惊，有助于调理失眠。

 拔罐方法3 ● 取穴：大椎、腰俞 ○ 罐法：走罐法

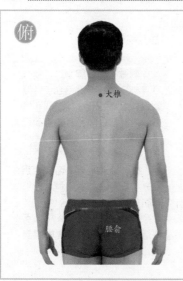

 操作方法

● 俯卧位。在大椎、腰俞穴之间来回走罐，直至皮肤出现潮红或瘀血为止。
● 每周2~3次，7次为一疗程。

 实用功效

大椎穴是手足三阳经和督脉的交会穴，而督脉统率和督促全身阳经，故大椎穴又被称为"阳中之阳"，具有统领一身阳气的作用。刺激大椎穴可调节全身之气血，激发人体阳气，将人的精、气、神提升起来。沿督脉的大椎、腰俞之间走罐对机体有强壮、补虚、培元的作用，可调节人的精神状态。

记忆力减退
JI YI LI JIAN TUI

　　人的记忆力，一般都会随着年龄的增长而逐渐减退。然而如今，却有越来越多的年轻人正受到记忆力减退的困扰，其症状常与失眠并见，多伴有头晕、耳鸣、腰酸乏力、心悸心慌、心烦多梦等症候。这大多是学习负担过重、睡眠不足、缺少运动、心理压力过大等因素造成的脑神经疲劳或功能失调所致。此外，神经衰弱、抑郁症等疾病也是导致记忆力减退的常见原因。

医家之言

　　中医认为，记忆力减退受脏腑功能失调和气血痰浊影响，其病位主要在心、脾、肾。思虑、劳累过度，易导致心脾不足；肾精亏损，体内气血衰少，则易导致循环不畅，瘀痰交阻；心、脾、肾等脏腑功能失调，最终会导致邪扰心神或心神失养，引发记忆力减退。拔罐通过刺激特定的穴位和经络，可调节脏腑功能、疏通经络、促进气血运行，从而起到增强记忆力，提高智力，延缓大脑衰老的作用。

拔罐方法1　　● 取穴：心俞、脾俞、肾俞、阳白、内关　　○ 罐法：留罐法、闪罐法

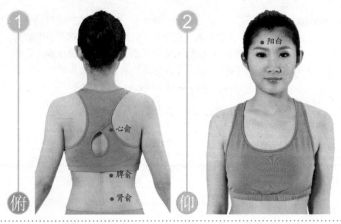

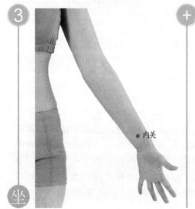

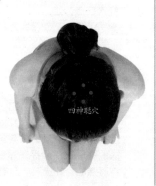

操作方法

①俯卧位。取心俞、脾俞、肾俞穴，留罐10～15分钟。
②仰卧位。以闪罐法吸拔阳白穴10余次。
③坐位。取内关穴，留罐10～15分钟。
● 隔日1次，5次为一疗程。

实用功效

　　刺激心俞、脾俞、肾俞穴可养心安神、健脾活血、补肾益气，增强脏腑功能，调和气血。刺激阳白穴可有效消除记忆障碍，增强记忆力。内关穴是心脏的保健要穴，有宁心安神、益气活血之效。诸穴合用可养心安神、益肾健脾，能够预防记忆力减退。

　　配合点按四神聪穴，可解除脑疲劳，预防脑功能衰退，增强记忆力。

拔罐方法2 ● 取穴：天柱、大椎、俞府、足三里 ○ 罐法：留罐法

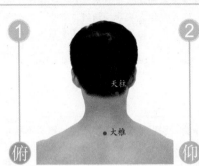
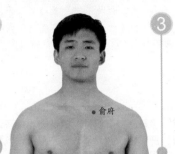
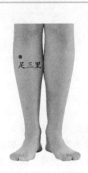

操作方法

① 俯卧位。吸拔天柱、大椎穴，留罐10～15分钟。
② 仰卧位。取俞府穴，留罐10～15分钟。
③ 仰卧位。取足三里穴，留罐10～15分钟。
● 每日1次，6次为一疗程。

实用功效

刺激天柱、大椎穴可促进头部气血循环，改善大脑的血液供应，增强脑功能，有效改善人体记忆功能，提高反应能力。俞府穴为人体足少阴肾经上的主要穴道之一，肾主骨生髓、脑为髓之海，适当刺激该穴可有效调动肾经气血，为大脑补充养分。刺激足三里穴可调理肠胃功能。诸穴合用，可调和脏腑，益肾健脑，预防和缓解记忆力减退的现象。

拔罐方法3 ● 取穴：太阳、气海、三阴交 ○ 罐法：留罐法

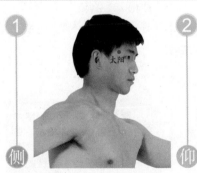
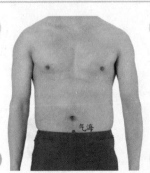
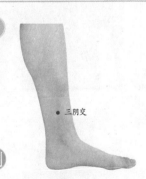
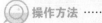

操作方法

① 侧卧位。取太阳穴，留罐10～15分钟。
② 仰卧位。取气海穴，留罐10～15分钟。
③ 侧卧位。吸拔三阴交穴，留罐10～15分钟。
● 每日1次，6次为一疗程。

实用功效

刺激太阳穴，能加快局部血液循环与新陈代谢，给大脑以良性刺激，起到解除疲劳、健脑提神的作用。刺激气海穴可补肾虚、益元气，改善人体生理机能。刺激三阴交穴可调和气血、活血化瘀、清热除湿、健脾和中、疏肝理气。诸穴合用，可补脑健脑，提高记忆力。

焦虑不安

JIAO LU BU AN

焦虑是身体应对外界变化的一种状态，表现为没有事实根据，也无明确客观对象或具体观念内容的持续性精神紧张和发作性惊恐状态，如紧张、小动作增多、坐卧不宁、激动哭泣等，还常常伴有头晕、胸闷、心悸、尿频等症状，严重的会引发焦虑症。现代人产生焦虑的原因很多，竞争压力、超负荷工作、人际关系紧张或性格内向、羞怯等都可导致焦虑。

医家之言

焦虑属中医"不寐""烦躁""善恐""惊悸"的范畴。中医认为，引发焦虑的主要原因是情志不畅导致的脏腑失调，心失所养则易躁，肝郁化火则易怒，肝不藏血则气衰，心肾不交、肾水亏虚则易惊恐。拔罐时，当以养心安神、疏肝理气、滋阴补肾、调和阴阳、疏经通络为原则，通过刺激特定的穴位和经络，达到有效舒缓情绪、消除焦虑的目的。

拔罐方法1　●　取穴：心俞、肝俞、脾俞、劳宫、足三里　○　罐法：留罐法

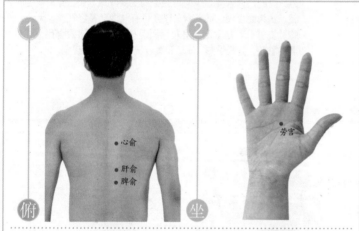

① ●心俞 ●肝俞 ●脾俞 俯

② 劳宫 坐

③ ●足三里 仰

 攒竹

操作方法

①俯卧位。取心俞、肝俞、脾俞穴，留罐10～15分钟。
②坐位。取劳宫穴，留罐10～15分钟。
③仰卧位。取足三里穴，留罐10～15分钟。
●隔日1次，5次为一疗程。

实用功效

刺激心俞、肝俞、脾俞穴可强心健脾、清肝解郁、益气活血、养心养神。劳宫穴有补心血、调节自主神经的功效，刺激该穴可缓解紧张，快速消除焦虑。刺激足三里穴可提高大脑皮层细胞的功能，对心脏功能有良好的调整作用。

配合点按攒竹穴，可调整头、眼部血液循环，克服精神紧张，有效缓解头晕、目眩等焦虑症状。

拔罐方法2 ● 取穴：气海、内关、通里、合谷 ○ 罐法：留罐法

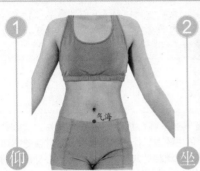

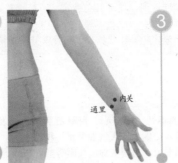

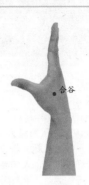

仰

坐

气海

通里 内关

合谷

操作方法

① 仰卧位。吸拔气海穴，留罐 10～15分钟。
② 坐位。取内关、通里穴，留罐 10～15分钟。
③ 坐位。取合谷穴，留罐10～15分钟。
● 每日1次，6次为一疗程。

实用功效

刺激气海穴可调整全身虚弱状态，增强机体免疫力，调整自主神经紊乱，安定精神。刺激内关穴，有助于血压和心率的恢复，可很快消除紧张情绪，恢复平静心态。通里穴具有清心宁神的作用，可有效调节情绪。合谷穴可疏风解表、通经活络、平肝息风、镇静安神，对于缓解焦虑作用明显。诸穴合用，能够缓解焦虑。

拔罐方法3 ● 取穴：太冲、涌泉 ○ 罐法：留罐法

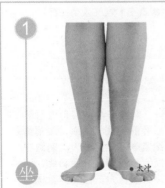

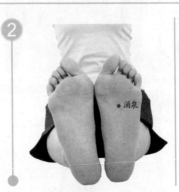

坐

太冲

涌泉

操作方法

① 坐位。取太冲穴，留罐10～15分钟。
② 坐位。取涌泉穴，留罐10～15分钟。
● 每日1次，6次为一疗程。

实用功效

太冲穴是人体穴位中调节情绪作用最好的之一，刺激该穴具有疏肝解郁的作用，能有效缓解精神压力，消除焦虑。涌泉穴是养生保健大穴，刺激该穴有清心、安神、镇静的作用，可消除因情志不畅引起的焦虑。二穴合用，缓解焦虑、镇静情绪的效果比较显著。

压力过大

YA LI GUO DA

在多元化、快节奏的生活中，现代人在工作、感情、家庭等方面，几乎都面临着巨大的精神压力。如果这些压力长期得不到释放，就会造成免疫功能失调，进而引发感冒、头痛、背痛、失眠、精神崩溃、心理紊乱等一系列生理和心理的不适，对身心健康造成极大的危害。经常做简单的拔罐，便可帮你轻松释放压力，及时缓解不良情绪，调整身心状态。

医家之言

中医认为，压力过大引起的不适，多与心、肝等脏腑失调以及气血不畅、机体阴阳失衡有关。"心藏神"，主一身之血脉，若心失所养，则易使人气血不足、精神不安。肝主疏泄，能使经络通畅，推动全身气血运行，若肝失疏泄，人则易气郁上火，出现头痛、失眠等症。拔罐通过刺激相关穴位和经络，可养心补肝、调养脏腑、行气活血、平衡阴阳，促进全身气血循环，增强机体的抗病能力，从而达到缓解压力的目的。

拔罐方法1　●　取穴：心俞、肝俞、中脘、通里　○　罐法：留罐法

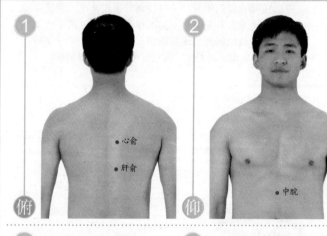

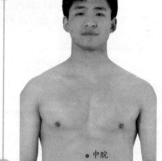

操作方法

① 俯卧位。取心俞、肝俞穴，留罐10~15分钟。
② 仰卧位。取中脘穴，留罐10~15分钟。
③ 坐位。取通里穴，留罐10~15分钟。
● 隔日1次，5次为一疗程。

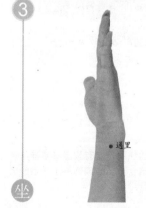

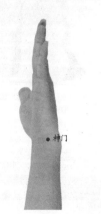

实用功效

刺激心俞、肝俞穴可养心补肝，益气活血，缓解情绪紧张及压力过大。刺激中脘穴可以调整脏腑功能，消除身心压力，让身体重现活力。刺激通里穴可快速减压放松。诸穴合用，可有效缓解压力过大。

配合点按神门穴，可改善心脏供血功能，有效舒解压力，改善睡眠。

拔罐方法2 ● 取穴：内关、劳宫、血海 ○ 罐法：留罐法

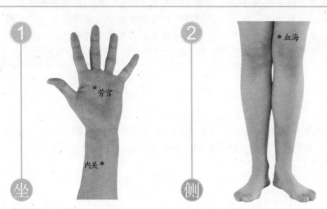

① 劳宫 内关 坐

② 血海 侧

操作方法

① 坐位。吸拔内关、劳宫穴，留罐10~15分钟。
② 侧卧位。取血海穴，留罐10~15分钟。
● 每日1次，6次为一疗程。

实用功效

刺激内关穴可养心安神、益气行血、化瘀通络，从而舒缓情绪和压力。刺激劳宫穴，有清心疏肝和胃的作用，可有效缓解疲劳。刺激血海穴可行气活血，促进全身气血循环。三穴合用，能够缓解压力，调节情绪。

拔罐方法3 ● 取穴：肩井、肩中俞、神阙、太冲 ○ 罐法：留罐法

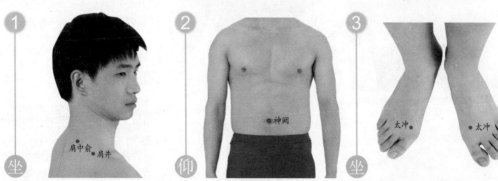

① 肩中俞 肩井 坐
② 神阙 仰
③ 太冲 太冲 坐

操作方法

① 坐位。取肩井、肩中俞穴，留罐10~15分钟。
② 仰卧位。取神阙穴，留罐10分钟。
③ 坐位。取太冲穴，留罐10~15分钟。
● 每日1次，6次为一疗程。

实用功效

刺激肩井穴、肩中俞穴可促进大脑血液循环，活跃脑细胞，调动情绪，愉悦心情。刺激神阙穴，可使人体气血充盈、精神饱满，有效改善因外在压力造成的精神萎靡等症。太冲穴为肝经要穴，肝藏血，刺激该穴能有效缓解精神压力。诸穴合用，可起到调整精神状态、舒缓压力的作用。

精神抑郁
JING SHEN YI YU

抑郁是一种以情绪低落为主的精神状态，常常伴有紧张、焦虑、悲观、活动能力减退、认知功能下降以及头痛、失眠、健忘、胸肋疼痛等生理机能障碍。抑郁通常与遗传、体质、中枢神经介质的功能以及代谢异常、精神因素有关，若长期发展下去，可能会导致抑郁症。需要说明的是，抑郁不同于抑郁症，前者经过自我调节即可缓解，后者则需要用抗抑郁药物进行治疗。

医家之言

抑郁属中医"郁证"范畴，主要由情志不畅，肝气郁结，肝失调达，导致五脏气机不和，人体气血失调，代谢紊乱所致。其病位主要在心、肝、脾三脏。因此，消除抑郁的拔罐疗法当以疏肝理气、清肝泻火、养心安神、补益心脾为关键。

拔罐方法1　　● 取穴：心俞、肝俞、脾俞、气海、涌泉　　○ 罐法：留罐法

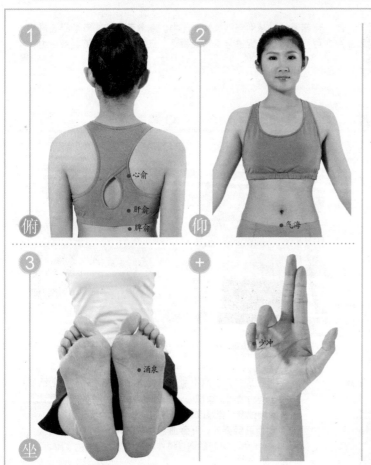

① 俯　心俞、肝俞、脾俞

② 仰　气海

③ 坐　涌泉

少冲

操作方法

① 俯卧位。取心俞、肝俞、脾俞穴，留罐10～15分钟。
② 仰卧位。取气海穴，留罐10～15分钟。
③ 坐位。取涌泉穴，留罐10～15分钟。
● 隔日1次，5次为一疗程。

实用功效

刺激心俞、肝俞、脾俞穴可养心安神、补益心脾、疏肝理气，从而缓解不良情绪。气海穴是任脉和足三阴经的交会穴，适当刺激可补肾虚、益元气、健脾养心，并调整自主神经的紊乱，安定精神。刺激涌泉穴可清心安神。诸穴合用，对消除焦躁、情绪低沉等抑郁症状有显著效果。

配合点按少冲穴，可抑制大脑皮层活动，消除不良情绪，缓解抑郁。

拔罐方法2 ● 取穴：肩井、中脘、关元 ○ 罐法：留罐法

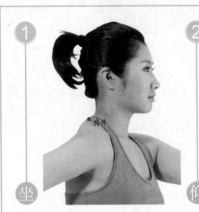

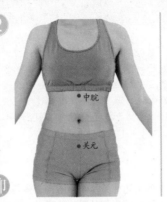

● 中脘

● 关元

坐 仰

操作方法

①坐位。吸拔肩井穴，留罐10～15分钟。
②仰卧位。取中脘、关元穴，留罐10～15分钟。
● 每日1次，6次为一疗程。

实用功效

　　肩井穴可疏经活络，使脑部气血充盈，从而缓解抑郁情绪。中脘穴为六腑经气会聚之所，适当加以刺激可畅通气血、调理中气、调整人体生理机能及精神状态。刺激关元穴可疏肝理气，提高免疫力。三穴合用，能够调节情绪，改善抑郁。

拔罐方法3 ● 取穴：足三里、曲泉 ○ 罐法：留罐法

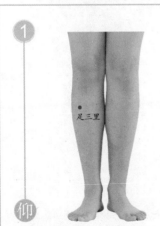

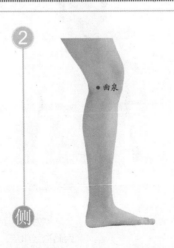

● 曲泉

足三里

仰 侧

操作方法

①仰卧位。取足三里穴，留罐10～15分钟。
②侧卧位。取曲泉穴，留罐10～15分钟。
● 每日1次，6次为一疗程。

实用功效

　　刺激足三里穴可恢复胃动力、畅通气血循环，从而振奋精神，消除疲劳和抑郁情绪。足三里穴与曲泉穴合用，可起到调整精神状态、缓解抑郁的作用。

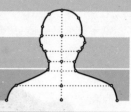

身体不适

身体疲劳
SHEN TI PI LAO

疲劳是机体因长时间或高强度的体力、脑力劳动而导致的作业效率明显降低的一种现象。疲劳可加重人体各器官的机能负担，使体内组织细胞的供氧量减少，细胞新陈代谢的速度变慢。长期疲劳会使大脑皮层机能减弱，神经和体液的调节机能紊乱。过度疲劳还会加速机体老化，导致人出现注意力涣散、记忆力减退等症状，甚至还可引起神经衰弱、心率加快等疾病。

 医家之言

中医认为，人体疲劳与五脏的失调密切相关，如腰酸腿软多与肾脏功能有关；有气无力多与肺脏功能有关；脑力疲劳多与心脏功能有关；不耐疲劳多与肝脏功能有关。此外，疲劳与人体"元气"也有直接关系。"元气"虚衰则人体各功能便会处于低迷状态，导致人产生疲劳感。"元气"与脾胃功能相连。脾胃可消化、吸收、转输、提供造血原料，参与水液代谢，脾胃壮则人体元气充足，免疫力强，抗疲劳能力也相应较强。因此，缓解身体疲劳的拔罐疗法当以调节五脏功能为关键。

拔罐方法1 ── ● 取穴：天柱、大椎、命门、鸠尾、承山 ── ○ 罐法：留罐法

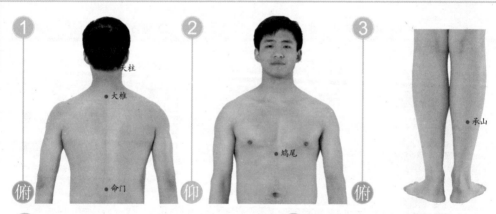

操作方法 ·········

① 俯卧位。取天柱、大椎、命门穴，留罐10~15分钟。
② 仰卧位。取鸠尾穴，留罐10~15分钟。
③ 俯卧位。取承山穴，留罐10~15分钟。
● 每周2~3次，6次为一个疗程。

实用功效

刺激天柱穴可促进穴位周边血液循环，改善大脑血液供应，缓解周边肌肉疲劳和大脑疲劳。刺激大椎、命门穴可振奋全身阳气，迅速缓解疲劳。刺激鸠尾穴可恢复短暂性体力消耗，缓解疲劳，效果奇佳。刺激承山穴，可理气清热、舒筋活血。诸穴合用能迅速缓解身体疲劳。

拔罐方法2 ● 取穴：肩井、膀胱经第一侧线（肺俞到肾俞）、劳宫 ○ 罐法：走罐法、留罐法

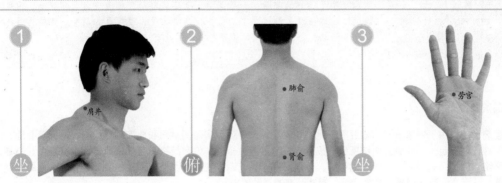

操作方法

①坐位。取肩井穴，留罐10~15分钟。
②俯卧位。取从肺俞穴到肾俞穴的膀胱经第一侧线，走罐至皮肤发红。
③坐位。取劳宫穴，留罐10~15分钟。
● 每周2~3次，6次一个疗程。

实用功效

实用功效：刺激膀胱经诸穴配合肩井穴可调理腑脏，常用于缓解因疲劳而产生的肩部酸痛，使人精力重现。刺激劳宫穴，可调节中枢神经系统，恢复自主神经的功能，从而迅速缓解疲劳、镇静安神。

拔罐方法3 ● 取穴：肾俞、命门、足三里 ○ 罐法：留罐法

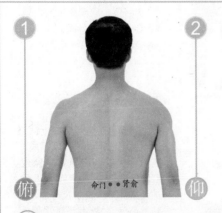

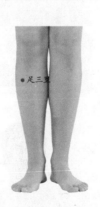

操作方法

①俯卧位。取肾俞、命门穴，留罐10~15分钟。
②仰卧位。取足三里穴，留罐10~15分钟。
● 每周2次，5次一个疗程。

实用功效

刺激肾俞穴可有效调节肾脏功能，消除腰背部的酸痛、疲乏。命门穴是人体的长寿大穴，也是益肾壮阳的要穴，刺激该穴，能够有效消除身体疲劳，恢复精力。刺激足三里穴，可缓解腿部、足部疲劳，消除四肢沉重的症状。诸穴合用，可调整身体机能、增强体力，对消除全身不适，缓解困倦和疲劳有良好效果。

颈肩僵硬

JING JIAN JIANG YING

　　整日在电脑前工作的人，都经常会感到颈肩疼痛，这是因为颈肩部长时间承受整个头部的重量，如果保持一个姿势不动，就会造成局部缺血，出现僵硬、酸痛症状，加之坐姿不良，酸痛症状就出现得更加频繁。虽然这种疼痛稍加活动就会消失，但如果置之不理，就有可能转化成慢性炎症。

 医家之言

　　颈肩僵硬是由于外感风邪，或肝气不足、筋失濡养，导致颈肩两侧淋巴和血液循环不畅、淋巴管萎缩，人体新陈代谢不足，肩背肌肉纠结所致。拔罐疗法通过刺激相关穴位和经络，可外祛风邪、内补肝气，打通人体经络，促进颈肩部淋巴和血液的循环，促进局部新陈代谢，使原本收缩、僵硬的肌肉松弛，缓解肌肉硬化现象，从而有效消除僵硬、酸痛症状，提高颈肩的活动能力。

拔罐方法1 ● 取穴：膏肓、膀胱经第一侧线（风门到肝俞）、阳陵泉 ○ 罐法：留罐法、走罐法

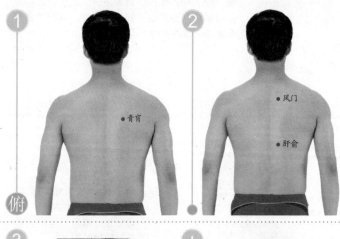

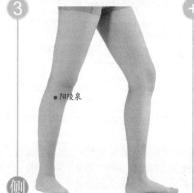

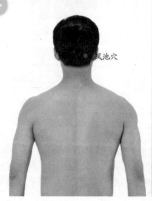

操作方法

①俯卧位。取膏肓穴，留罐10~15分钟。
②俯卧位。取从风门到肝俞的膀胱经第一侧线，走罐至皮肤潮红。
③侧卧位。取阳陵泉穴，留罐10~15分钟。
● 隔日1次，5次一个疗程。

实用功效

　　刺激膏肓穴可活血止痛。刺激风门穴不仅可疏风解表，还可配合肝俞穴更好地调理肝脏气血，濡养颈肩部肌肉，促进颈肩部淋巴和血液的循环。刺激阳陵泉穴，有舒筋活血止痛的作用。诸穴合用，可促进局部新陈代谢，缓解颈肩僵硬。

　　配合按摩风池穴，可改善颈肩部血液循环。

拔罐方法2 ●取穴：肩井、肩中俞、肩外俞、肘髎、曲池 ○罐法：留罐法、闪罐法

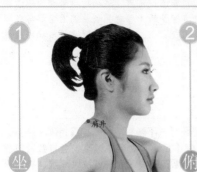

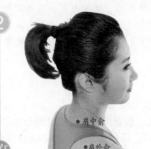

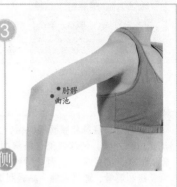

操作方法

①坐位。取肩井穴，留罐15分钟。
②俯卧位。取肩中俞、肩外俞穴，用闪罐法吸拔15次。
③侧卧位。取肘髎、曲池穴，留罐10分钟。
●隔日1次，6~8次一个疗程。

实用功效

颈肩部为六条阳经通向头部的必经之路，刺激肩井、肩中俞、肩外俞穴可行气活血，有效缓解肌肉酸痛的症状。刺激肘髎、曲池穴可缓解手肘劳损，从而在一定程度上减轻颈肩酸痛。

拔罐方法3 ●取穴：天柱、大椎 ○罐法：留罐法

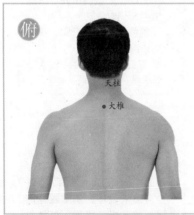

操作方法

●俯卧位。取天柱、大椎穴，留罐15分钟。
●隔日1次，5次一个疗程。

实用功效

大椎穴统摄全身阳气，因此刺激该穴可有效调理颈部气血，促进血液循环和新陈代谢，配合天柱穴效果更加明显。

专家建议

1.平时锻炼时，可倒着走路。此法能缓解颈肩酸痛。
2.颈肩酸痛时，将手在一盆热水中浸泡5~10分钟，水温略高于体温即可。手部温度上升可令收缩的血管扩张，促进血液循环，缓和肌肉和神经的紧张状态，从而缓解颈肩部的酸痛。
3.温度低时要注意颈肩部的保暖，尤其是夏天在空调房中。

腰酸背痛
YAO SUAN BEI TONG

腰酸背痛即腰部的慢性疼痛，指腰部一侧或双侧疼痛以及脊椎疼痛的一种症状。在日常生活、工作中，人的姿态、负重、运动均以腰部为中心，因此从事久站、久坐或是长期弯腰搬运重物的工作者，最易因固定姿势或姿势不正而引起腰酸背痛。此外，腰椎间盘突出、关节炎、肾病等疾病以及焦虑、抑郁等精神因素也会导致腰酸背痛。

医家之言

　　腰背部是督脉和膀胱经的循行之处，腰背酸痛主要受督脉和膀胱经经气不畅影响。长期保持同一姿势，加之风寒外袭，使腰背部经络气血阻滞，不通则痛。此外，人体禀赋不足，加之劳累过度，会导致肾气虚损，"腰为肾之府"，肾虚导致腰部脉络失于温煦、濡养，也会导致腰痛。拔罐疗法可祛风除湿、补益肝肾、疏利筋骨、通络止痛，减轻肌肉疲劳和肌肉痉挛，增强肾脏功能，从而缓解腰痛症状。

拔罐方法1 ── ● 取穴：至阳、膏肓、腰眼、环跳、委中、昆仑 ── ○ 罐法：留罐法

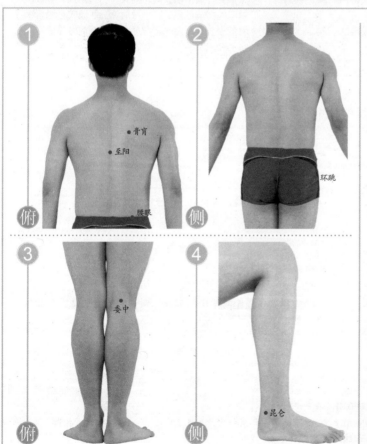

① 膏肓　至阳　腰眼　俯

② 环跳　侧

③ 委中　俯

④ 昆仑　侧

操作方法

① 俯卧位。取至阳、膏肓、腰眼穴，留罐10~15分钟。
② 侧卧位。取环跳穴，留罐10~15分钟。
③ 俯卧位。取委中穴，留罐10~15分钟。
④ 侧卧位。取昆仑穴，留罐15分钟。
● 每日或隔日1次，10次一个疗程。

实用功效

　　刺激至阳、膏肓、腰眼穴，可通络止痛、强壮腰脊，促进全身血液循环，消除腰背部肌肉的紧张与疼痛。刺激委中穴可疏通腰背部的气血循环，配合环跳穴效果更佳。刺激昆仑穴可疏通足太阳膀胱经内的经气，从而达到祛寒止痛的效果。

拔罐方法2 ━━━━● 取穴：命门、肾俞、志室、八髎、气海、阿是穴 ━━━━○ 罐法：留罐法、走罐法

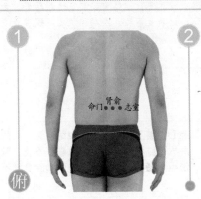
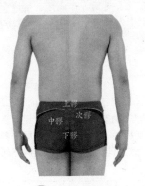
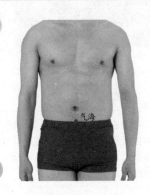

 操作方法 ···············

①俯卧位。取命门、肾俞、志室、阿是穴，留罐20分钟。
②俯卧位。取八髎穴，走罐至皮肤潮红。
③仰卧位。取气海穴，留罐15分钟。
● 每日或隔日1次，10次一个疗程。

⊕ 实用功效 ···············

命门穴能使丹田生发之气遍走全身，具有调节机体功能的作用。刺激肾俞、八髎穴能补气益肾、行气活血，有效缓解因肾虚引起的腰痛。志室穴具有活跃肾脏机能的作用，刺激此穴可补肾益精、促进腰部气血运行。刺激气海穴可益气活血。诸穴合用，可有效缓解腰痛症状。

拔罐方法3 ━━━━● 取穴：膀胱经第一侧线（三焦俞到膀胱俞）、合谷 ━━━━○ 罐法：走罐法、闪罐法

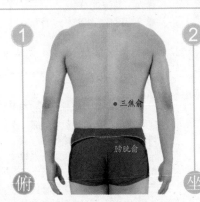
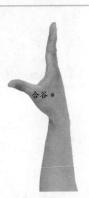

☺ 操作方法 ···············

①俯卧位。在三焦俞与膀胱俞之间走罐，至皮肤出现潮红或瘀血。
②坐位。取合谷穴，以闪罐法反复吸拔10余次。
● 每日或隔日1次，10次一个疗程。

 实用功效 ···············

刺激三焦俞、肾俞、气海俞、大肠俞、关元俞、膀胱俞穴等背俞穴对于调整肾脏机能，疏通排泄系统，滋阴补肾具有重要作用，可起到温补肾阳之效，缓解腰痛。合谷穴可有效缓解全身疼痛。诸穴合用，可缓解腰酸背痛。

食欲不振
SHI YU BU ZHEN

"食欲"是一种想要进食的生理需求，一旦这种需求低落，甚至消失，即称为食欲不振。长期食欲不振会造成营养不良、体重逐渐下降等后果。食欲不振主要是因身体疲劳、精神紧张、运动量不足、疾病、饮食不规律等多种因素引起的内分泌失调、消化系统功能减弱所致。

医家之言

食欲不振，中医称"恶食""厌食""纳差"等，严重者见食物则恶心，甚至呕恶欲吐。中医认为，人的食欲与脾、胃、肠、肝的功能强弱密切相关，脾失健运、胃肠失养、肝气郁结犯脾，都会导致食积不化、脘腹胀满、恶心呕吐、食欲不振。拔罐疗法可以开胃和中、健脾润肠、消积导滞、增强食欲，进而消除食欲不振症状。

拔罐方法1 —— ● 取穴：脾俞、胃俞、中脘、关元、足三里、下巨虚 —— ○ 罐法：留罐法

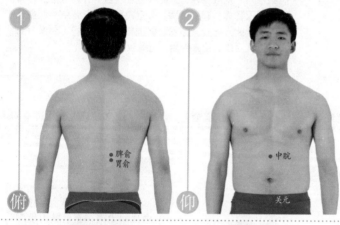

① 脾俞　胃俞

② 中脘　关元

俯　仰

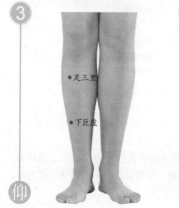

③ 足三里　下巨虚

仰

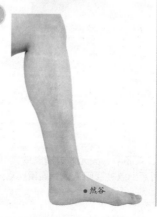

然谷

＋

操作方法

① 俯卧位。取脾俞、胃俞穴，留罐20分钟。
② 仰卧位。取中脘、关元穴，留罐20分钟。
③ 仰卧位。取足三里、下巨虚穴，留罐20分钟。
● 2~3日1次，10次一个疗程。

实用功效

刺激脾俞、胃俞穴可以强健脾胃，增强消化吸收功能。刺激中脘穴可以直接作用于胃腑，调控胃腑气血，对于消除食欲不振十分有效。关元、下巨虚穴有调整小肠功能、促进消化的作用。足三里穴具有补益气血、燥化脾湿、生发胃气的作用。诸穴合用，可有效消除食欲不振症状。

配合按摩然谷穴，具有通降肠胃和调整全身功能的作用。

拔罐方法2 —————— ● 取穴：肝俞、脾俞、胃俞、气海、阴陵泉 —————— ○ 罐法：留罐法

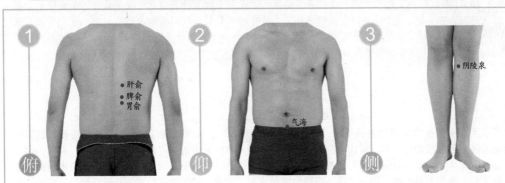

1 俯

●肝俞
●脾俞
●胃俞

2 仰

●气海

3 侧

●阴陵泉

操作方法 ·······

①俯卧位。取肝俞、脾俞、胃俞穴，留罐10~15分钟。
②仰卧位。取气海穴，留罐10~15分钟。
③侧卧位。取阴陵泉穴，留罐10~15分钟。
● 每日或隔日1次，10次一个疗程。

实用功效

刺激肝俞穴可以疏肝理气，防止肝经不舒或肝气犯脾引起的胃胀、食欲不振等症状。刺激脾俞、胃俞可健脾益胃，调整人体消化机能。刺激气海穴可改善腹部血液循环，促进胃肠道蠕动，消除腹胀，从而缓解食欲不振，配合阴陵泉穴效果更佳。

拔罐方法3 —————— ● 取穴：脾俞、胃俞、天枢、水分、血海、三阴交 —————— ○ 罐法：留罐法

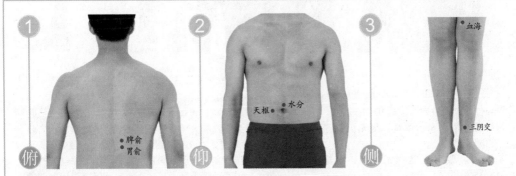

1 俯

●脾俞
●胃俞

2 仰

天枢● ●水分

3 侧

●血海

●三阴交

操作方法 ·······

①俯卧位。取脾俞、胃俞穴，留罐10~15分钟。
②仰卧位。取天枢、水分穴，留罐10~15分钟。
③侧卧位。取血海、三阴交穴，留罐10~15分钟。
● 每日或隔日1次，10次一个疗程。

实用功效

刺激脾俞穴目的是健脾除湿，配合血海、三阴交穴可以获得最大效果。水分穴是水液入膀胱、渣滓入大肠并分别清浊的场所，刺激该穴可以健脾润肠、增强食欲。天枢穴是胃经气血的主要来源，主要负责疏调肠腑、理气行滞，刺激该穴可显著增强胃肠动力，增强食欲。

视疲劳
SHI PI LAO

视疲劳的主要表现是眼干、眼涩、眼酸胀、视物模糊甚至视力下降，直接影响着人的工作与生活。视疲劳主要是由于我们平时全神贯注看电脑屏幕时，眼睛眨眼次数减少，造成眼泪分泌相应减少，同时闪烁荧屏强烈刺激眼睛而引起的。它会导致人的颈、肩等相应部位出现疼痛，还会引发和加重各种眼病。经调查表明，54%的都市白领常伴有眼睛疲劳的症状出现，用眼过度的青少年也是眼睛疲劳的易患人群。

医家之言

中医认为，眼睛疲劳主要由先天不足、后天失养、年老体弱、眼周肌肉过度疲劳等原因所致，而其根本原因是多种病因导致的肝、脾、肾功能失调。《黄帝内经·素问》中说："肝受血而能视"，肝气不足、肝火亢盛，人体津液亏虚，眼睛润泽无物自然会疲劳；脾气虚弱，眼睛不得清阳之气温煦，也会出现疲劳现象；肾精不足，无法上通于脑，精不养目，眼睛也容易疲劳。因此，采用拔罐疗法消除眼疲劳时，应以补肝益肾、健脾和胃为主要目的。

拔罐方法 ● 取穴：天柱、肝俞、脾俞、肾俞、足三里、光明　○ 罐法：留罐法、走罐法

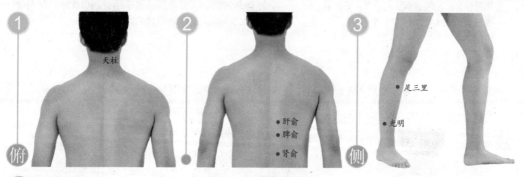

操作方法

①俯卧位。取天柱穴，留罐10~15分钟。
②俯卧位。取肝俞、脾俞、肾俞穴，走罐至皮肤潮红。
③侧卧位。取足三里、光明穴，留罐10~15分钟。
● 隔日1次，10次一个疗程。

实用功效

刺激天柱穴可以促进头部血液循环，提高血液含氧量，为眼睛和大脑提供充足气血，达到缓解视力疲劳和精神疲劳的效果。刺激肝俞、脾俞、肾俞穴，可有效调节脾脏、肝脏和肾脏的功能，加强眼部的气血供应，缓解眼睛疲劳。刺激光明穴可促进眼周血液循环和水分代谢，改善眼部充血症状，缓解眼部疲劳。

专家建议

1.连续使用计算机1小时以上，应当将眼睛从计算机上移开5~10分钟。
2.人看近物时，眼睛通常是向内、向下看，因此休息时，尽量让眼睛向左上方和右上方看。
3.眼睛有疲劳之感时，眨眼50次。此法不但有助于清洁眼睛，而且还可达到缓解眼睛疲劳的效果。

胸 闷
XIONG MEN

胸闷是现代人群中常见的一种亚健康状态，表现为劳累后出现呼吸困难、心前区刺痛等症状，到医院却检查不出心肺功能异常。该症状属于神经功能性心慌气短症状，是由于人的精神长期处于紧张或兴奋状态，导致交感神经失调，引起心血管功能紊乱所致。该症往往是心血管疾病的预警信号，应该给予足够重视。

医家之言

胸闷属于中医"胸痹"的范畴，中医认为胸痹的病位在心，其发病与肝、脾、肺、肾有密切的关系。它是由于脏腑亏虚，气血不足，加之饮食不节，情志失调以及外界气候变化的干扰造成痰湿、瘀血、寒凝等所致。因此，采用拔罐疗法时，应以调理脏腑、生化气血、活血散瘀、化痰利湿为主，使全身气血循环畅通，以达到缓解胸闷的目的。

拔罐方法 ● 取穴：心俞、肝俞、肾俞、膻中、巨阙、郄门、合谷 ○ 罐法：走罐法、留罐法

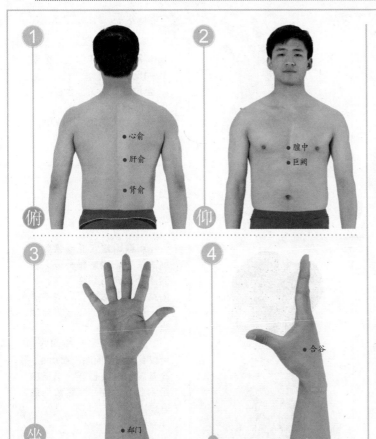

操作方法

① 俯卧位。取心俞、肝俞、肾俞穴，走罐至皮肤潮红。
② 仰卧位。取膻中、巨阙穴，留罐10～15分钟。
③ 坐位。取手臂郄门穴，留罐10～15分钟。
④ 坐位。取手部合谷穴，留罐10～15分钟。
● 隔日1次，5次一个疗程。

实用功效

刺激心俞、肝俞、肾俞穴，可调理脏腑功能。刺激膻中穴可补气调气，对于缓解气血不足、情志失调导致的胸闷效果显著。刺激巨阙穴有理气宽中、养血安神的作用。刺激郄门穴能有效改善心肌功能，缓解呼吸不畅。刺激合谷穴能有效增强肺腑功能，改善胸闷气短。

头 痛
TOU TONG

头痛是很多疾病发作时的一种伴随症状，也是人们在日常生活中经常出现的症状之一。头痛主要是由于头部的血管、神经、脑膜等对疼痛十分敏感的组织受到刺激而引起的，其原因有很多，包括生理性和精神性的。很多头痛是由疾病引起的，是某些疾病发作的前兆。但是，由于大部分头痛发作都有间歇期，因此并未受到人们足够的重视。

 医家之言

中医认为，头为清阳之府、诸阳之会，五脏六腑的气血都上汇于头部，若脏腑经络发生病变，均可直接或间接地影响头部而发生头痛。拔罐疗法通过刺激相关的穴位和经络，可以调和脏腑、疏通经络，良性调节神经系统，加速血液循环，降低头部血管、神经、脑膜等所受刺激，缓解头痛症状。

拔罐方法1 ── ● 取穴：印堂、外关、合谷 ── ○ 罐法：留罐法

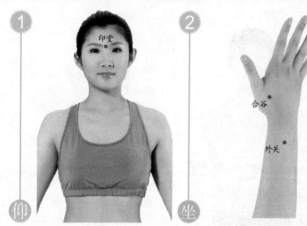

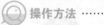

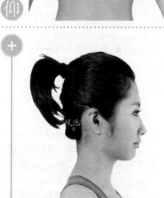

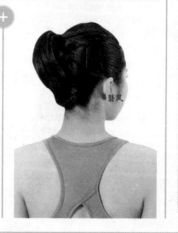

操作方法 ·············

①仰卧位。取印堂穴，留罐10~15分钟。

②坐位。取外关、合谷穴，留罐10~15分钟。

●每日1次，5次一个疗程。

实用功效 ·············

刺激印堂穴能够恢复大脑的活力，缓解精神疲乏。刺激外关穴可联络气血，补阳益气。刺激合谷穴对头、面、躯干、颈、四肢等处镇痛作用显著。

配合按摩风池、翳风穴，可以有效调整大脑皮质功能，改善脑部血液循环，增强脑组织血液供应，对缓解头痛有显著作用。

拔罐方法2 —— ● 取穴：督脉（大椎到命门）、膀胱经第一侧线（大杼到膀胱俞） —— ○ 罐法：走罐法

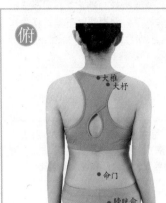

操作方法

- 俯卧位。取上述两条经脉，走罐至皮肤出现红色瘀血为止。
- 每3日1次，10次一个疗程。

实用功效

　　这两条经脉是体内阳气涌向头部的主要路线，刺激这些部位可以益气壮阳、疏风清热，对头痛的缓解作用非常明显。

拔罐方法3 —— ● 取穴：天柱、大椎、天宗、涌泉 —— ○ 罐法：留罐法

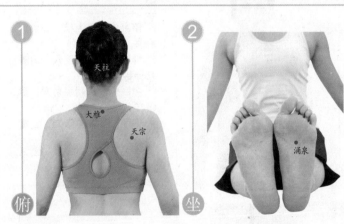

操作方法

① 俯卧位。取天柱、大椎、天宗穴，留罐10~15分钟。
② 坐位。取涌泉穴，留罐10~15分钟。
● 每日或隔日1次，5次一个疗程。

实用功效

　　刺激天柱、大椎、天宗穴，可舒筋通络、益气活血，改善脑部血液循环，对缓解头痛有显著效果。刺激涌泉穴，可抑制大脑皮层，减轻疲劳引起的头痛和全身不舒服，有醒脑提神的功效。

专家建议

1.注意饮咖啡及饮茶的数量：太多咖啡因会引发头痛。
2.不要过度服用止痛片。
3.不要久坐，每隔40分钟应起身休息5分钟。
4.保证充足的睡眠。睡前用热水洗脚等措施往往有助于头痛的缓解。

头晕
TOU YUN

头晕，是一种常见的脑部功能性障碍，主要是由于皮肤血管扩张，血流增多而造成脑部血液减少的现象。其典型表现为头昏、头胀、头重脚轻、眼花等，常与头痛并发。头晕可由多种原因引起，除了内分泌失调、饮食不节、长期睡眠不足、过度疲劳、紧张等因素外，也可能是高血压病、脑动脉硬化、神经衰弱、贫血等疾病的前兆。因此，出现头晕症状一定要及时调理，绝不可大意。

医家之言

头晕属中医"眩晕"的范畴。中医认为，其病因主要与肝、脾、肾相关，可由风、痰、虚所引发。肝失疏泄导致肝风内动、气郁化火，或者脾胃虚弱导致化源不足、脑失所养，还有脾失运化导致聚湿生痰、上蒙清窍，都会引起头晕。拔罐疗法通过刺激相关的穴位和经络，可疏肝理气、健脾养胃，有效缓解头晕的症状。

拔罐方法1　　取穴：大椎、心俞、肝俞、中脘、阴陵泉、丰隆　　罐法：留罐法

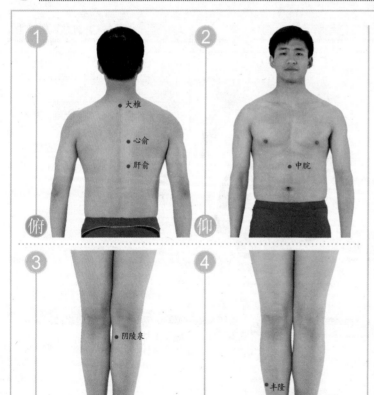

操作方法

①俯卧位。取大椎、心俞、肝俞，留罐15分钟。
②仰卧位。取中脘穴，留罐15分钟。
③侧卧位。取阴陵泉穴，留罐15分钟。
④仰卧位。取丰隆穴，留罐15分钟。
● 每日或隔日1次，5次一个疗程。

实用功效

刺激大椎、心俞、肝俞穴可疏肝祛风、平抑心火。刺激中脘穴可安神定志。刺激阴陵泉穴可祛痰醒神。刺激丰隆穴，可调和脾胃，加强气血流通，促进人体水液代谢，起到祛痰宁神、沉降胃浊的作用。诸穴合用，缓解头晕症状效果显著。

拔罐方法2 ● 取穴：脾俞、肾俞、关元、足三里 ○ 罐法：留罐法

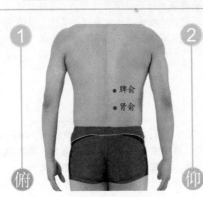
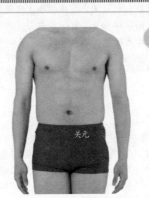
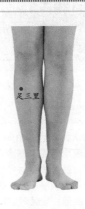

操作方法

① 俯卧位。取脾俞、肾俞穴，留罐15分钟。
② 仰卧位。取关元穴，留罐15分钟。
③ 仰卧位。取足三里穴，留罐15分钟。
● 每日1次，5次一个疗程。

实用功效

　　刺激脾俞、肾俞穴可补肾养脾。刺激关元穴可以培元固本，补益下焦。刺激足三里穴可强化胃腑吸收水谷精微的功能，为大脑提供源源不断的营养。诸穴合用可健脾养胃，有效缓解头晕的症状。

拔罐方法3 ● 取穴：膀胱经第一侧线（从大杼到膀胱俞） ○ 罐法：走罐法

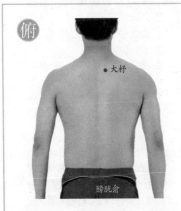

操作方法

● 俯卧位。取膀胱经第一侧线，走罐至皮肤出现红色瘀血为止。
● 每周1~2次，5次一个疗程。

实用功效

　　该方法可全面调理腑脏气血，疏肝理气、祛风化痰、健脾和胃，缓解眩晕的症状。

专家建议

1.症状发作时应卧床休息，室内宜安静，空气要通畅，光线尽量暗些。避免刺激性食物及烟酒，饮食宜少盐。
2.发作间歇期不宜单独外出，以防事故。
3.应时刻保持心情舒畅。

顽固性打嗝
WAN GU XING DA GE

顽固性打嗝又叫"呃逆""膈肌痉挛"。当引起打嗝的诱因刺激传导给大脑以后，大脑就会发出指令，使膈肌出现阵发性和痉挛性收缩，于是就出现打嗝。偶尔打嗝并没有什么危害，但是经常性地打嗝不止就有可能是饮食习惯不良或者胃肠道慢性疾病引发的胃蠕动减弱造成的，需要引起足够的重视。

医家之言

中医认为本症多由邪气积滞、暴怒气逆或用药不当、吃生冷食物或饮食过快，使胃膈之气逆而上冲所致。临床表现为胃中寒冷、胃火上逆、气机郁滞、脾胃阳虚四种症型。胃中寒冷可见呃声沉缓有力，得热则减，得寒愈甚，拔罐时应以温中祛寒止呃为主；胃火上逆可见口渴口臭、吞酸，拔罐时应以清热降火为主；气机郁滞可见胸胁不舒、嗳气腹胀，拔罐时应以顺气降逆为主；脾胃阳虚可见呃声低弱、面色苍白、手足不温、食少困倦，拔罐时应以温补脾胃、和中降逆为主。

拔罐方法1　●　取穴：膈俞、脾俞、胃俞、气海、内关、足三里　○　罐法：留罐法

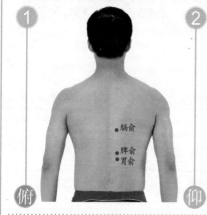

① 膈俞
　脾俞
　胃俞

俯

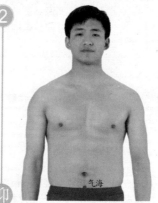

气海

仰

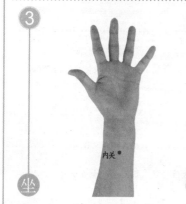

内关

坐

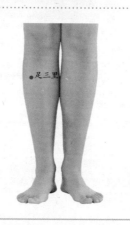

足三里

仰

操作方法

①俯卧位。取膈俞、脾俞、胃俞穴，留罐15分钟。
②仰卧位。取气海穴，留罐15分钟。
③坐位。取内关穴，留罐15分钟。
④仰卧位。取足三里穴，留罐15分钟。
●每日1次，5次一个疗程。

实用功效

刺激膈俞、脾俞、胃俞穴可以清热利湿、健脾养胃，提高肠胃的消化功能。刺激气海穴有培补元气、纳气归元的作用，对脾胃阳虚型呃逆有特效。刺激内关穴有和中理气之效。刺激足三里穴可泻除胃火，调理胃火上逆导致的呃逆。诸穴合用可温补脾胃、祛寒止呃，有效缓解顽固性打嗝。

拔罐方法2 ● 取穴：肝俞、肾俞、膻中、合谷 ○ 罐法：留罐法

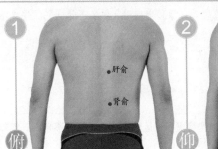
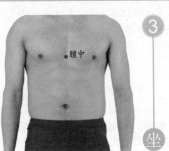
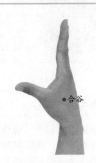

操作方法

①俯卧位。取肝俞、肾俞穴，留罐15分钟。
②仰卧位。取膻中穴，留罐15分钟。
③坐位。取合谷穴，留罐15分钟。
●每日1次，5次一个疗程。

实用功效

刺激肝俞、肾俞穴可调肝补肾。刺激膻中穴有理气散瘀、宽胸利膈的作用，能有效缓解呃逆症状。刺激合谷穴可理气通腑、解痉止嗝。诸穴合用可顺气降逆，有效改善气机郁滞导致的打嗝症状。

拔罐方法3 ● 取穴：大椎、胃俞、中脘、足三里 ○ 罐法：留罐法

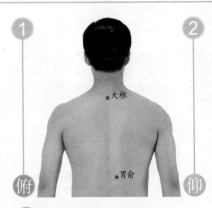
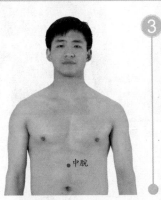
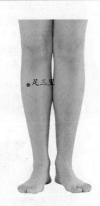

操作方法

①俯卧位。取大椎穴、胃俞穴，留罐15分钟。
②仰卧位。取中脘穴，留罐15分钟。
③仰卧位。取足三里穴，留罐15分钟。
●每日1次，5次一个疗程。

实用功效

刺激大椎穴可补中益气。刺激胃俞穴可行中和胃，调节胃气，增强胃功能，以促进食物的正常消化。刺激中脘穴可有效调整肠胃功能，补中益气。刺激足三里穴有理脾胃、化湿浊、疏肝胆、清湿热的作用，可泻除胃火。诸穴合用可缓解因胃火上逆导致的打嗝症状。

腹 胀
FU ZHANG

腹胀是一种常见的消化系统症状，引起腹胀的原因主要见于胃肠道胀气、各种原因所致的腹水、腹腔肿瘤等。正常人胃肠道内可有少量气体，当咽入胃内空气过多或因消化吸收功能不良时，胃肠道内产气过多，而肠道内的气体又不能从肛门排出体外，则会导致腹胀。

医家之言

中医将腹胀归于"腹痛""食积""鼓胀"等症，认为其多由脾胃虚弱、运化失健，或情志不畅、肝气郁结，或饮食不节、肠胃积热等原因，导致人体消化吸收功能下降所致。

拔罐疗法通过刺激相关穴位和经络，可健脾和中、开胃消食、疏肝解郁，调整消化功能，使胃肠道自主神经系统功能恢复正常，促进人体内部多余气体的排出，从而有效缓解腹胀不适。

拔罐方法1　● 取穴：脾俞、胃俞、大肠俞、章门、曲池、足三里　○ 罐法：走罐法、留罐法

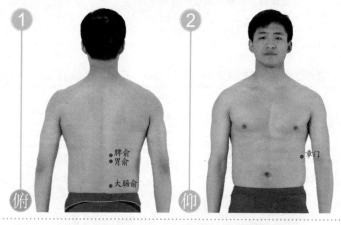

① 俯 ● 脾俞 ● 胃俞 ● 大肠俞

② 仰 ● 章门

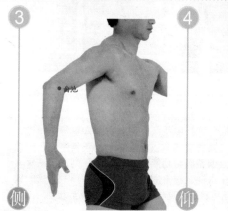

③ 侧 ● 曲池

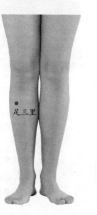

④ 仰 ● 足三里

操作方法

① 俯卧位。取脾俞、胃俞、大肠俞穴，走罐至皮肤潮红。

② 仰卧位。取章门穴，留罐20分钟。

③ 侧卧位。取曲池穴，留罐15分钟。

④ 仰卧位。取足三里穴，留罐15分钟。

● 隔日1次，10次一个疗程。

实用功效

刺激脾俞、胃俞穴可和胃止痛、温中健脾、补益肝肾、调节胃气，增强胃功能，保证食物的正常消化，配合章门穴效果更好。刺激大肠俞穴具有清肠热、消积滞的作用，可增强大肠的排泄功能。刺激曲池、足三里穴对调整人体消化系统作用显著。诸穴合用可缓解肠胃积热导致的腹胀症状。

拔罐方法2 ● 取穴：风门、肝俞、气海、期门、章门、三阴交 ○ 罐法：留罐法

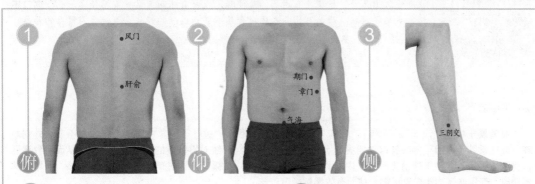

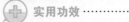

操作方法

① 俯卧位。取风门、肝俞穴，留罐15分钟。
② 仰卧位。取气海、期门、章门穴，留罐15分钟。
③ 侧卧位。取三阴交穴，留罐15分钟。
● 隔日1次，10次一个疗程。

实用功效

刺激风门、肝俞穴可疏风解表、平肝潜阳、宣肺止咳、活络止痛。刺激期门、气海穴，可补中益气，增强肝脏的清热解毒功能。刺激三阴交穴具有健脾益气、柔肝养血、益肾固本的作用。诸穴合用，可疏肝理气，调理肝气郁结导致的腹胀。

拔罐方法3 ● 取穴：脾俞、中脘、水分、石门 ○ 罐法：留罐法

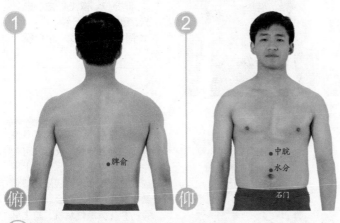

操作方法

① 俯卧位。取脾俞穴，留罐10~15分钟。
② 仰卧位。取中脘、水分、石门穴，留罐10~15分钟。
● 隔日1次，10次一个疗程。

实用功效

刺激脾俞穴可益气健脾、清热利湿。刺激中脘穴可以起到健脾和胃、补中益气的作用，对缓解腹胀效果显著。刺激水分穴，可活血祛瘀、益气行水。石门穴是消胀行气的特效穴位，具有清热去湿、补气固精、运化水气的作用。诸穴合用，可缓解脾肺虚弱、水湿不运导致的腹胀。

腹 泻
FU XIE

腹泻是消化系统疾病的常见症状，主要表现为进食后，食物未经完全消化、吸收即被排出体外，排便次数增加，粪便稀薄或含有脓血，常伴有排便急迫感、肛门不适、失禁等症状。腹泻可影响人体对食物中营养成分的吸收，消耗体内蓄存的营养。长期腹泻则会导致人营养不良、贫血、抵抗力降低。

医家之言

腹泻属于中医"泄泻""下利""泻痢"等范畴，民间俗称"拉肚子"。中医认为，饮食不节、外伤风寒、肝气乘脾等原因可导致脾胃功能失调。脾胃失调会使神经系统对胃肠道的调节能力变差，从而导致胃肠消化功能不良。食物未被消化而在肠内发酵，便会造成腹泻。拔罐疗法通过刺激相关穴位和经络，可增强脾胃功能，使胃肠道功能恢复正常，从而有效缓解腹泻。

拔罐方法1　　● 取穴：肝俞、脾俞、神阙、天枢、上巨虚、中封　　○ 罐法：留罐法

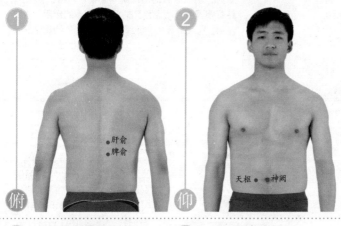

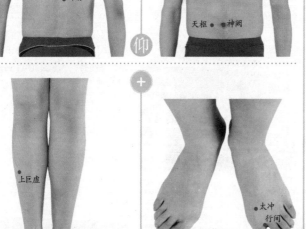

操作方法

① 俯卧位。取肝俞、脾俞穴，留罐10~15分钟。
② 仰卧位。取神阙、天枢穴，留罐10~15分钟。
③ 仰卧位。取上巨虚、中封穴，留罐10~15分钟。
● 隔日1次，10次一个疗程。

实用功效

刺激肝俞、脾俞穴可养肝健脾。刺激神阙、天枢穴可补中益气、固脱止泻。刺激上巨虚穴可有效缓解胃腹胀痛。刺激中封穴可以使肝经风气势弱缓行并化为凉性水气，防止肝气过盛侵犯脾胃。诸穴合用，可疏肝养脾，调理腹泻。

配合按摩太冲、行间穴，效果更佳。

拔罐方法2 ● 取穴：大肠俞、中脘、气海、天枢、水道、足三里 ○ 罐法：留罐法

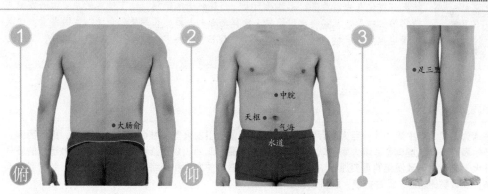

操作方法

① 俯卧位。取大肠俞穴，留罐10~15分钟。
② 仰卧位。取中脘、气海、天枢、水道穴，留罐10~15分钟。
③ 仰卧位。取足三里穴，留罐10~15分钟。
● 每日1次，痊愈为止。

实用功效

　　刺激大肠俞穴可祛除大肠内水湿。中脘穴是调理腹泻的特效穴，刺激该穴可健脾和胃，补中益气，调整肠胃功能。刺激气海穴可以补气益中、渗湿止泻。刺激水道穴可疏导水湿。刺激足三里穴可有效调理肠胃功能。诸穴合用可缓解湿寒浸淫导致的腹泻。

拔罐方法3 ● 取穴：水分、阴交、关元、足三里、三阴交 ○ 罐法：留罐法

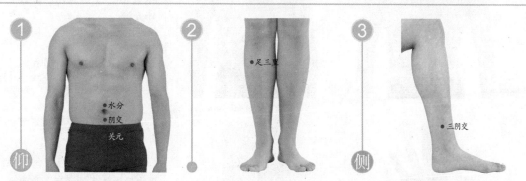

操作方法

① 仰卧位。取水分、阴交、关元穴，留罐10~15分钟。
② 仰卧位。取足三里穴，留罐10~15分钟。
③ 侧卧位。取三阴交穴，留罐10~15分钟。
● 每日或隔日1次，痊愈为止。

实用功效

　　刺激水分穴可促进人体水分代谢，健运脾胃，再配以关元、足三里穴、三阴交穴，可健脾和胃、活血祛瘀、益气行水，对腹泻具有显著缓解作用。刺激阴交穴可以收引中下焦浊气，有效缓解腹泻。诸穴合用对于调理慢性腹泻效果显著。

便 秘
BIAN MI

便秘是指由于大便在体内停留时间过长，以致大便干结、排出困难或排不尽的情况。现代人生活紧张、工作压力大、新陈代谢不理想，吃了过多的荤腥之物或不易消化的食物后，就容易出现便秘。便秘是百病之源，长期便秘会使人体因毒素无法及时排出而出现腹胀、口臭、食欲减退和易怒等身体中毒症状，还会引起肥胖、皮肤老化、贫血、肛裂、痔疮、直肠溃疡等。

医家之言

中医认为，"大肠主津"，一旦大肠异常，津液不足，就会引发火气，继而导致大便干燥、排便困难。肺与大肠相表里，肺气虚也会影响大肠的蠕动功能，造成便秘。此外，由紧张和焦虑等精神压力造成的肝气郁结、肝火上亢也是导致便秘的重要原因。拔罐疗法通过刺激相关穴位和经络，可以通腑泄热、顺气导滞、滋阴润肠，改善肠腑功能，促进排便，缓解便秘症状。

拔罐方法1 ── ● 取穴：大肠俞、小肠俞、天枢、肓俞、支沟、承山 ── ○ 罐法：留罐法

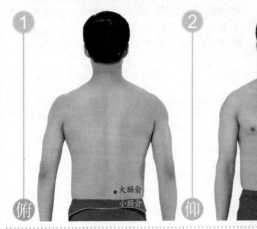

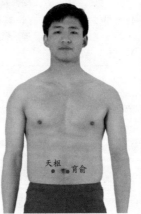

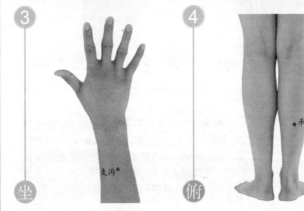

操作方法

① 俯卧位。取大肠俞、小肠俞穴，留罐15分钟。
② 仰卧位。取天枢、肓俞穴，留罐15分钟。
③ 坐位。取支沟穴，留罐15分钟。
④ 俯卧位。取承山穴，留罐15分钟。
● 每日1次，10次一个疗程。

实用功效

肓俞穴是胞宫中的膏脂之物外输体表的通道，刺激该穴可以起到很好的散下焦之热的作用。刺激承山穴有理气清热、通调肠腑之功效，配合大肠俞、小肠俞穴可以有效外散大、小肠的郁热。诸穴合用可散脏腑之热，缓解便秘症状。

拔罐方法2 ━━━ ● 取穴：大肠俞、天枢、曲池、支沟 ━━━ ○ 罐法：留罐法

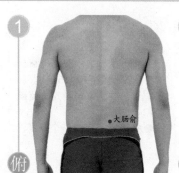
① 俯

大肠俞

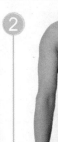
② 仰
天枢

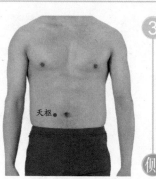
③ 侧

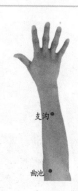
支沟
曲池

操作方法

① 俯卧位。取大肠俞穴，留罐10~15分钟。
② 仰卧位。取天枢穴，留罐10~15分钟。
③ 侧卧位。取曲池、支沟穴，留罐10~15分钟。
● 每日1次，10次一个疗程。

实用功效

　　刺激大肠俞穴可促进大肠蠕动。刺激曲池穴可调整消化系统，促进排便。支沟穴是调理便秘的特效穴位，刺激该穴可通调腑气，增强机体的排毒功能。诸穴合用，可有效缓解便秘。

拔罐方法3 ━━━ ● 取穴：大肠俞、天枢、大横、腹结、梁丘、足三里 ━━━ ○ 罐法：留罐法

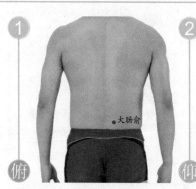
① 俯
大肠俞

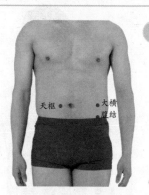
② 仰
天枢

大横
腹结

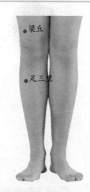
③
梁丘
足三里

操作方法

① 俯卧位。取大肠俞穴，留罐15分钟。
② 仰卧位。取天枢、大横、腹结穴，留罐15分钟。
③ 仰卧位。取足三里穴、梁丘穴，留罐15分钟。
● 每日1次，3~5次一个疗程。

实用功效

　　天枢穴是胃经气血的主要来源，刺激该穴能疏调肠腑、理气行滞，配合大肠俞穴可有效改善便秘。大横、腹结穴合用可生发脾气，增强胃动力，配合梁丘、足三里穴，可调理肠胃功能。诸穴合用，可用于调理便秘。

拔罐方法4　●　取穴：中脘、天枢、大横、丰隆　　　　　　　　○　罐法：留罐法

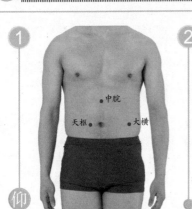
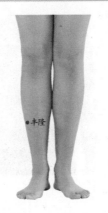

操作方法

①仰卧位。取中脘、天枢、大横穴，留罐10~15分钟。

②仰卧位。取丰隆穴，留罐10~15分钟。

● 每日1次，10次一个疗程。

实用功效

　　刺激中脘穴可有效调理肠胃功能。刺激天枢、大横穴能改善肠腑功能，有效改善便秘。刺激丰隆穴，可调和脾胃，加强气血流通，促进人体水液代谢。诸穴合用可用于治疗湿寒阻络导致的便秘。

拔罐方法5　●　取穴：肾俞、大肠俞、次髎、中脘、神阙　　　　　○　罐法：留罐法

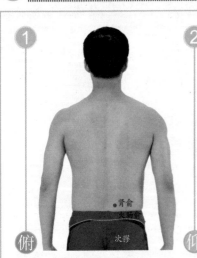
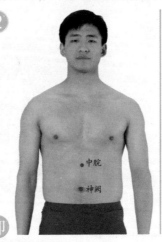

操作方法

①俯卧位。取肾俞、大肠俞、次髎穴，留罐10~15分钟。

②仰卧位。取中脘、神阙穴，留罐10~15分钟。

● 每日1次，10次一个疗程。

实用功效

　　刺激肾俞、次髎穴可补肾益气，活跃肾脏机能。刺激中脘穴可调理肠胃功能。刺激神阙穴可使人体真气充盈、精神饱满。诸穴合用可以补气养血，缓解老年人多见的气血两虚型便秘。

痛　经
TONG JING

痛经是指女性经期前后或行经期间，下腹部痉挛性疼痛并伴有全身不适的一种妇科病症。痛经分原发性和继发性。月经初潮后即痛经者，一般属原发性，常见于未婚未孕女性，妇科检查无明显器质性病变。初潮后一段时间内无痛经，后出现痛经，多发于盆腔器质性病变者，为继发性痛经，多见于已婚尚未生育的女性。

医家之言

中医认为，"不通则痛"，经血流通不畅、气滞血瘀是痛经发生的根本原因。拔罐疗法以调经养血、行气活血为原则，消除气滞血瘀，促进全身血液循环，缓解并消除痛经。值得注意的是，拔罐疗法一般应在经期前开始，至行经时止，经期不宜拔罐。

拔罐方法1　　取穴：膈俞、脾俞、关元、血海、足三里　　罐法：留罐法

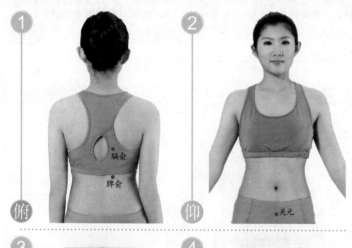

① 膈俞　脾俞

② 关元

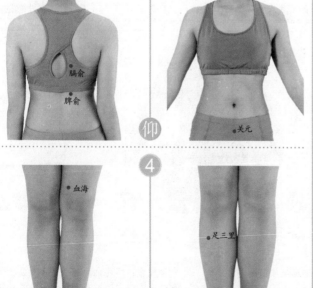

③ 血海

④ 足三里

操作方法

① 俯卧位。取膈俞、脾俞穴，留罐10~15分钟。
② 仰卧位。取关元穴，留罐10~15分钟。
③ 侧卧位。取血海穴，留罐10~15分钟。
④ 仰卧位。取足三里穴，留罐10~15分钟。

● 每日或隔日1次，10次一个疗程。

实用功效

膈俞穴为八会穴中的血会，刺激该穴具有活血止血、补血养血之功，配合脾俞穴可健脾补血，促进全身血液循环。刺激关元、血海、足三里穴可益气补血，提高机体免疫力。诸穴合用可补气养血，缓解气血虚弱导致的痛经。

拔罐方法2 ● 取穴：关元、水道、气海、血海、三阴交 ○ 罐法：留罐法

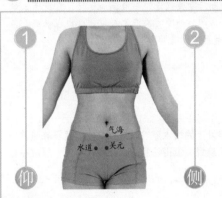
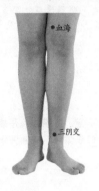
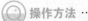

操作方法

①仰卧位。取关元、水道、气海穴，留罐10~15分钟。

②侧卧位。取血海、三阴交穴，留罐10~15分钟。

● 每日或隔日1次，10次一个疗程。

实用功效

刺激气海穴可补肾虚、益元气，调整自主神经紊乱、安定精神、调经养血。刺激水道穴，可调经活血，缓解腹痛。刺激血海、三阴交穴能活血化瘀，促进血液循环。诸穴合用可调理气滞血瘀导致的痛经。

拔罐方法3 ● 取穴：肾俞、气海俞、关元、归来、三阴交 ○ 罐法：走罐法、留罐法

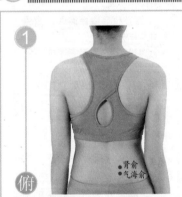
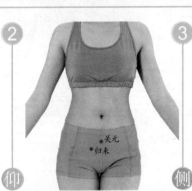
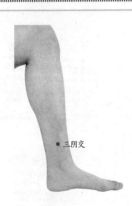

操作方法

①俯卧位。取肾俞、气海俞穴，走罐至皮肤出现紫红色充血。

②仰卧位。取关元、归来穴，留罐10~15分钟。

③侧卧位。取三阴交穴，留罐10~15分钟。

● 每日或隔日1次，每次选一组穴位，10次一个疗程。

实用功效

刺激肾俞、气海俞可疏通下焦气血，行气活血，配合三阴交穴效果更明显。刺激关元穴能有效调节内分泌，改善迟发排卵，减少引发痛经的主因。刺激归来穴，可清热除湿。诸穴合用改善痛经效果显著。

拔罐方法4 ━━━● 取穴：肾俞、阳池 ━━━━━━━━━━━━━ ○ 罐法：留罐法

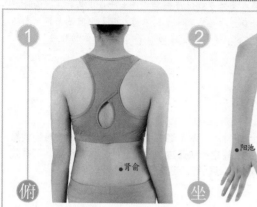

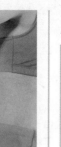

● 操作方法 ························

① 俯卧位。取肾俞穴，留罐10~15分钟。
② 坐位。取阳池穴，留罐10~15分钟。
● 每日或隔日1次，10次一个疗程。

 实用功效 ························

　　刺激肾俞穴可温补肾阳、行气通络。刺激阳池穴可迅速畅通血液循环，平衡激素分泌，暖和身体，进而消除手足发冷症状，缓解痛经。二穴合用，可辅助治疗湿寒凝滞导致的痛经。至阴穴是妇科要穴，配合按摩该穴，可理气调血，提高肾脏和膀胱等器官的机能，缓解痛经。

拔罐方法5 ━━━● 取穴：肝俞、肾俞、三阴交 ━━━━━━━━ ○ 罐法：留罐法

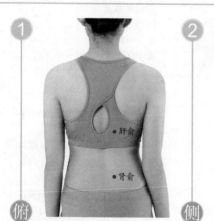

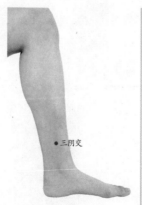

● 操作方法 ························

① 俯卧位。取肝俞、肾俞穴，留罐10~15分钟。
② 侧卧位。取三阴交穴，留罐10~15分钟。
● 每日或隔日1次，10次一个疗程。

 实用功效 ························

　　刺激肝俞、肾俞穴可补肾养肝、行气通络。三阴交穴是妇科常用的调血和气之穴，刺激此穴，有疏肝理气、活血化瘀的作用，可缓解月经不调、痛经。

晕车晕船

YUN CHE YUN CHUAN

晕车晕船现象在医学上被称为"晕动症"。人们在搭乘交通工具时常会前后摇晃，使内耳前庭平衡感受器受到过度刺激，产生过量生物电，影响神经中枢，导致交感神经过度兴奋，从而出现一系列不适症状。中国是世界"晕动症"发生率最高的国家之一，80%的人都曾经历过不同程度的晕车反应。

医家之言

中医认为，晕车症状的出现是由于"胃气上逆"所致。正常状况下不晕车的人在肠胃不适或空腹的状态下乘车，也可能会出现不适症状，就是"胃气上逆"惹的祸。拔罐疗法通过刺激特定的穴位和经络，可有效调理肠胃和神经中枢，健脾和胃、调和胃气，抑制过度兴奋的交感神经，迅速缓解各种晕车症状。

拔罐方法1　　● 取穴：中脘、内关、合谷、足三里　　○ 罐法：留罐法、闪罐法

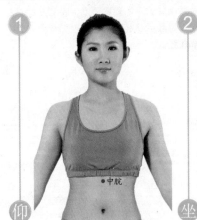

① 仰 ● 中脘

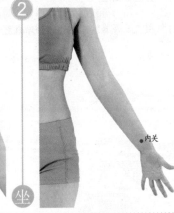

② 坐 ● 内关

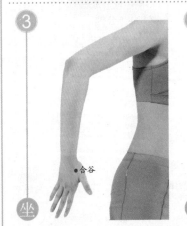

③ 坐 ● 合谷

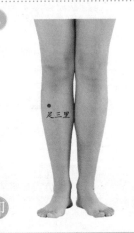

④ 仰 ● 足三里

操作方法

① 仰卧位。取中脘穴，留罐10~15分钟。
② 坐位。取内关穴，留罐10~15分钟。
③ 坐位。取合谷穴，以闪罐法反复吸拔10余次。
④ 仰卧位。取足三里穴，留罐10~15分钟。
● 每日1次，5次一个疗程。

实用功效

内关穴具有调节中枢神经的功能，按压此穴是缓解晕车最常用的方法。刺激中脘、足三里穴对胃肠功能有调整作用，有助于缓解呕吐、头晕等晕车症状。合谷穴是手阳明大肠经的原穴，刺激该穴可直接作用于胃肠，缓解头晕及恶心、呕吐症状。诸穴合用，对于缓解"晕动症"有较好的效果。

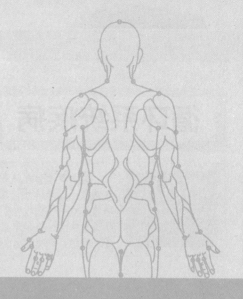

PART4

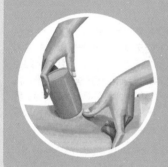

第4章

拔罐调理常见病

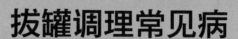

BA GUAN TIAO LI CHANG JIAN BING

如何运用健康自然的疗法为人们解除病痛的困扰是现代人普遍关注的话题。

中医拔罐疗法就是一种安全可靠、副作用小的"绿色疗法"，它被称为"随身携带的好医生"。您只需学会常用的手法，无须昂贵的药品和设备，仅凭借一些简单的罐具，在家中便可自行调理。

在本章中，我们为您介绍人体八大系统常见病的拔罐疗法，让您一罐在手，百病无忧！

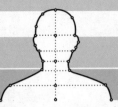

循环系统疾病

高血压
GAO XUE YA

高血压是一种以体循环动脉血压增高为主要临床表现的疾病，是最常见的心血管疾病之一。据统计，我国高血压患者已经达到1.6亿人，由高血压引发的心脑血管疾病的死亡率已排到所有疾病死亡率的首位。作为心脑血管疾病的重要危险因素，高血压可导致心、脑、肾、血管、眼底的结构和功能发生改变，造成这些器官和组织的损害。因此，学会自我预防和控制高血压有着极其重要的意义。

 主要症状

高血压的常见症状为：头痛、头晕、眼花、心悸、健忘、失眠、烦躁等。患者还可能因血压急剧升高出现剧烈头痛、视力模糊、心率加快、面色苍白或潮红等症状，甚至还可因为脑部循环障碍，出现呕吐、颈项僵直、呼吸困难、意识模糊、昏迷等。

医家之言

高血压属中医"眩晕""头痛"的范畴。中医认为，先天体质不足、后天情志不畅和饮食不节等多种因素，可导致人体肝肾阴虚、肝火上扰、阴阳失调、脾胃不足、血脉凝滞从而引发高血压。拔罐疗法通过刺激相关穴位和经络，调和阴阳、补益肝肾、养心安神、益气活血、舒筋通络，调整人体中枢神经系统及内分泌系统，从而达到降压的目的。

 拔罐方法1 ● 取穴：大椎、心俞、肾俞、涌泉 ○ 罐法：留罐法

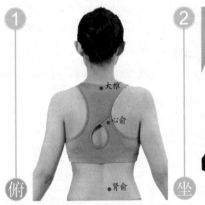

① 大椎
心俞
肾俞
俯

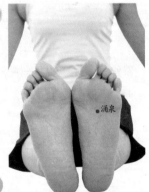

② 涌泉
坐

操作方法

① 俯卧位。吸拔大椎、心俞、肾俞三穴，留罐10～15分钟。
② 坐位。取涌泉穴，留罐10～15分钟。
● 每日1次，7次为一疗程。

 实用功效

刺激大椎、心俞、肾俞三穴，可补气养血、促进气血循环，平衡机体阴阳，提高免疫力。涌泉穴为足少阴肾经的井穴。刺激该穴，可调节神经系统和内分泌系统功能，增加局部的血液循环，有助于醒脑提神。诸穴合用，可缓解高血压。

拔罐方法2 ── ● 取穴：膀胱经第一侧线（大杼到膀胱俞）、曲池、足三里 ── ○ 罐法：走罐法、留罐法

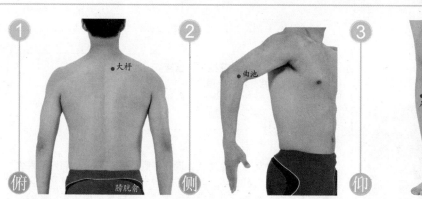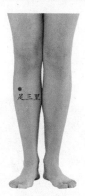

操作方法

① 俯卧位。沿大杼至膀胱俞之间的足太阳膀胱经走罐，直至皮肤出现潮红或瘀血为止。
② 侧卧位。取曲池穴，留罐10~15分钟。
③ 仰卧位。取足三里穴，留罐10~15分钟。
● 每周1~2次，6次为一疗程。

实用功效

刺激大杼至膀胱俞之间的膀胱经，能够促进机体排毒，缓解头痛、头晕、失眠等症状。刺激曲池穴可调节中枢神经和周围神经。刺激足三里穴可调节胃肠功能、抑制神经兴奋、降低血压。诸穴合用，对调控血压有较好作用。

拔罐方法3 ── ● 取穴：大杼、心俞、肝俞、肾俞、殷门、委中、承山 ── ○ 罐法：留罐法

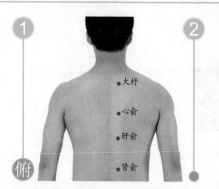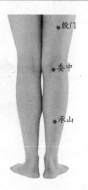

操作方法

① 俯卧位。取大杼、心俞、肝俞、肾俞穴，留罐10~15分钟。
② 俯卧位。取殷门、委中、承山穴，留罐10~15分钟。
● 隔日1次，10次为一疗程。

实用功效

刺激大杼穴可舒筋通络，理气止痛。刺激心俞、肝俞、肾俞诸穴，可调理脏腑、益气活血、促进血液循环，调节心率。刺激殷门穴可促进血液循环，刺激委中、承山穴可清热活血。诸穴合用，可调养脏腑，舒筋通络，益气活血，从而有效降低血压。

拔罐方法4 ● 取穴：肝俞、筋缩　　○ 罐法：留罐法

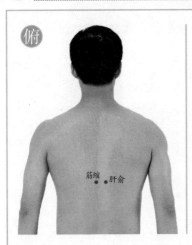

俯

操作方法

● 俯卧位。取肝俞、筋缩穴，留罐10~15分钟。
● 每日1次，8次为一疗程。

实用功效

　　刺激肝俞穴可疏肝理气、调补肝脏，补虚强身。刺激筋缩穴可舒解筋脉，因肝主筋，此穴与肝经气相通，因而亦可平肝风、调肝气。二穴共用，有疏肝理气之效，可缓解高血压所引起的不适症状。

拔罐方法5 ● 取穴：大椎、肝俞、肾俞、曲池、足三里 ── ○ 罐法：闪罐法、留罐法、走罐法

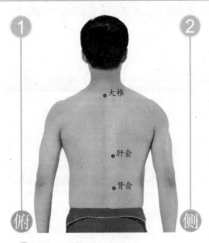

①　俯

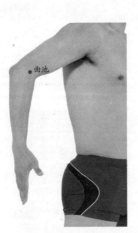

②　侧

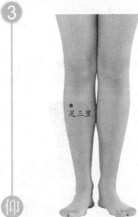

③　仰

操作方法

① 俯卧位。大椎穴用闪罐法，反复吸拔20余次；肝俞、肾俞两穴用走罐法，直至皮肤出现潮红或瘀血为止。
② 侧卧位。取曲池穴，留罐10分钟。
③ 仰卧位。取足三里穴，留罐10分钟。
● 发作期每日1~2次，缓解期2至3日1次。

实用功效

　　刺激大椎穴可益气补血，激发人体阳气，调节人的精神状态。肝俞、肾俞二穴可调补肝肾，补虚强身。刺激曲池、足三里穴可调节中枢神经系统功能，降低血压。诸穴合用，可缓解高血压的不适症状，效果颇佳。

拔罐方法6 ● 取穴：大椎、肝俞、承筋、灵台、胆俞、委中 ○ 罐法：留罐法

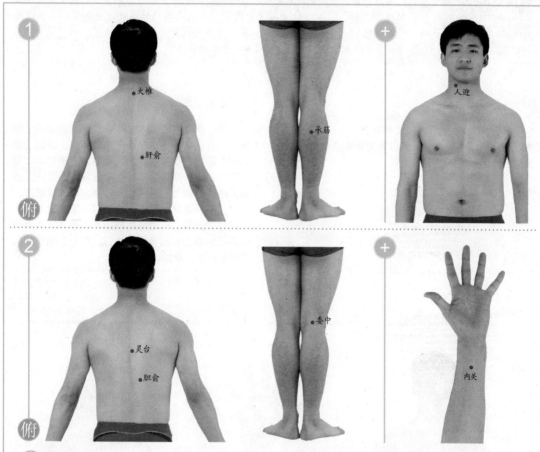

① 俯

② 俯

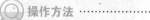 **操作方法**

① 俯卧位。分别取大椎、肝俞、承筋穴或灵台、胆俞、委中穴，留罐10~15分钟。
② 每次选一组穴，交替使用。
● 隔日1次，10次为一疗程。

 实用功效

刺激大椎、肝俞穴可补肝益肾，理气活血，调节神经系统功能。刺激承筋穴可舒筋活络、缓解疼痛。刺激灵台、胆俞、委中穴，具有清热疏肝理气、舒筋止痛的功效。这两组穴位都有缓解高血压症状的作用，可交替使用。配合点按人迎穴、内关穴效果更佳。

 专家建议

1.高血压患者要节制饮食，少吃盐，少吃动物内脏、动物油脂；戒烟戒酒。
2.生活要有规律，避免情绪激动，不能过度疲劳，保持大便通畅。
3.可在医生指导下进行适当的体育锻炼。

冠心病
GUAN XIN BING

冠心病是指由于冠状动脉发生粥样硬化或痉挛，致使冠状动脉狭窄或阻塞，引起心肌缺血、缺氧或心肌坏死的一种心脏病。现代医学认为，高血压、高脂血、高血糖、肥胖、高龄、吸烟、饮食习惯等因素引起的冠状动脉血液流速减慢，血黏度增加，是导致冠心病的主要原因。本病是中老年人最常见的一种心血管疾病，多发生在40岁以后，男性多于女性，脑力劳动者多于体力劳动者。

主要症状

　　冠心病患者长期心肌供血不足，心功能下降。该病临床表现多样，轻者可无明显症状，严重者出现生心绞痛或心肌梗死。

医家之言

　　冠心病属中医学"胸痹""心痛"的范畴。中医认为冠心病的发生是由于年老体衰，脏腑功能虚损，阴阳气血失调，加之七情六淫的影响，导致气滞血瘀，痰浊内生，使心脉痹阻而致病。拔罐疗法通过刺激相关穴位和经络，以调养脏腑、行气活血、通经活络、散瘀去滞，增加冠状动脉及肢体血流量，改善心肌缺血和微循环，增强机体的抗病能力和自我修复能力，从而达到预防和调理冠心病的目的。

拔罐方法1 ● 取穴：心俞、内关、膻中　　　　　○ 罐法：留罐法

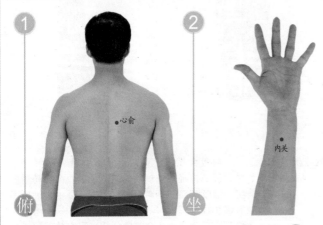
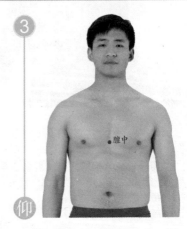

操作方法

① 俯卧位。吸拔心俞穴，留罐10～15分钟。
② 坐位。取内关穴，留罐10～15分钟。
③ 仰卧位。取膻中穴，留罐10～15分钟。
● 隔日1次，10次为一疗程。

实用功效

　　刺激心俞穴，可补气活血、促进全身血液循环。内关穴有维护与调节人体内外经脉阴液的作用，刺激此穴位能够疏导水湿，缓解胸闷气短。膻中穴可宽胸理气、宁心除烦。

拔罐方法2 ── ● 取穴：心俞、厥阴俞、曲泽、郄门 ── ○ 罐法：留罐法

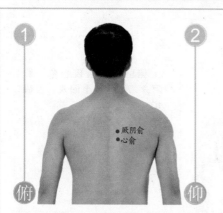

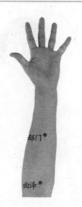

● 操作方法

①俯卧位。吸拔心俞、厥阴俞穴，留罐10～15分钟。
②仰卧位。取曲泽、郄门穴，留罐10～15分钟。
● 每日1次，6次为一疗程。

➕ **实用功效**

刺激心俞、厥阴俞穴，可缓解胸痛心悸、气短乏力、阵发性呼吸困难等症状。刺激曲泽穴可以调节心血的供应，缓解胸闷憋气。郄门穴是心包经出入的门户，刺激此穴，能增强心肌收缩力，有效改善心肌功能。四穴合用，可调整心脏功能，缓解呼吸不畅、胸闷气短等症状。

拔罐方法3 ── ● 取穴：心俞、膈俞、脾俞、关元、足三里 ── ○ 罐法：留罐法

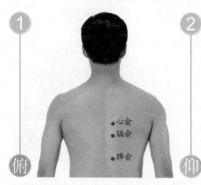

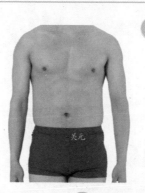

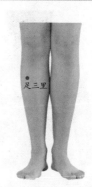

➕ **操作方法**

①俯卧位。吸拔心俞、膈俞、脾俞穴，留罐10～15分钟。
②仰卧位。取关元穴，留罐10～15分钟。
③仰卧位。取足三里穴，留罐10～15分钟。
● 每日1次，3次为一疗程。

➕ **实用功效**

刺激心俞、膈俞、脾俞穴，可养心补脾、益气活血。刺激关元穴，可培元固本、调达肝气，提高人体免疫力。刺激足三里穴可燥化脾湿、疏肝清热、生发胃气。诸穴合用，可益气活血，促进血液循环。

拔罐方法4 ● 取穴：心俞、厥阴俞、灵台、至阳、巨阙 ○ 罐法：留罐法

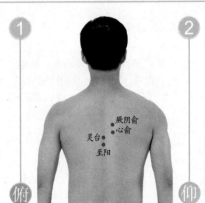

厥阴俞
灵台　心俞
至阳

俯

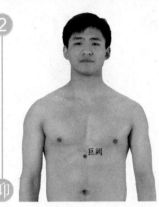

巨阙

仰

操作方法 ·············

①俯卧位。吸拔心俞、厥阴俞、灵台、至阳穴，留罐10～15分钟。
②仰卧位。取巨阙穴，留罐10分钟。
● 每周2次，10次为一疗程。

实用功效 ·············

　　刺激心俞、厥阴俞穴，有助于益气活血，调养心脏功能。刺激至阳穴可起到调节心率的功效。适当刺激巨阙穴，可安定精神、健胃益气。诸穴合用，可益气活血，促进血液循环。

拔罐方法5 ● 取穴：灵台、厥阴俞、肝俞、内关、中脘 ○ 罐法：留罐法

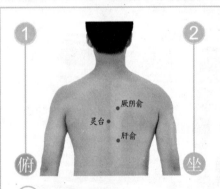

厥阴俞
灵台　肝俞

俯

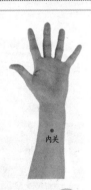

内关

坐

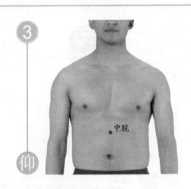

中脘

仰

操作方法 ·············

①俯卧位。吸拔灵台、厥阴俞、肝俞穴，留罐10～15分钟。
②坐位。取内关穴，留罐10～15分钟。
③仰卧位。取中脘穴，留罐10～15分钟。
● 每日或隔日1次，待病情减轻后可逐渐减少拔罐频率。

实用功效 ·············

　　刺激灵台、厥阴俞、肝俞3穴，可养肝健胃，益气活血。刺激内关穴能调整心律。中脘穴为六腑经气会聚之所，适当加以刺激可起到畅通气血、调理中气、健脾利湿、和胃降逆、疏肝宁神的作用。诸穴合用，对改善冠心病症状有显著效果。

拔罐方法6 ● 取穴：侠白、孔最、内关 ○ 罐法：留罐法

仰

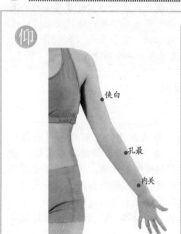

侠白
孔最
内关

操作方法

● 仰卧位。吸拔侠白、孔最、内关3穴，留罐10～15分钟。
● 每日或隔日1次，冠心病症状缓解后可逐渐减少拔罐频率。

实用功效

　　侠白穴是给肺经补充能量的一个穴位，对改善胸闷、咳嗽、咯痰、心悸、气虚等症效果显著。孔最穴能调肺理气、清热止血。内关穴是手厥阴心包络经的合穴，常用于冠心病的急救。

拔罐方法7 ● 取穴：心俞、厥阴俞、膈俞、膻中、郄门、神道 ○ 罐法：走罐法、闪罐法

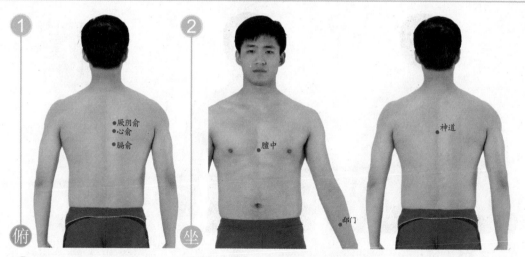

① ②

厥阴俞
心俞
膈俞

膻中

神道

郄门

俯 坐

操作方法

①俯卧位。心俞、厥阴俞、膈俞3穴用走罐法，直至皮肤出现潮红或瘀血为止。
②坐位。以闪罐法分别吸拔膻中、郄门、神道3穴。
● 隔日1次，6次为一疗程。

实用功效

　　膈俞为血会，刺激该穴能够通畅仝身气血循环。膻中穴为体内气的会穴，具有补气调气的功效。刺激郄门穴能增强心肌收缩力，有效改善心肌功能。刺激神道穴，可缓解晕眩、呼吸困难等症状。

高脂血症

GAO ZHI XUE ZHENG

高脂血症是指血浆中的胆固醇、甘油三酯、磷脂和未脂化的脂酸等血脂成分增高，超出正常标准的一种慢性病症。现代医学认为，大量高蛋白、高脂肪食品的摄入，运动量不足，血浆中脂肪大量囤积导致血液流动缓慢，是形成高血脂的主要原因。该病是高血压、冠心病、脑血管病、糖尿病以及胆结石等疾病的重要诱因，是影响身体健康乃至生命安全的重大隐患。

主要症状

高脂血症的主要症状为头晕、头痛、耳鸣、心烦、盗汗、遗精、面红发热、肢体麻木、口燥咽干、易激动、肝脾中度肿大、动脉粥样硬化等。此外，它还常伴有急性腹痛症状，尤其是在摄入高脂食物之后发作较频繁。症状严重的患者可以从眼皮、肘部、臀部等处发现黄色小颗粒状的脂肪粒或脂肪瘤。

医家之言

中医认为，形成此症的主要原因是肝肾阳虚、脾失健运，痰浊瘀滞，因此通过滋阴、健脾、化痰，可起到降脂的作用。拔罐疗法通过刺激相关穴位和经络，可以通经活络、滋补肝肾，调节人体消化系统，加速气血运行和脂肪分解，增强血管运送能力，稀释血液黏度，从而达到降低血脂的目的。

拔罐方法1 ● 取穴：大椎、脾俞、中脘、丰隆 ○ 罐法：留罐法

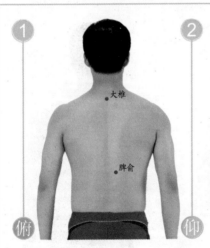
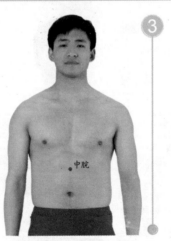
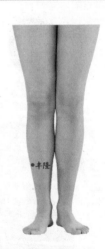

操作方法

①俯卧位。取大椎、脾俞穴，留罐10~15分钟。
②仰卧位。取中脘穴，留罐10~15分钟。
③仰卧位。取丰隆穴，留罐10~15分钟。
● 隔日1次，10次一个疗程。

实用功效

刺激大椎穴可振奋肝肾阳气。刺激脾俞穴能够驱散脾脏热毒，健脾化痰，加速气血运行。刺激中脘穴有降逆利水、清热利湿、安神定志之效，可消除头晕、耳鸣、心烦等高血脂症状。刺激丰隆穴可调和脾胃，祛痰除湿，促进水液代谢。诸穴合用可减轻高脂血症症状。

拔罐方法2 ── ● 取穴：大椎、肝俞、肾俞、期门、三阴交 ── ○ 罐法：留罐法

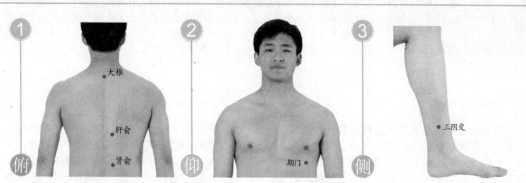

① 大椎　肝俞　肾俞

② 期门

③ 三阴交

俯　　　　仰　　　　侧

操作方法

①俯卧位。取大椎、肝俞、肾俞穴，留罐20分钟。
②仰卧位。取期门穴，留罐20分钟。
③侧卧位。取三阴交穴，留罐20分钟。
●每日或隔日1次，10次一个疗程。

实用功效

　　刺激肝俞、肾俞穴可调理肝、肾二脏，配合三阴交穴有滋补肝肾、解痉、消肿化瘀作用，对于因肝肾阳虚所致的高血脂有较好的缓解作用。刺激期门穴，可行气止痛、清热解毒、消肿散结。诸穴合用，可滋补肝肾，辅助治疗高脂血症。

拔罐方法3 ── ● 取穴：至阳、脾俞、气海、足三里 ── ○ 罐法：留罐法

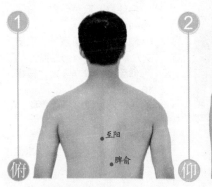
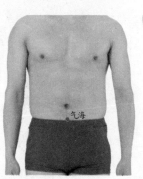
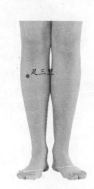

① 至阳　脾俞

② 气海

③ 足三里

俯　　　　仰

操作方法

①俯卧位。取至阳、脾俞穴，留罐20分钟。
②仰卧位。取气海穴，留罐20分钟。
③仰卧位。取足三里穴，留罐20分钟。
●隔日1次，10次一个疗程。

实用功效

　　刺激至阳、脾俞穴，可健脾益气。刺激气海穴可益气行血、化瘀通络，并促进血液循环，从而缓解高脂血症症状。刺激足三里穴可以调理肝脾、补益气血、燥化脾湿，减轻高脂血引起的肝脾肿大症状。

动脉硬化
DONG MAI YING HUA

动脉硬化是动脉血管的一种非炎症性病变，是动脉血管壁增厚、变硬，失去弹性和管腔变窄，导致血液流速变慢的病变的总称。动脉硬化是随着人的年龄增长而出现的血管疾病，其规律通常是在青少年时期潜伏，至中老年时期加重、发病，且男性比女性发病率高。近年来动脉硬化在我国发病率逐渐升高，成为导致老年人死亡的主要原因之一。

主要症状

动脉硬化早期患者绝大多数没有任何临床症状，中晚期患者会出现心悸、心慌、胸痛、胸闷、头痛、头晕、四肢冰凉、四肢麻木、跛行、视力下降、记忆力减退、失眠、多梦等临床症状，不同患者症状及程度不同。

医家之言

现代医学认为，血液循环不畅、黏度增加以及血管壁增厚是导致动脉硬化的主要原因。中医认为，这些都是由于脾胃受损、输化失常，使得气血津液运行受阻所致。拔罐疗法通过刺激相关穴位和经络，可调理脏腑、益气养阴、活血通脉，以疏通人体经络，稀释血液，增强血管壁弹性，从而改善动脉硬化的症状。

拔罐方法1 ● 取穴：脾俞、关元、阴陵泉、三阴交、丰隆　　○ 罐法：留罐法

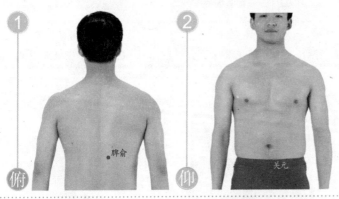

① 脾俞
俯

② 关元
仰

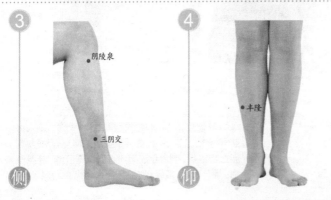

③ 阴陵泉
　三阴交
侧

④ 丰隆
仰

操作方法

① 俯卧位。取脾俞穴，留罐10~15分钟。
② 仰卧位。取关元穴，留罐10~15分钟。
③ 侧卧位。取阴陵泉、三阴交穴，留罐10~15分钟。
④ 仰卧位。取丰隆穴，留罐10~15分钟。
● 隔日1次，10次一个疗程。

实用功效

刺激脾俞穴可强健脾胃，促进气血津液在全身的运行。刺激关元、阴陵泉穴，可补肾益气、健脾除湿。三阴交、丰隆穴合用可调理脾胃、补益气血。诸穴合用可促进血液循环，有效改善动脉硬化症状。

拔罐方法2 ● 取穴：心俞、膻中、内关 ○ 罐法：留罐法

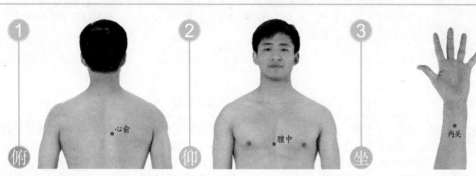

① 俯 ② 仰 ③ 坐

操作方法

① 俯卧位。取心俞穴，留罐15分钟。
② 仰卧位。取膻中穴，留罐15分钟。
③ 坐位。取内关穴，留罐15分钟。
● 每日1次，10次一个疗程。

实用功效

刺激心俞穴可有效调整心脏血液循环，调节心率，增强血管收缩功能。刺激膻中穴，能宁心安神，宽胸理气，疏通全身气血，改善胸痛、胸闷等动脉硬化症状。刺激内关穴可疏导水湿、益气行血、化瘀通络，从而有效预防动脉硬化。

拔罐方法3 ● 取穴：中脘、合谷、足三里 ○ 罐法：留罐法

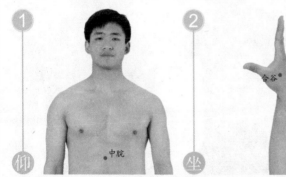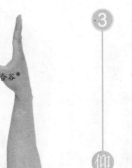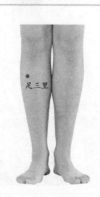

① 仰 ② 坐 ③ 仰

操作方法

① 仰卧位。取中脘穴，留罐15分钟。
② 坐位。取合谷穴，留罐15分钟。
③ 仰卧位。取足三里穴，留罐15分钟。
● 每日1次，10次一个疗程。

实用功效

刺激中脘穴可调理肠胃、通络行血，并可稀释血液，增强血管壁弹性。刺激合谷穴，有助于舒张血管，改善冠状动脉血液循环，缓解动脉硬化。刺激足三里穴可调节全身血液循环，改善四肢冰凉、麻木等动脉硬化症状。

低血压
DI XUE YA

低血压是指成年人由于生理或病理原因造成体循环动脉压力低于正常值的状态。与高血压病相比，低血压病对健康的危害常常被人们忽视。事实上，长期低血压可使机体功能大幅度减退，甚至还会导致短暂性脑缺血、脑梗死、心肌缺血等重大疾病，严重影响人们的生活质量。

❤ 主要症状

低血压患者经常出现头晕、头痛、食欲不振、疲劳、脸色苍白、记忆力减退、消化不良、晕车晕船等症状，严重时还会出现直立性眩晕、四肢冰冷、心悸、呼吸困难、发音含糊，甚至昏厥。

🏛 医家之言

中医把该病归入"眩晕""虚劳""厥证"的范畴，认为其主要是因气血两虚，脾肾阳虚所致。此外，低血压者往往因血管收缩力差，血流不畅，血液循环异常而出现各种不适症状。通过拔罐刺激相关穴位和经络，可滋养脾肾、补气益血，改善人体造血功能，促进血液循环，从而改善低血压症状。

⊙ 拔罐方法1 —— ● 取穴：厥阴俞、命门、曲池、神阙 —— ○ 罐法：留罐法

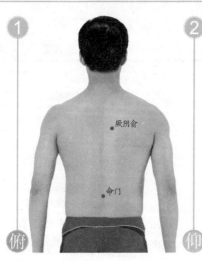
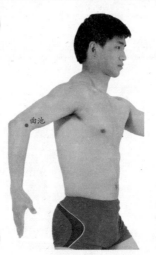
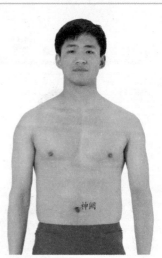

① 厥阴俞 命门 俯

② 曲池 神阙 仰

🔍 操作方法

①俯卧位。吸拔厥阴俞、命门穴，留罐10～15分钟。
②仰卧位。吸拔曲池、神阙穴，留罐10～15分钟。
● 每日或隔日1次，10次为一疗程，每疗程间隔7日。

➕ 实用功效

吸拔厥阴俞、命门穴，可激发经络之气，调节脏腑功能。刺激曲池穴有疏风、清热、泻火之效。神阙穴为经络之总枢，经气之海，适当刺激该穴可滋阴补阳，使人体气血充盈、精神饱满。诸穴合用，可有效改善低血压症。

拔罐方法2 ● 取穴：大椎、心俞、肝俞、身柱、灵台、肾俞 ○ 罐法：留罐法

俯

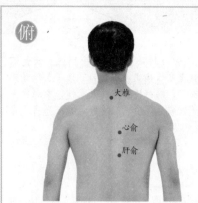
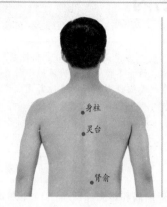

操作方法

● 俯卧位。吸拔大椎、心俞、肝俞穴或身柱、灵台、肾俞穴，留罐10~15分钟。
● 每次选一组，交替使用。
● 每日或隔日1次，10次为一疗程，每疗程间隔5日。

实用功效

刺激大椎穴可调节全身气血，提高机体抗病能力。刺激心俞、肝俞、肾俞穴，可补益心脏、健脾养肝、益肾滋阳，促进全身气血循环。刺激身柱穴可缓解头痛、咳嗽、气喘等症。刺激灵台穴，可以缓解胃部疼痛。两组穴位交替使用，可有效缓解低血压症状。

拔罐方法3 ● 膈俞、脾俞、肾俞、气海、关元、血海、足三里 ○ 罐法：走罐法、留罐法

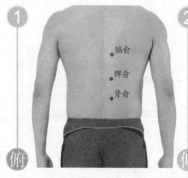
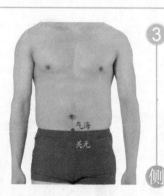
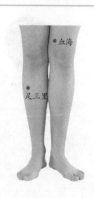

操作方法

① 俯卧位。取膈俞、脾俞、肾俞穴，用走罐法，至皮肤出现潮红或瘀血为止。
② 仰卧位。取气海、关元穴，留罐15分钟。
③ 侧卧位。取血海、足三里穴，留罐10~15分钟。
● 发作期每日1~2次，缓解期2~3日1次。

实用功效

刺激膈俞、脾俞、肾俞诸穴有助于健脾补肾、调养脏腑，提高机体免疫力。刺激气海、关元穴，有温补肾阳、益元气的作用。刺激血海、足三里穴可有效促进人体血液循环。诸穴合用，可益气活血，改善人体造血功能，适用于低血压患者。

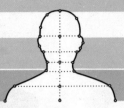

消化系统疾病

慢性胃炎
MAN XING WEI YAN

慢性胃炎是指胃部由于长期受到伤害性刺激、反复摩擦损伤、饮食无规律、情绪不佳等因素出现的一种胃黏膜炎性病变。可分为慢性浅表性胃炎和慢性萎缩性胃炎等。慢性胃炎病程较长，病症持续或反复发作，发病率在各种胃病中居首位。调查数据显示，在我国居民中，慢性胃炎的发病率高达60%以上。

主要症状

慢性胃炎最常见的症状是胃部疼痛和饱胀感，饭后症状会加重。患者虽然每次进食不多，却常觉过饱而不适，且常伴有嗳气、泛酸、胃灼热、恶心呕吐、食欲不振、腹胀、消化不良等症状。一些患者还会出现精神紧张、心情烦躁、失眠、心悸、健忘、营养不良、消瘦、贫血等症状。

医家之言

慢性胃炎属中医"胃脘痛""痞满"等范畴。中医认为，慢性胃炎多因长期情志不畅，饮食不节，劳逸失常，导致肝气郁结，脾失健运，日久中气亏虚，从而引发种种症状。因此，在拔罐时，要以健脾和胃、滋肝补肾、理气活血为主，通过刺激相关穴位和经络，改善局部血液循环，促进胃肠蠕动，调整消化系统功能，以达到辅助治疗慢性胃炎的目的。

拔罐方法1　　　●取穴：胃俞、肝俞、脾俞、中脘、天枢　　　○罐法：走罐法、留罐法

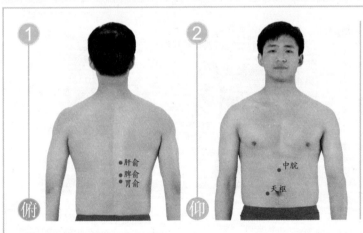

① 肝俞
　 脾俞
　 胃俞

俯

② 中脘
　 天枢

仰

操作方法

①俯卧位。取胃俞、脾俞、肝俞穴，来回走罐，直至皮肤出现潮红或瘀血为止。
②仰卧位。吸拔中脘、天枢穴，留罐10～15分钟。
●每日或隔日1次，10次为一疗程。

实用功效

刺激胃俞、肝俞、脾俞穴，可健脾胃、益气血，改善微循环。刺激中脘穴能调理中气、健脾利湿，改善胃痛、腹胀、呕吐、反胃、吞酸、消化不良等慢性胃炎症状。刺激天枢穴，有助于益气活血，健脾养胃。诸穴合用，可疏肝理气、健脾和胃、益气活血，促进血液循环，适用于慢性胃炎患者。

拔罐方法2 ———— ● 取穴：胃俞、上脘、下脘 ———— ○ 罐法：留罐法

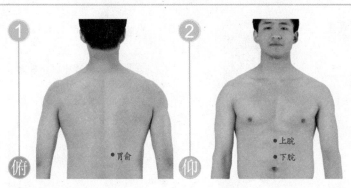

操作方法

①俯卧位。取胃俞穴，留罐15～20分钟。

②仰卧位。吸拔上脘、下脘穴，留罐15～20分钟。

● 每日或隔日1次。

实用功效

胃俞穴可行中和胃，调节胃气，增强胃功能，经常刺激该穴对多种胃部疾病都具有较好的调理作用。刺激上脘、下脘具有健脾和胃、调理胃腑、降逆止呕的作用，可缓解胃痛、腹胀、呕吐、食滞等症状。三穴合用，可养胃益气，调整消化系统功能，对于缓解慢性胃炎效果显著。

拔罐方法3 ———— ● 取穴：大椎、关元、内关、足三里、解溪 ———— ○ 罐法：留罐法

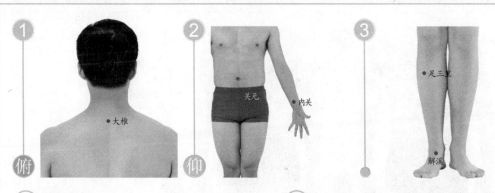

操作方法

①俯卧位。取大椎穴，留罐10～15分钟。

②仰卧位。吸拔关元、内关穴，留罐10～15分钟。

③仰卧位。取足三里、解溪穴，留罐10～15分钟。

● 每日或隔日1次，待病情减轻后可逐渐减少拔罐频率。

实用功效

刺激大椎、关元、足三里穴，可健脾养胃，补中益气，促进微循环，改善消化系统功能。内关穴为手厥阴心包经上的重要穴位，具有疏导水湿的功效，对消化系统、内分泌系统有良性调整作用，配合解溪穴效果更佳。诸穴合用，可补肾益气，调理肠胃，适用于慢性胃炎患者。

拔罐方法4 ──● 取穴：中脘、神阙、足三里　　　○ 罐法：留罐法

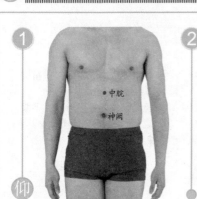
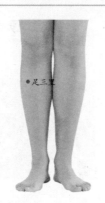

仰

操作方法

① 仰卧位。吸拔中脘、神阙穴，留罐15～20分钟。
② 仰卧位。取足三里穴，留罐15～20分钟。
● 每日或隔日1次。

 实用功效

　　中脘穴为六腑经气会聚之所，适当加以刺激可畅通气血、调理中气、健脾利湿、和胃降逆、疏肝宁神，是调理胃痛、反胃和慢性胃炎的特效穴。刺激神阙穴可消除肠胃障碍，改善胃肠功能紊乱现象。刺激足三里穴可促进胃经气血循环。三穴合用，可理脾胃、调中气、提高机体免疫力，有效改善慢性胃炎。

拔罐方法5 ──● 取穴：胃俞、脾俞、中脘、梁门、关元、三阴交 ──○ 罐法：走罐法、闪罐法、留罐法

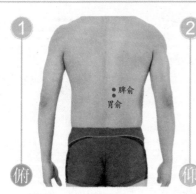
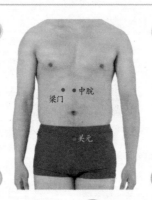
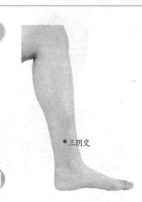

俯　　　仰　　　侧

操作方法

① 俯卧位。取胃俞、脾俞穴，用走罐法，至皮肤出现潮红或瘀血为止。
② 仰卧位。取中脘、梁门、关元穴，用闪罐法，反复吸拔10余次。
③ 侧卧位。取三阴交穴，留罐10～15分钟。

实用功效

　　刺激胃俞、脾俞穴可健脾养胃，调整消化系统功能。刺激梁门、内关穴，可有效缓解胃痛、腹胀、呕吐等症。三阴交穴是脾经、肾经、肝经的交会穴，适当刺激可滋阴补肾，调理肝脾。诸穴合用，对于慢性胃炎有显著的缓解作用。

拔罐方法6 ● 取穴：肝俞、膈俞、上脘、下脘 ○ 罐法：走罐法、留罐法

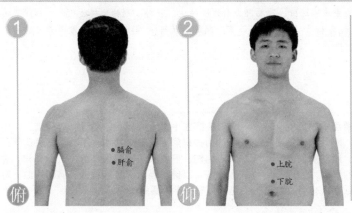

●膈俞
●肝俞

●上脘
●下脘

俯 仰

操作方法

① 俯卧位。取肝俞、膈俞穴，用走罐法，至皮肤出现潮红或瘀血为止。
② 仰卧位。取上脘、下脘穴，留罐15～20分钟。
● 每日或隔日1次，待症状减轻后可逐渐减少拔罐频率。

实用功效

刺激肝俞、膈俞穴，可疏肝理气、促进全身血液循环。刺激上脘、下脘穴，具有健脾和胃、调理肠道功能、促进血液循环的作用。诸穴合用，可缓解胃痛、呕吐、腹胀、食欲不振等慢性胃炎症状。

拔罐方法7 ● 取穴：中脘、内关、梁丘、足三里 ○ 罐法：留罐法

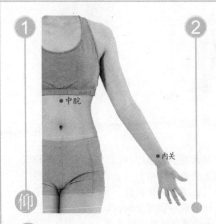

●中脘

●内关

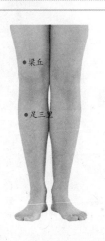

●梁丘

●足三里

仰

操作方法

① 仰卧位。取中脘、内关穴，留罐15～20分钟。
② 仰卧位。取梁丘、足三里穴，留罐15～20分钟。
● 每日1次。

实用功效

刺激中脘穴可畅通气血、调理胃气，有效缓解慢性胃炎。梁丘穴可舒筋活络、活血止痛，刺激该穴，可抑制胃酸分泌，恢复正常胃功能。刺激内关、足三里穴，具有健脾和胃、清热化湿、益气活血的作用。诸穴合用，可有效缓解慢性胃炎。

脂肪肝

ZHI FANG GAN

脂肪肝是指由于各种原因引起的肝细胞内脂肪堆积过多的一种病变。正常人的肝内总脂肪量约占肝重的5%，肝内脂肪量超过5%为轻度脂肪肝，超过10%为中度脂肪肝，超过25%为重度脂肪肝。脂肪肝会引发肝硬化、肝癌、动脉粥样硬化和心脑血管疾病，还会影响视力和性功能。一般而言，脂肪肝属可逆性疾病，早期诊断并及时治疗可恢复正常。

♥ 主要症状

　　轻度脂肪肝多无临床症状。中重度脂肪肝的症状有食欲不振、疲倦乏力、恶心、呕吐、体重减轻、肝区或右上腹隐痛等。此外，脂肪肝病人也常有舌炎、口角炎、皮肤瘀斑、四肢麻木、四肢感觉异常等末梢神经炎症状。少数病人也可有消化道出血、牙龈出血、鼻衄等。

医家之言

　　该病在中医上归属于"痞满""胁痛"。中医认为该病病因有三个：饮食不节，脾失运化；情志内伤，肝失条达；久病体虚，气血失和。拔罐疗法可以健脾强运、疏肝理气、调和气血，对脂肪肝有一定的缓解作用。

拔罐方法1 ── ● 取穴：大椎、至阳、肝俞、脾俞、期门、足三里 ── ○ 罐法：留罐法

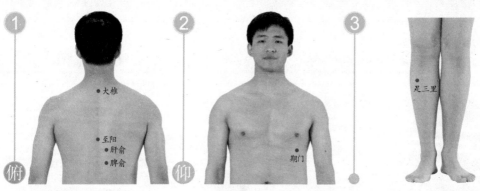

① 俯　　大椎　至阳　肝俞　脾俞
② 仰　　期门
③ 足三里

操作方法

①俯卧位。取大椎、至阳、肝俞、脾俞穴，留罐10~15分钟。
②仰卧位。取期门穴，留罐10~15分钟。
③仰卧位。取足三里穴，留罐10~15分钟。
● 每日1次，10次一个疗程。

✚ 实用功效

　　刺激大椎、至阳穴可益气壮阳，调和气血。刺激肝俞、脾俞穴可健脾养肝。刺激期门穴可行气止痛，清热解毒，消肿散结，降逆止呕。足三里穴可调理肠胃、调和气血。诸穴合用，对于减轻脂肪肝效果显著。

专家建议 ·····

1.脂肪肝患者饮食不宜过分精细，主食应粗细杂粮搭配，多食用蔬菜、水果和菌藻类以保证足够数量膳食纤维的摄入。
2.每日饮水量不少于2000毫升，这有助于促进肝内脂肪代谢。但不可用各种饮料如牛奶、咖啡代替水。

肝硬化
GAN YING HUA

肝硬化是指肝脏呈进行性、弥漫性、纤维性病变，多是由病毒性肝炎（乙型或丙型）、食物中毒、酒精中毒、营养不良等引起的。该病会引起多个器官损坏，引发肝门静脉高压、消化道出血、肝性脑病等严重的并发症。肝硬化发病的根本原因，是血液和肝细胞间的物质交换出现障碍，导致部分肝细胞纤维化，久而久之使肝脏的血液循环结构发生改变所致。

主要症状

本病的病程发展比较缓慢，潜伏期有时为3~5年，有时甚至达10年之久。早期无明显症状，等到发展到一定程度，患者就会出现食欲下降、消瘦乏力、腹痛、腹泻、牙龈出血、鼻出血、发烧、黄疸、脾肿大、腹壁静脉曲张、腹水等种种体征。

医家之言

在中医上，肝硬化属于"单腹胀""水臌"的范畴，主要是由肝气郁结，或久病失治、犯及脾胃所致。拔罐疗法通过刺激相关穴位和经络，可化解肝郁，健脾益气，从而辅助治疗该病。

拔罐方法1 ● 取穴：肝俞、脾俞、期门、阳陵泉、三阴交 ○ 罐法：留罐法

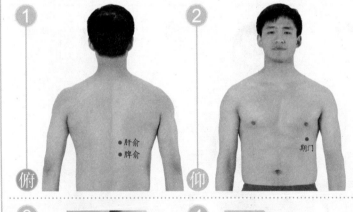

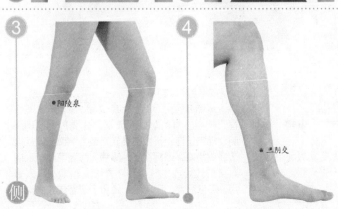

操作方法

① 俯卧位。取肝俞、脾俞穴，留罐20~25分钟。
② 仰卧位。取期门穴，留罐20~25分钟。
③ 侧卧位。取阳陵泉穴，留罐20~25分钟。
④ 侧卧位。取三阴交穴，留罐20~25分钟。
● 每周2~3次，10次一个疗程。

实用功效

刺激肝俞、脾俞穴可疏肝理气，配合阳陵泉穴效果更佳。刺激期门穴具有行气止痛、清热解毒、消肿散结、降逆止呕的功效，缓解肝硬化症状效果明显。刺激三阴交穴可起到促进全身血液循环的作用。

慢性肠炎

MAN XING CHANG YAN

慢性肠炎泛指肠道的慢性炎症性疾病，其病因可为细菌、霉菌、病毒、原虫等微生物感染，亦可为过敏、变态反应等因素。长期过度疲劳、情绪激动、过度紧张和营养不良都可能成为其发作的诱因。慢性肠炎可继发于胃酸缺乏、肠道寄生虫病等疾患，也可由急性肠炎迁延或反复发作而来，病程多在2个月以上。

主要症状

慢性肠炎的主要临床表现为间断性腹部隐痛、腹胀、腹痛、腹泻，面色无华，精神不振，少气懒言，四肢乏力，喜温怕冷，重者可有黏液便或水样便。遇冷、进油腻之物或情绪波动、劳累后，症状更加明显。

医家之言

慢性肠炎在中医学上属"腹痛""泄泻"等病证范畴。其病因为感受时邪、饮食所伤、情志失调及脏腑虚弱等，但主要在于脾胃功能障碍和胃肠功能失调。因此，在采用拔罐疗法时，应以健脾养胃、益气润肠、消炎利水为主，通过刺激相关穴位和经络，促进消化、改善肠胃功能，增强其抗病能力，从而达到预防和调理慢性肠炎的目的。

拔罐方法1 ● 取穴：脾俞、天枢、中脘、梁门、足三里 ○ 罐法：留罐法、闪罐法

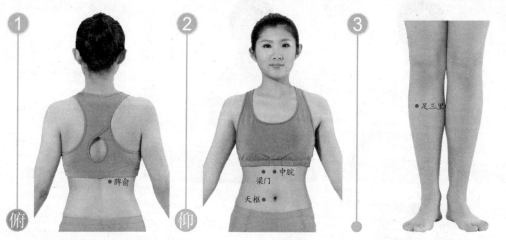

① 脾俞

② 中脘　梁门　天枢

③ 足三里

俯　仰

操作方法

① 俯卧位。取脾俞穴，留罐10~15分钟。
② 仰卧位。吸拔天枢、中脘、梁门穴，留罐10~15分钟。
③ 仰卧位。取足三里穴，以闪罐法反复吸拔10余次。
● 隔日1次，10次为一疗程。

实用功效

刺激脾俞、中脘、足三里穴具有调理肠胃、补中益气的功效。天枢穴主要负责疏调肠腑、理气行滞，是腹部要穴，适当刺激此穴能调节肠腑功能，缓解腹胀、腹痛、腹泻等症状。刺激梁门穴可调中气，和肠胃，化积滞。诸穴合用，可健脾胃、润肠道，适用于缓解慢性肠炎。

拔罐方法2 ━━━━● 取穴：中脘、神阙 ━━━━○ 罐法：留罐法

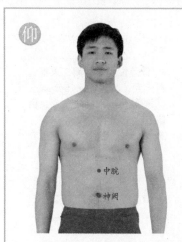
仰

操作方法

● 仰卧位。吸拔中脘、神阙穴，留罐10～15分钟。
● 每日1次，至病情痊愈。

实用功效

　　中脘穴对胃肠功能有调整作用，可以起到健脾和胃、补中益气的功效，是调理腹泻的特效穴位。刺激神阙穴可调理肠胃、益气固脱、健脾理气，此穴历来是中医调理肠胃炎症的常用穴位。二穴合用，能够显著改善肠胃功能，辅助治疗慢性肠炎。

拔罐方法3 ━━━━● 取穴：大椎、三焦俞、大肠俞、中脘、大横、足三里 ━━━━○ 罐法：留罐法

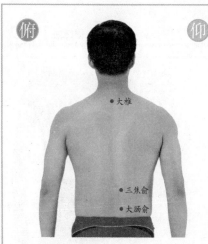
俯

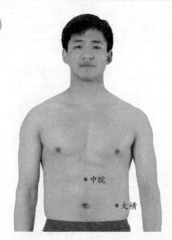
仰

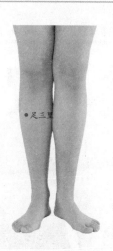

操作方法

● 分别吸拔大椎、三焦俞、大肠俞穴或中脘、大横、足三里穴，留罐10～15分钟。
● 每次选一组穴拔罐，两组交替进行。
● 隔日1次，5次为一疗程。

实用功效

　　刺激大椎穴可补肾益气。刺激三焦俞穴可调理三焦、健脾利水，缓解腹胀、腹痛、腹泻等症状。大肠俞穴具有补中益气，消积导滞的作用，刺激该穴可以增强大肠的排泄功能。刺激中脘、大横、足三里穴皆可温中益气、调理肠胃。两组穴交替使用，可改善慢性肠炎症状。

拔罐方法4 ━━━● 取穴：神阙、天枢、关元、阴陵泉　　○ 罐法：留罐法

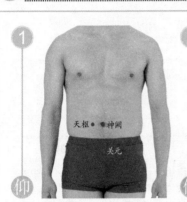

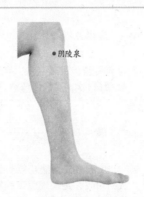

操作方法

① 仰卧位。取神阙、天枢、关元穴，留罐10～15分钟。

② 侧卧位。取阴陵泉穴，留罐10～15分钟。

● 隔日1次，10次为一疗程。

实用功效

刺激神阙、天枢、关元穴可补充元气，调养脏腑机能，提高机体免疫力。刺激阴陵泉穴，能燥化脾湿，改善人体代谢，加速体内毒素的排泄，消除胀气。诸穴合用，可用于改善慢性肠炎症状。

拔罐方法5 ━━━● 取穴：中脘、关元、下巨虚、足临泣　　○ 罐法：留罐法

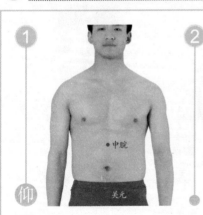

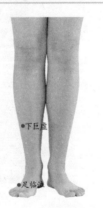

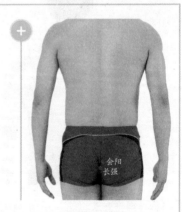

操作方法

① 仰卧位。吸拔中脘、关元穴，留罐10～15分钟。

② 仰卧位。取下巨虚、足临泣穴，留罐10～15分钟。

● 隔日1次，5次一疗程。

实用功效

刺激中脘穴可畅通气血、调理中气，可辅助治疗胃肠疾病。刺激关元穴，可生化气血，增强脏腑功能，有助于调节内分泌，促进血液循环。刺激下巨虚、足临泣穴可增强肝胆功能、疏通气血，促进人体新陈代谢。诸穴合用，能够有效缓解慢性肠炎症状。

配合按摩会阳、长强穴，可散发水湿、补阳益气。

拔罐方法6 ● 取穴：督俞、膈俞、肝俞、日月、中脘、天枢 ○ 罐法：走罐法、留罐法

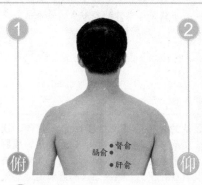

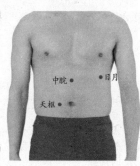

操作方法

① 俯卧位。取督俞、膈俞、肝俞穴，用走罐法，至皮肤出现潮红或瘀血为止。

② 仰卧位。取日月、中脘、天枢穴，留罐10～15分钟。

● 隔日1次，5次一疗程。

实用功效

　　刺激督俞、膈俞、肝俞穴，可行中和胃，补肾养肝，增强机体免疫力。刺激日月穴可降逆、利胆，改善消化系统疾病。刺激中脘、天枢穴可益气活血，调理肠胃，是缓解肠胃疾病的常用方法。诸穴合用，可有效改善慢性肠炎症状。

拔罐方法7 ● 取穴：天枢、气海、关元、阳纲、意舍、命门、足三里 ○ 罐法：留罐法

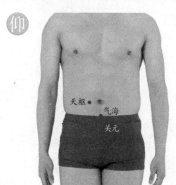

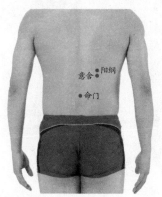

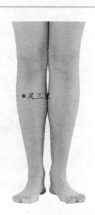

操作方法

● 分别吸拔天枢、气海、关元穴或阳纲、意舍、命门、足三里穴，留罐10～15分钟。

● 每次选一组穴拔罐，两组交替进行。

● 每日1次，5次为一疗程。

实用功效

　　刺激天枢穴可疏调大肠，理气消滞。刺激气海穴可促进全身气血循环。命门穴是益肾壮阳的要穴，具有全面调节机体功能的作用，刺激此穴能够促进体内废物排泄，缓解腹痛症状，配合阳纲、意舍穴效果更佳。诸穴合用，可健胃润肠、补肾益气，改善肠胃机能，辅助治疗慢性肠炎。

痔 疮
ZHI CHUANG

痔疮是一种由于肛门直肠底部及肛门黏膜的静脉丛发生曲张而引起的疾病。该病与人们久坐、久立、精神紧张、便秘、饮酒、嗜好辛辣饮食等因素有关，是一种常见病、多发病，民间有"十人九痔"之说。痔疮不仅会给患者的日常生活带来很大痛苦，严重时患者还会因便血过多导致铁元素过量流失，出现缺铁性贫血。

❤ 主要症状

临床上将痔疮分为内痔、外痔、混合痔三种。内痔一般不痛，以便血、痔核脱出为主要症状，可有大便困难、便后肛门处仍有坠胀感等现象。外痔以疼痛、肿块为主要症状，排便时疼痛加重，并有少量分泌物。混合痔有内外痔的双重特征，以直肠黏膜及皮肤脱出、坠胀、疼痛、反复感染为主要症状。

👍 医家之言

中医认为，痔疮的发生多因脏腑虚弱、饮食不节、损及脾胃、湿热内蕴、胃肠燥热，或肝气郁滞，气滞血瘀所致。因此，在采用拔罐疗法时，应以调养脏腑、清热凉血、利湿解毒、益气活血为原则。通过刺激相关穴位和经络，可促进肠道蠕动和肛门周围血液循环，缓解静脉曲张，调整消化机能，而使排便顺畅，减轻疼痛，改善痔疮症状。

⭕ 拔罐方法1 ● 取穴：大肠俞、气海俞、孔最、委中、承山 ○ 罐法：留罐法

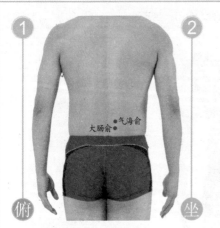
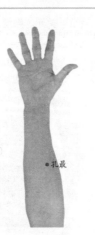
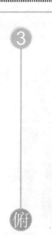
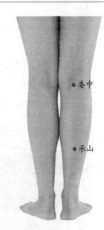

◯ 操作方法

①俯卧位。取大肠俞、气海俞穴，留罐10～15分钟。
②仰卧位或坐位。取孔最穴，留罐10分钟。
③俯卧位。取委中、承山穴，留罐10～15分钟。
● 每日或隔日1次，5次为一疗程。

➕ 实用功效

刺激大肠俞穴可散瘀活血，有利于体内毒素的排出。刺激气海俞穴可散热利湿，促进机体气血循环。孔最穴是调理痔疮的特效穴位，刺激此穴能调肺理气、清热止血。刺激委中、承山穴皆可疏通经气，促进血液循环。五穴合用，可缓解静脉曲张，调整消化系统功能。

拔罐方法2 ● 取穴：秩边、气海、二白 ○ 罐法：留罐法

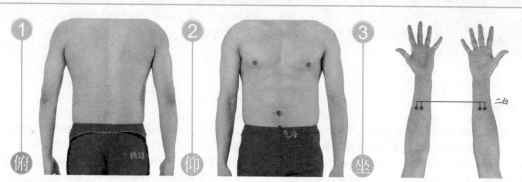

🔍 **操作方法**

①俯卧位。吸拔秩边穴，留罐10～15分钟。
②仰卧位。取气海穴，留罐10～15分钟。
③坐位。取二白穴，留罐10～15分钟。
● 每日或隔日1次。

➕ **实用功效**

　　刺激秩边穴可除湿益气，促进臀部血液循环。刺激气海穴可促进肠管的血液循环，消除静脉瘀血，缓解痔疮症状。二白穴是经外奇穴，具有调和气血，提肛消痔的功能。诸穴合用，可益气活血，利湿解毒，并有助于排便顺畅，减轻疼痛，适用于痔疮患者。

拔罐方法3 ● 取穴：白环俞、腰俞、次髎、承筋 ○ 罐法：留罐法

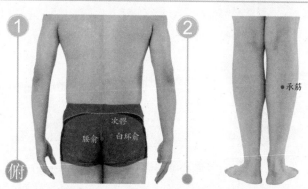

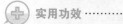

🔍 **操作方法**

①俯卧位。吸拔白环俞、腰俞、次髎穴，留罐10～15分钟。
②俯卧位。吸拔承筋穴，留罐10～15分钟。
● 每日或隔日1次，5次为一疗程。

➕ **实用功效**

　　刺激白环俞穴可益气血、散湿热。腰俞穴是经气输注之处，刺激此穴能通经活血，加速下肢部气血循环，降低静脉瘀血的概率，预防痔疮。刺激次髎穴能起到缓解疼痛的作用，有利于排便顺畅。承筋穴具有运水化湿的功能，经常刺激该穴，对缓解便秘和痔疮等症效果显著。诸穴合用，可辅助治疗痔疮。

痢 疾

LI JI

痢疾是由痢疾杆菌引起的肠道传染病。痢疾杆菌进入人体消化道，就在肠道内大量繁殖，经数小时至7天左右的潜伏期后开始发病。该病在环境卫生状况差，卫生习惯不良的情况下易于流行。痢疾早期治疗效果较好，如果治疗不彻底或不适当，容易转为慢性痢疾，则较难根治，病情严重时患者还可能有性命之虞。

❤ 主要症状

该病发病初期只有轻度腹痛、腹泻，大便每天2~4次，呈水样或糊状，解便后腹痛缓解，伴有低热。随后体温开始升高，出现恶心、呕吐、头痛等症状，便中出现脓血。病情严重时体温可达40摄氏度以上，每日大便次数可达20~30次，大便呈脓血样，量少，腹痛剧烈，下坠较重，四肢发凉，很快出现脱水现象，甚至发生意识障碍。

🏭 医家之言

中医认为本病的发生主要因夏秋季节湿热之邪侵入肠胃；或饮食生冷不洁之物，积滞肠中；或脾胃素虚，大肠功能虚弱，使风寒暑湿之邪乘虚而入等各种因素共同作用于大肠，使大肠功能受损，传导功能失常所致。拔罐疗法通过刺激相关穴位和经络，可清热除湿、理气活血、恢复肠道功能，缓解慢性痢疾症状。

拔罐方法1 ── ● 取穴：天枢、委中、阴陵泉 ── ○ 罐法：留罐法

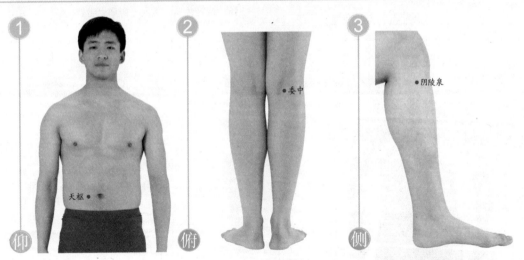

① 仰　委中　② 俯　③ 阴陵泉　侧

天枢

操作方法

① 仰卧位。取天枢穴，留罐10~15分钟。
② 俯卧位。取委中穴，留罐10~15分钟。
③ 侧卧位。取阴陵泉穴，留罐10~15分钟。
● 每日或隔日1次，5次一个疗程。

➕ 实用功效

天枢穴气血强盛是胃经气血的主要来源，具有解毒、清热的作用。委中穴为膀胱经的合穴，具有很强的祛风、活血、清热、解毒作用。刺激阴陵泉穴可健脾利湿，促进新陈代谢，加速毒性物质排出。诸穴合用可有效缓解痢疾症状。

拔罐方法2 ● 取穴：大肠俞、天枢、气海 ○ 罐法：留罐法

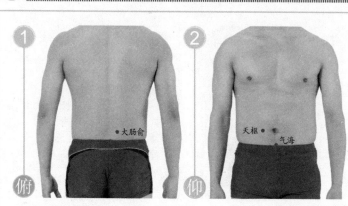

操作方法

①俯卧位。取大肠俞穴，留罐10~15分钟。

②仰卧位。取天枢、气海穴，留罐10~15分钟。

● 每周2~3次，6次一个疗程。

实用功效

刺激大肠俞穴可通调大肠，促进大肠功能恢复正常。刺激天枢穴可疏调大肠，扶土化湿，理气消滞。刺激气海穴可加速体内气血流通，有效调整身体虚乏状态，增强人体免疫力。此法是辅助治疗痢疾的常用方法。

拔罐方法3 ● 取穴：脾俞、胃俞、中脘、足三里、上巨虚 ○ 罐法：留罐法

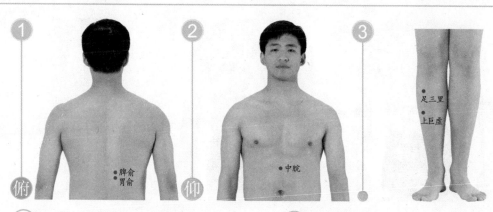

操作方法

①俯卧位。取脾俞、胃俞穴，留罐10~15分钟。

②仰卧位。取中脘穴，留罐10~15分钟。

③仰卧位。取足三里、上巨虚穴，留罐10~15分钟。

实用功效

刺激脾俞、胃俞穴可外散脾胃之热。刺激中脘穴可和胃健脾，清热利湿，清除湿热之毒。足三里、上巨虚穴合用可疏通经络、调理肠胃。诸穴合用可缓解湿热之邪内侵导致的痢疾。

拔罐方法4 ● 取穴：三焦俞、神阙、气海　○ 罐法：留罐法

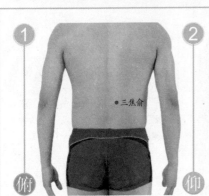
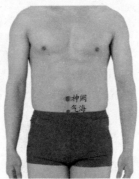

三焦俞

神阙
气海

俯　仰

操作方法

① 俯卧位。取三焦俞穴，留罐10~15分钟。
② 仰卧位。取神阙、气海穴，留罐10~15分钟。
● 每日或隔日1次，5次一个疗程。

实用功效

　　刺激三焦俞穴可温阳化气，通调水道。刺激神阙、气海穴，可以起到健脾和胃、补中益气的作用，并能够有效调整胃肠功能，清除和排泄代谢所产生的毒素。诸穴合用，可缓解寒湿之邪滞于肠胃导致的痢疾。

拔罐方法5 ● 取穴：肾俞、中脘、关元、足三里　○ 罐法：留罐法

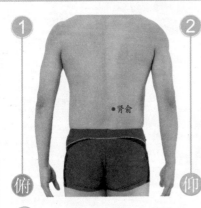
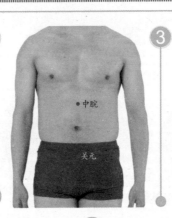
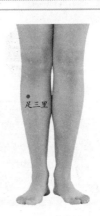

中脘

足三里

肾俞

关元

俯　仰

操作方法

① 俯卧位。取肾俞穴，留罐10~15分钟。
② 仰卧位。取中脘、关元穴，留罐10~15分钟。
③ 仰卧位。取足三里穴，留罐10~15分钟。
● 每日或隔日1次，5次一个疗程。

实用功效

　　长时间腹泻会伤及人体元气，导致气血两虚。刺激肾俞穴可补肾益气。刺激中脘、足三里可调理肠胃，一方面巩固疗效，另一方面强化胃功能，为身体恢复提供足够的营养，主要用于促进病后恢复。

拔罐方法6 ●——— 取穴：印堂、脾俞、大肠俞、水分、上巨虚、三阴交 ———○ 罐法：留罐法

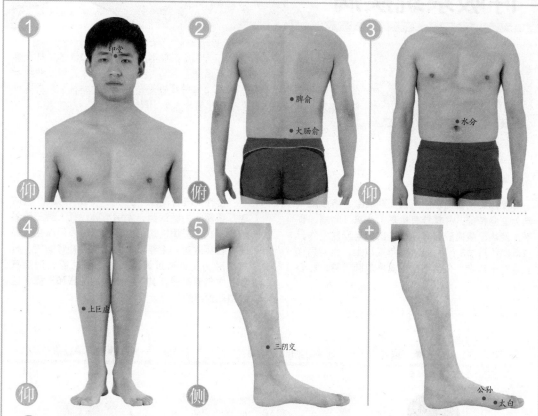

① 仰 印堂

② 俯 ●脾俞 ●大肠俞

③ 仰 ●水分

④ 仰 ●上巨虚

⑤ 侧 ●三阴交

＋ 公孙 太白

操作方法

①仰卧位。取印堂穴，留罐10分钟。
②俯卧位。取脾俞、大肠俞穴，留罐10分钟。
③仰卧位。取水分穴，留罐10分钟。
④仰卧位。取上巨虚穴，留罐10分钟。
⑤侧卧位。取三阴交穴，留罐10分钟。
● 2~3日1次，5次一个疗程。

实用功效

　　刺激印堂、大肠俞穴能疏理气机，健脾和胃，调整肠道功能。刺激脾俞穴可清热利湿、健脾养肝、清热止血，缓解由慢性痢疾引起的腹泻、大便溏稀等症状。刺激水分穴可调节人体水液代谢。刺激上巨虚、三阴交穴可调理肝肾、健脾和胃。诸穴合用改善痢疾效果显著。
　　配合按摩太白、公孙穴效果更佳。

专家建议

1.发病时应给予病人流质或半流质的无渣饮食，忌食刺激性、多油、多渣的食物，还要注意补充水分和盐。
2.多饮水，保证充分睡眠和休息。
3.注意腹部保暖，禁洗冷水浴。
4.搞好个人和环境卫生，注意饮食卫生。

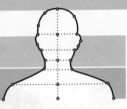

呼吸系统疾病

慢性支气管炎
MAN XING ZHI QI GUAN YAN

慢性支气管炎是指气管、支气管黏膜及其周围组织的慢性非特异性炎症。它是一种常见病，尤以老年人多见。现代医学认为，病毒和细菌感染、环境刺激、吸烟、天气变化引起的气管、支气管黏膜及其周围神经组织充血肿胀、发炎是导致此病的主要原因。

❤ 主要症状

慢性支气管炎临床上以长期咳嗽、咯痰或气喘为主要特征，并常伴有鼻塞、头痛、咽痛、畏寒、发热、肌肉酸痛等症状。该病易反复发作，每年发作持续3个月，连续2年或以上，也有病程长达数十年者。久治不愈可发展成肺气肿、肺心病等。

👍 医家之言

慢性支气管炎属中医学"咳嗽""痰饮""咳喘"范畴。中医认为，本病与肺、肾、脾三脏器亏虚、功能失调密切相关，因感受外邪而生。因此，在拔罐时，主要以宣肺化痰、补肾纳气、行气消肿为主，通过调整机体脏腑功能，消除气管、支气管黏膜及其周围组织的肿胀和炎症，达到辅助治疗的目的。

◎ 拔罐方法1 ── ● 取穴：大椎、肺俞、曲池、丰隆 ── ○ 罐法：留罐法

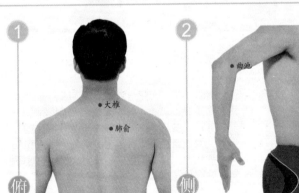
①　●大椎　●肺俞　俯

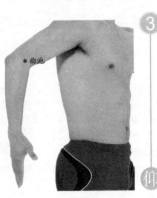
②　●曲池　侧

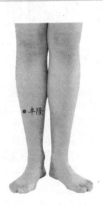
③　●丰隆　仰

🔍 操作方法

① 俯卧位。吸拔大椎、肺俞穴，留罐10～15分钟。
② 侧卧位。取曲池穴，留罐10～15分钟。
③ 仰卧位。取丰隆穴，留罐10～15分钟。
● 每日1次，5次为一疗程。

✚ 实用功效

大椎穴可固肾益气，缓解支气管痉挛、哮喘。肺俞穴具有疏散风邪，养阴清肺之功。曲池穴可促进代谢、润肠通便。丰隆穴是胃经要穴，可缓解痰咳哮喘。诸穴合用，可用于辅助治疗慢性支气管炎。

拔罐方法2 ● 取穴：大杼、肺俞、尺泽、经渠、三阴交 ○ 罐法：留罐法

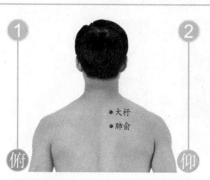
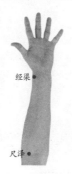
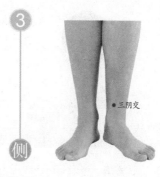

操作方法

① 俯卧位。取大杼、肺俞穴，留罐10~15分钟。
② 仰卧位。吸拔尺泽、经渠穴，留罐10~15分钟。
③ 侧卧位。取三阴交穴，留罐10~15分钟。
● 每日1次，5次为一疗程。

实用功效

肺俞穴是调理呼吸系统疾病的特效穴，能有效缓解慢性支气管炎引起的咳嗽、胸部疼痛等症状，配合大杼穴效果更佳。尺泽、经渠穴可止咳平喘，清热化湿。三阴交穴可疏经利湿、调理肝肾、健脾和胃。诸穴合用，能够调整脏腑功能，缓解咳嗽、气喘、鼻塞等不适症状。

拔罐方法3 ● 取穴：肺俞、心俞、膈俞、膻中、神阙 ○ 罐法：留罐法

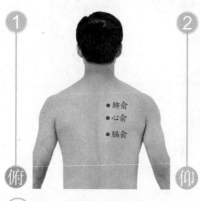
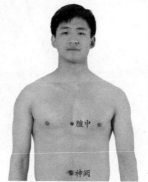

操作方法

① 俯卧位。取肺俞、心俞、膈俞穴，留罐10~15分钟。
② 仰卧位。取膻中、神阙穴，留罐10~15分钟。
● 每日1次，6次为一疗程。

实用功效

刺激肺俞、心俞、膈俞三穴，可益气活血，改善心肺功能，调理咳嗽、气喘、呕吐等症状。刺激膻中、神阙穴，可疏肝理气、活血化瘀。诸穴合用，可调养心肺、补肾平肝、益气活血，适用于慢性支气管炎患者。配合按摩天突穴，可宣肺平喘、清音利痰，对慢性支气管炎有缓解作用。

拔罐方法4　　●取穴：大杼、风门、肺俞、曲池、尺泽、鱼际　　○罐法：留罐法

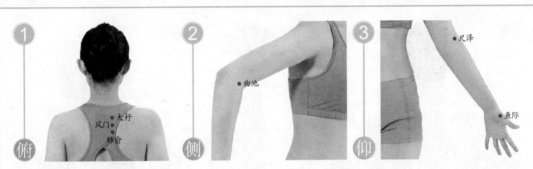

①俯　②侧　③仰

尺泽　曲池　大杼　风门　肺俞　鱼际

操作方法

①俯卧位。吸拔大杼、风门、肺俞穴，留罐10～15分钟。

②侧卧位。取曲池穴，留罐15分钟。

③仰卧位。取尺泽、鱼际穴，留罐15分钟。

●每日或隔日1次，待病情减轻后可逐渐减少拔罐频率。

实用功效

刺激风门穴可以解表清热，缓解发热、咳嗽等症状。曲池穴有疏风、清热、泻火之效，适当加以刺激，可散去体内风邪，增强肺经活力。刺激鱼际穴能散风化痰、清肺利咽，缓解咳嗽、头痛、咽痛等慢性支气管炎症状。诸穴合用，对改善慢性支气管炎有显著效果。

拔罐方法5　　●取穴：肺俞、脾俞、尺泽、丰隆、足三里　　○罐法：留罐法

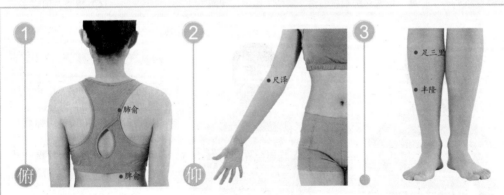

①俯　②仰　③

肺俞　脾俞　尺泽　足三里　丰隆

操作方法

①俯卧位。吸拔肺俞、脾俞穴，留罐10～15分钟。

②仰卧位。取尺泽穴，留罐10～15分钟。

③仰卧位。取丰隆、足三里穴，留罐15分钟。

●每日或隔日1次，5次为一疗程。

实用功效

适当刺激肺俞穴，可消除支气管痉挛，有平喘作用。刺激脾俞穴可调节脾胃功能，补血祛湿。刺激尺泽穴可润肺平喘。刺激丰隆、足三里穴可以调理脾胃、补益气血。诸穴合用，可润肺益气，调理脏腑，缓解慢性支气管炎症状。

拔罐方法6 —— 取穴：大椎、风门、膻中、中府、身柱、膏肓、曲泽 —— 罐法：留罐法

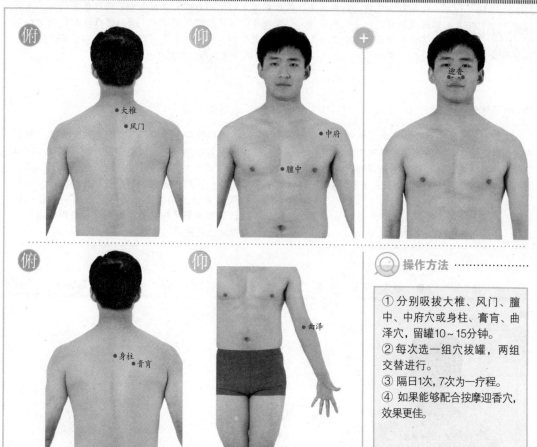

俯　仰　+

俯　仰

● 大椎
● 风门

● 中府

● 膻中

● 迎香

● 身柱
● 膏肓

● 曲泽

操作方法

① 分别吸拔大椎、风门、膻中、中府穴或身柱、膏肓、曲泽穴，留罐10～15分钟。
② 每次选一组穴拔罐，两组交替进行。
③ 隔日1次，7次为一疗程。
④ 如果能够配合按摩迎香穴，效果更佳。

实用功效

　　刺激大椎、膻中穴可补气调气、益气活血，刺激风门、身柱穴可解表清热，刺激中府穴能调理肺气、止咳平喘、疏经清热。刺激膏肓穴具有健脾、生血、补虚、提高心肺功能的作用，曲泽穴是调理心血管疾病的要穴，可以调节心血的供应。诸穴合用，可缓解慢性支气管炎。
　　配合按摩迎香穴，能够疏通经络，改善呼吸系统功能。

 专家建议

1.注意口腔卫生，忌食刺激性过强和过冷、过热的食物。
2.少吸烟，多饮茶。吸烟会引起呼吸道分泌物增加及排痰困难，使慢性支气管炎进一步恶化。而茶叶能兴奋交感神经，使支气管扩张，从而减轻咳喘症状。
3.经常开窗通风，保持室内空气新鲜，室内定期进行空气消毒。

哮 喘
XIAO CHUAN

哮喘又称支气管哮喘，是一种发作性的呼吸道过敏性疾病。该病以寒冷季节和天气剧烈变化时发病率较高，被世界卫生组织列为四大顽症之一。现代医学认为，哮喘的致病原因一是长期吸烟、长期处于受污染的空气环境中，导致呼吸道发生病变；二是由于呼吸道感染了病毒、细菌、支原体、衣原体等致病因素；三是由于某些药物、花粉、皮毛、食物、油漆、染料等刺激呼吸道而产生过敏反应。

主要症状

哮喘的主要临床表现为咳嗽、气喘、咯痰、胸闷，甚至痰中带血。患者多伴有气急，带有哮鸣音、呼吸困难，出现张口抬肩、嘴唇发紫、难以平卧、大汗、吸气短促、呼气延长等现象。

医家之言

哮喘属中医"哮证""喘证"的范畴，其发病多因肾不纳气、脾肺脏虚弱、外感时邪、饮食失节、情志失调等致痰浊内生、壅塞气道、肺之宣肃不利所致。拔罐调理，应以补肺健脾、强肾益气、通经活络为主，通过刺激相关穴位和经络，调整呼吸系统功能，缓解呼吸道炎症，从而有效化痰、宣肺、平喘。

拔罐方法1 —— ● 取穴：肺俞、大椎、定喘、合谷、丰隆 —— ○ 罐法：留罐法

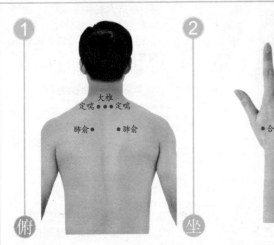

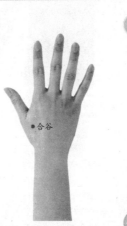

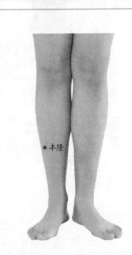

操作方法

①俯卧位。吸拔肺俞、大椎、定喘穴，留罐10~15分钟。

②坐位。取合谷穴，留罐10~15分钟。

③仰卧位。取丰隆穴，留罐10~15分钟。

●每日1次，6次为一疗程。

实用功效

刺激肺俞穴可调养肺气，提高肺脏功能，而且有利于增强各组织器官的免疫功能。定喘穴为经外奇穴，是缓解哮喘发作的特效穴位。刺激大椎、丰隆穴都具有缓解哮喘的作用。刺激合谷穴可疏风解表、通经活络、平肝息风。诸穴合用，可有效润肺平喘。

拔罐方法2 ● 取穴：百劳、大椎、陶道、肺俞、膏肓、膻中、中脘 ○ 罐法：留罐法

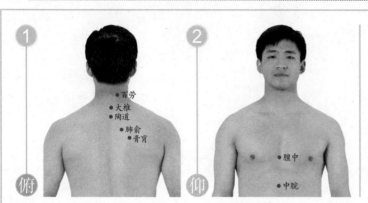

操作方法

①俯卧位。取百劳、大椎、陶道、肺俞、膏肓穴，留罐10～15分钟。

②仰卧位。吸拔膻中、中脘穴，留罐10～15分钟。

● 每日1次，6次为一疗程。

实用功效

刺激百劳穴具有滋阴清热、养肺止咳、舒筋活络的功效。刺激大椎穴可补肾益气。刺激肺俞、陶道穴可宣肺、止咳、利痰。刺激膏肓穴可养阴润肺、益气健脾。刺激膻中、中脘穴可疏肝健脾，调理人体气机，畅通气血。诸穴合用，可调整脏腑功能，缓解咳嗽、气喘、胸闷等不适症状。

拔罐方法3 ● 取穴：大椎、肺俞、肾俞、膻中、气海 ○ 罐法：留罐法

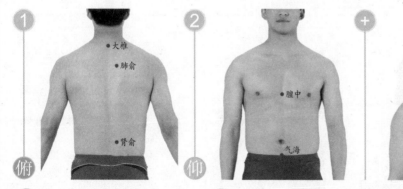

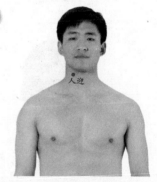

操作方法

①俯卧位。吸拔大椎、肺俞、肾俞穴，留罐10～15分钟。

②仰卧位。取膻中、气海穴，留罐10～15分钟。

● 每日1次，6次为一疗程。

实用功效

刺激大椎、肺俞、肾俞三穴，可补肾润肺，益气活血，预防咳嗽、气喘、咯痰、胸闷等症状。刺激膻中穴有疏肝理气、宽胸解郁、散瘀化痰之功。刺激气海穴可补虚强身，增强机体免疫力，缓解胸闷。诸穴合用，对于哮喘有较好的辅助治疗作用。

配合按摩人迎穴能有效改善肺功能，缓解哮喘症状。

拔罐方法4 ● 取穴：大椎、肺俞、尺泽、鱼际、丰隆　　○ 罐法：留罐法

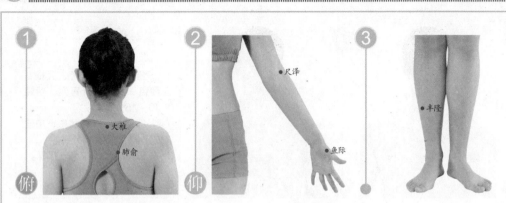

① 俯　② 仰　③ 仰

尺泽
鱼际
丰隆
大椎
肺俞

操作方法

① 俯卧位。吸拔大椎、肺俞穴，留罐10～15分钟。
② 仰卧位。取尺泽、鱼际穴，留罐15分钟。
③ 仰卧位。取丰隆穴，留罐10～15分钟。
● 每日1次，5次为一疗程。

实用功效

刺激大椎、肺俞穴可补肾润肺，增强机体抗病能力。刺激尺泽穴可止咳平喘，清热化湿。刺激鱼际穴能散风化痰、清肺利咽。刺激丰隆穴可调和脾胃，促进气血流通，可缓解痰咳哮喘。诸穴合用，可用于调理哮喘。

拔罐方法5 ● 取穴：大椎、孔最　　○ 罐法：留罐法

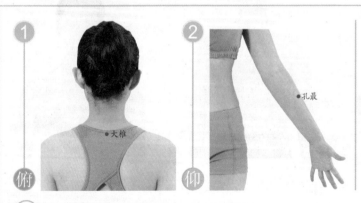

① 俯　② 仰

大椎
孔最

操作方法

① 俯卧位。吸拔大椎穴，留罐10～15分钟。
② 仰卧位。取孔最穴，留罐10～15分钟。
● 每日1次，5次为一疗程。

实用功效

大椎穴可解表祛风、泄热止痛、通经活络，刺激该穴可调节全身气血，有效提升一身阳气，提高机体抗病能力。孔最穴可调理肺气、清热止血、疏经止痛，刺激该穴可迅速缓解咳嗽症状。这两个穴位并用，可润肺益气，清热活血，缓解哮喘症状。

拔罐方法6 ── ● 取穴：陶道、肺俞、风门、大杼、肾俞、膏肓、身柱 ── ○ 罐法：留罐法

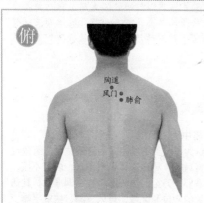 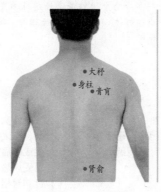

操作方法

● 分别吸拔陶道、肺俞、风门穴或大杼、肾俞、膏肓、身柱穴，留罐10~15分钟。

● 每次选一组穴拔罐，两组交替进行。

● 每日或隔日1次，6次为一疗程。

实用功效

刺激陶道、肺俞穴可补益肺气，缓解咳嗽、气喘。刺激风门穴可解表清热，刺激肾俞穴可补气调气、益气活血。刺激大杼、身柱穴可清热益气，缓解咳嗽、气喘。刺激膏肓穴可健脾生血、提高心肺功能。诸穴合用，可缓解哮喘症状。

拔罐方法7 ── ● 取穴：肺俞、脾俞、定喘、膻中、尺泽、丰隆 ── ○ 罐法：留罐法

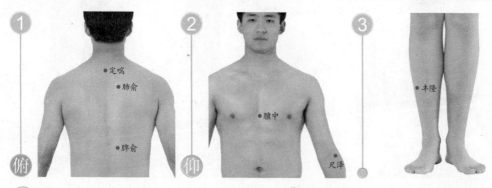

操作方法

①俯卧位。吸拔肺俞、脾俞、定喘穴，留罐10~15分钟。

②仰卧位。取膻中、尺泽穴，留罐10~15分钟。

③仰卧位。取丰隆穴，留罐10~15分钟。

● 每日1次，5次为一疗程。

实用功效

刺激肺俞、脾俞、定喘穴可健脾益肺、疏散风邪、清热止痛、通经活络，缓解呼吸道炎症。刺激膻中、尺泽穴可清热化痰、止咳平喘。刺激丰隆穴可化痰湿，清神志。诸穴合用，可润肺益气，调整呼吸系统功能，有效缓解哮喘症状。

肺 炎
FEI YAN

肺炎是一种常见的多发性感染性疾病，是由多种病原微生物（包括细菌、病毒、真菌、支原体、衣原体等）及物理、化学、过敏等因素引起的肺部炎症。该病多发于老人和儿童，一般分为急性肺炎、迁延性肺炎及慢性肺炎三种，一般迁延性肺炎病程长达1～3月，病程超过3个月则为慢性肺炎。拔罐疗法对于迁延性肺炎及慢性肺炎都具有较好的调理作用。

主要症状

肺炎最常见的症状有畏寒、发热、胸痛、咳嗽、咯痰、气促等，严重者可呼吸困难。患者咳出的痰可为脓性痰或血痰，患者还可出现恶心、呕吐、腹痛、腹泻等消化道症状。

医家之言

肺炎属中医"风温""咳嗽""肺热病"等范畴。中医认为，肺炎的发生多因寒温失常、劳倦过度或醉后当风等，导致人体正气不足，表卫不固，感受风热寒邪，乃至邪热犯肺。拔罐调理时，宜通过刺激相关的穴位和区域，疏风宣肺、祛痰平喘、清热解毒、益气活血、调整呼吸系统功能，从而缓解肺炎症状。

拔罐方法1　　●　取穴：肺俞、曲池、足三里　　○　罐法：留罐法

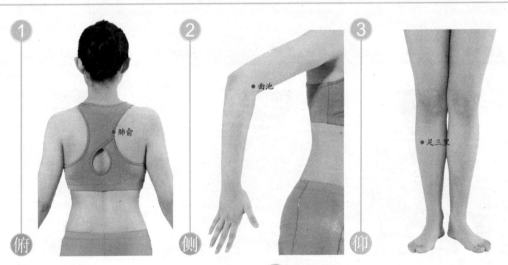

① 俯　② 侧　③ 仰

● 曲池　● 肺俞　● 足三里

操作方法

① 俯卧位。吸拔肺俞穴，留罐10～15分钟。
② 侧卧位。取曲池穴，留罐10～15分钟。
③ 仰卧位。取足三里穴，留罐10～15分钟。
● 每日1次，5次为一疗程。

实用功效

刺激肺俞穴具有疏散风邪，宣肺降火，调节肺脏功能之效。曲池穴有疏风、清热、泻火之效，适当加以刺激，可散去体内风邪，增强肺经活力。刺激足三里穴有理脾胃、化湿浊、疏肝胆的作用。诸穴合用，对于肺炎有较好的辅助治疗作用。

拔罐方法2 ━━━ ● 取穴：大杼、身柱、肺俞、孔最、阿是穴（肺部压痛点） ○ 罐法：留罐法

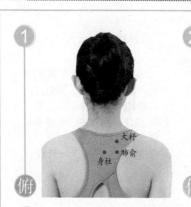

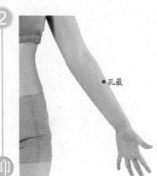

操作方法 ·····················

① 俯卧位。取大杼、身柱、肺俞穴，留罐10～15分钟。
② 仰卧位。取孔最、阿是穴，留罐10～15分钟。
● 每日或隔日1次，5次为一疗程。

实用功效 ·····················

　　刺激大杼、身柱穴可补气升阳，缓解发热、咳嗽、气喘等症状。刺激肺俞穴能够调养肺气，有效缓解胸痛、咳嗽、咯痰、气促等肺炎症状。刺激孔最穴可调理肺气、疏经止痛、清热止血，迅速缓解咳嗽症状。诸穴合用，可用于辅助治疗肺炎。

拔罐方法3 ━━━ ● 取穴：风门、肺俞、尺泽、鱼际、阴陵泉 ○ 罐法：留罐法

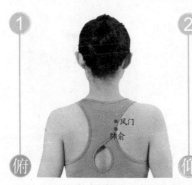

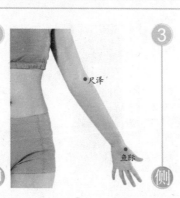

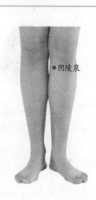

操作方法 ·····················

① 俯卧位。取风门、肺俞穴，留罐10～15分钟。
② 仰卧位。取尺泽、鱼际穴，留罐15分钟。
③ 侧卧位。取阴陵泉穴，留罐15分钟。
● 每日或隔日1次，逐渐减少拔罐频率。

实用功效 ·····················

　　刺激风门穴可以解表清热，缓解发热、咳嗽等症状。刺激肺俞穴可增强肺经活力。刺激尺泽穴可止咳平喘，清热化湿。刺激鱼际穴能散风化痰、清肺利咽。刺激阴陵泉穴可健脾除湿。诸穴合用，对缓解肺炎症状有显著效果。

拔罐方法4 ● 取穴：大椎、身柱、肺俞、风门、膈俞、外关、合谷　○ 罐法：留罐法

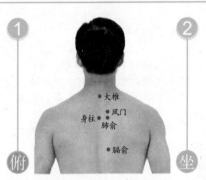
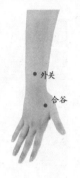

操作方法

①俯卧位。吸拔大椎、身柱、肺俞、风门、膈俞穴，留罐10～15分钟。
②坐位。取外关、合谷穴，留罐10～15分钟。
● 每日1次，5次为一疗程。

实用功效

　　刺激大椎、身柱、肺俞、风门四穴，可滋阴润肺、益气活血、清热解表，提升肺脏功能，缓解咳嗽、气喘等症状。刺激膈俞穴可理气活血。刺激外关穴能通经脉、调血气、散寒除湿。刺激合谷穴具有疏风解表、清热镇痛、调节呼吸系统功能的作用。诸穴合用，可疏风宣肺、祛痰平喘、清热解毒、益气活血，从而有效缓解肺炎症状。

拔罐方法5 ● 取穴：风门、肺俞、膏肓、尺泽、曲池　○ 罐法：留罐法

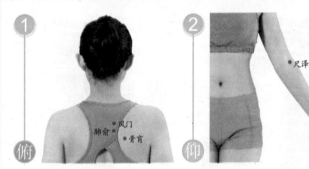
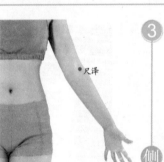
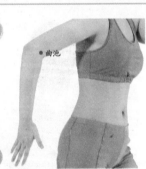

操作方法

①俯卧位。吸拔风门、肺俞、膏肓穴，留罐10～15分钟。
②仰卧位。取尺泽穴，留罐10～15分钟。
③侧卧位。取曲池穴，留罐10～15分钟。
● 每日或隔日1次，5次为一疗程。

实用功效

　　刺激风门穴可解表清热。刺激膏肓穴可健脾、生血、补虚、提高心肺功能。刺激肺俞穴可补益肺气，清泄肺热，增强肺脏功能，提高机体免疫力。刺激尺泽穴可润肺平喘。刺激曲池穴可疏通经络、清热祛风、增强肺经活力。诸穴合用，可润肺益气，调理脏腑，缓解肺炎症状。

拔罐方法6 —— ● 取穴：大杼、合谷、身柱、膈俞 —— ○ 罐法：留罐法

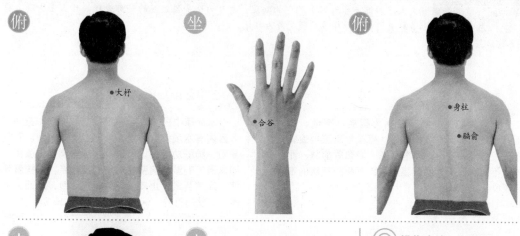

俯　　　坐　　　俯

●大杼

●合谷

●身柱

●膈俞

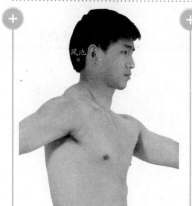

风池

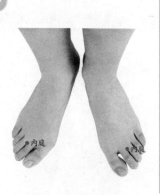

内庭　　　内庭

🔍 操作方法

● 分别吸拔大杼、合谷穴或身柱、膈俞穴，留罐10~15分钟。
● 每次选一组穴拔罐，两组交替进行。
● 每日1次，5次为一疗程，每个疗程间隔5天。

✚ 实用功效

　　刺激合谷穴可改善和调节自主神经的功能以及机体对致病因素的反应性，有效提高人体免疫力，调节呼吸系统功能。膈俞穴为上中两焦的分界线，刺激该穴，不仅可改善心肺功能，预防咳嗽、气喘、呕吐等症状，还可调理肠胃。诸穴合用，可缓解肺炎。
　　配合按摩风池穴，具有祛风散寒、宣肺解表、宣通鼻窍的功效，有助于肺内多余气体的排出。
　　配合按摩内庭穴可清肠调胃，清热利窍，舒筋活络。

专家建议

1.肺炎患者宜吃清淡且富有营养的食物。
2.进食时应细嚼慢咽，避免边吃边说，以防食物呛吸入肺。
3.戒烟，并避免吸入粉尘和一切有毒或刺激性气体。
4.注意防寒保暖，遇有气候变化，随时更换衣物，以防受凉。

胸膜炎
XIONG MO YAN

胸膜炎又称肋膜炎，是由病毒或细菌等致病因素刺激胸膜所致的胸膜炎症性病变。此外，感染、恶性肿瘤、结缔组织病、肺栓塞等多种疾病也是其诱因之一。胸膜炎大多为继发于肺部和胸部的病变，也可为全身性疾病的局部表现。临床上胸膜炎有多种类型，以结核性胸膜炎最为常见。

主要症状

胸膜炎的主要临床症状为胸痛、咳嗽、胸闷、气急，甚至呼吸困难等，感染性胸膜炎或胸腔积液继发感染时，可有恶寒、发热等症状。此外，不同病因所致的胸膜炎可伴有相应疾病的临床表现。

医家之言

本病属中医"咳嗽""悬饮""肋痛"范畴，多因内有水湿痰饮、复感外邪、交阻胸胁、肺气受阻、肺脏功能失调所致。拔罐法调理胸膜炎，即是通过刺激与病变相对应的反应点，以祛湿除邪、润肺益气、止痛消炎、理气活血，从而达到改善症状的目的。

拔罐方法1 —— ● 取穴：大椎、支沟、气户、内关、足三里　　　○ 罐法：留罐法

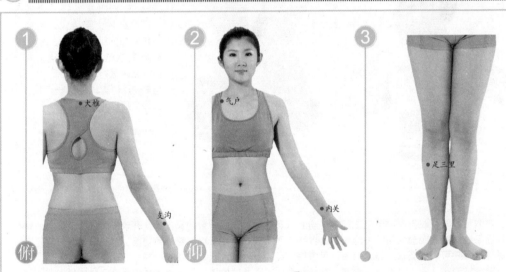

操作方法

① 俯卧位。取大椎、支沟穴，留罐约10分钟。
② 仰卧位。吸拔气户、内关穴，留罐约10分钟。
③ 仰卧位。取足三里穴，留罐约10分钟。
● 每日或隔日1次。

实用功效

刺激大椎、支沟穴，可通调腑气，增强机体的排毒功能。气户穴为胃经气血与外界交换的门户，适当刺激可燥湿祛邪、疏通气血，缓解咳嗽、气喘、胸胁支满、胸痛等症状。刺激内关穴有理气活血之功效，刺激足三里穴可有效促进血液循环。诸穴合用，可有效改善胸膜炎症状。

拔罐方法2 ● 取穴：大椎、身柱、肺俞、尺泽、阿是穴 ○ 罐法：留罐法

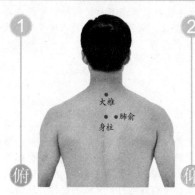

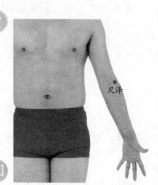

操作方法

①俯卧位。吸拔大椎、身柱、肺俞穴，留罐5~10分钟。

②仰卧位。吸拔尺泽、阿是穴，留罐5~10分钟。

● 每日或隔日1次，5次为一疗程。

实用功效

刺激肺俞穴，可通调肺气、清热化痰、止咳定喘、增强肺脏功能，提高机体免疫力。刺激身柱、大椎穴可促进督脉气血运行，缓解头痛、咳嗽、气喘等症状。尺泽穴是手太阴肺经的合穴，刺激该穴具有调理肺气、疏经止痛、清咽利喉的作用。诸穴合用，可润肺益气，适用于胸膜炎患者。

拔罐方法3 ● 取穴：风门、陶道、外关、合谷、阳陵泉 ○ 罐法：留罐法

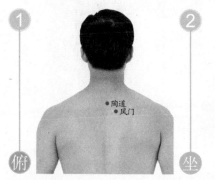

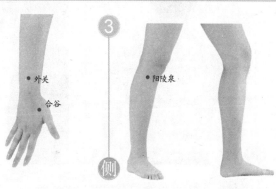

操作方法

①俯卧位。吸拔风门、陶道穴，留罐5~10分钟。

②坐位。吸拔外关、合谷穴，留罐5~10分钟。

③侧卧位。取阳陵泉穴，留罐5~10分钟。

● 每日1次。

实用功效

刺激风门、陶道、合谷穴可以祛邪解表、清肺退热。刺激外关、阳陵泉穴可通经脉、活气血、祛风止痛。诸穴合用，可清肺益气、舒筋活血、通络止痛。

慢性鼻炎

MAN XING BI YAN

慢性鼻炎是指鼻腔黏膜和黏膜下组织发炎引起的一种呼吸道病症。长期呼吸不洁净的空气是引起慢性鼻炎的重要原因，而患感冒及贫血、糖尿病、风湿病、便秘等疾病的人，也会因为鼻腔血管长期瘀血扩张而引发慢性鼻炎。慢性鼻炎对人们的健康和生活危害甚大，成年人可因鼻炎出现头痛、反应迟钝等症，导致工作效率低下；青少年可因鼻炎出现鼻塞、头痛等症状，导致精神不集中、记忆力减退等，从而影响学习成绩。

主要症状

慢性鼻炎的主要症状为鼻塞、呼吸困难、流涕、面部有肿胀感，眼球后有受压感，可能伴有发热、头痛、头昏、闭塞性鼻音、耳鸣、听力减退和牙痛等症状。其症状运动时减轻，睡眠和寒冷时加重。继发感染后可有脓涕，且易引发慢性咽炎、失眠、精神萎靡等症。

医家之言

中医认为，慢性鼻炎多因自身肺脾虚弱，感受风寒、风热，外邪沿鼻腔侵入肺经，使得肺气不宣、鼻窍不利或鼻部气血阻滞而致病。拔罐通过刺激穴位，可有效地打通受阻的经脉，从而促进血液循环，宣肺清热，调理气血，提高人体免疫力，改善各种不适症状，最终达到调理慢性鼻炎的目的。

拔罐方法1 ● 取穴：肺俞、风门、魂门、脾俞、孔最、足三里 ○ 罐法：留罐法

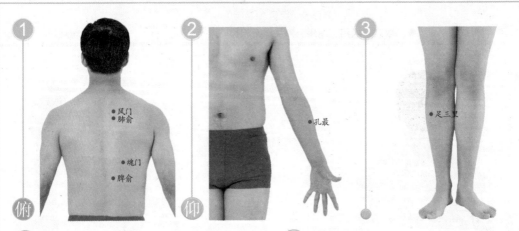

① 风门　肺俞　魂门　脾俞　俯

② 孔最　仰

③ 足三里

操作方法

① 俯卧位。取肺俞、风门、魂门、脾俞穴，留罐10分钟。
② 仰卧位或坐位。取孔最穴，留罐10分钟。
③ 仰卧位。取足三里穴，留罐10分钟。
● 每日或隔日1次。

实用功效

刺激肺俞、风门、魂门、脾俞穴，可健脾益肺、清热祛风、促进人体气血循环。孔最穴为肺经之穴，刺激此穴能够宣肺清热，润燥止咳。刺激足三里穴可和胃理肠、益气强身、健脾培元。诸穴合用，可调理肺、脾、胃等脏腑，清热润燥，促进血液循环，缓解鼻炎症状。

拔罐方法2 ● 取穴：印堂、大椎、风门、肺俞 ○ 罐法：留罐法

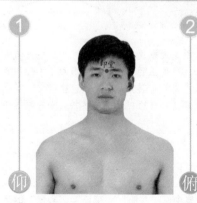
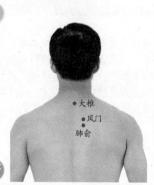

① 仰

② 俯

印堂

●大椎
●风门
肺俞

操作方法

①仰卧位。吸拔印堂穴，留罐10~15分钟。

②俯卧位。吸拔大椎、风门、肺俞穴，留罐15~20分钟。

● 每日1次，10次为一个疗程。

实用功效

适度刺激印堂穴，能够恢复大脑的活力，消除头痛、头昏等症状。刺激大椎、风门、肺俞穴三穴，可使胸肺部气血通畅，从而起到清热宣肺的作用。诸穴合用，可有效缓解鼻炎症状。

拔罐方法3 ● 取穴：肺俞、膈俞、命门、气海、尺泽、涌泉 ○ 罐法：留罐法

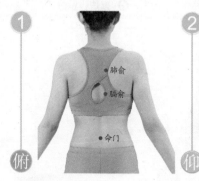
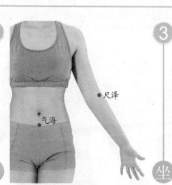
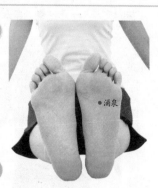

① 俯

肺俞
膈俞
●命门

② 仰

●尺泽
气海

③ 坐

●涌泉

操作方法

①俯卧位。取肺俞、膈俞、命门穴，留罐10~15分钟。

②仰卧位。吸拔气海、尺泽穴，留罐10~15分钟。

③坐位。取涌泉穴，留罐10~15分钟。

● 每日或隔日1次，10次为一个疗程。

实用功效

刺激肺俞、膈俞、命门穴，可调节经络之气与脏腑功能，促进气血循环。刺激气海穴可强健全身，调整自主神经，安定精神。刺激尺泽穴可补肺气、滋肺阴、清热止痛。刺激涌泉穴可疏经止痛、泄热利窍、平肝熄风，对调理呼吸系统疾病效果显著。诸穴合用，可缓解慢性鼻炎症状。

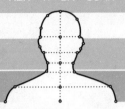

神经系统疾病

神经衰弱
SHEN JING SHUAI RUO

神经衰弱是一种常见的病症，主要是大脑皮层和植物神经的功能失调所致。其发病因素有：过度的脑力劳动、体质虚弱、性格过于内向、休息和睡眠长期无规律，以及伴随这些因素而产生的思想负担和不愉快情绪等。它不仅会影响患者的学习、工作，还可能会导致身体出现严重疾病，堪称当代社会威胁人们身心健康的隐形杀手。

主要症状

神经衰弱最主要的症状是，即使充分休息也不能消除疲劳感，去医院进行全身检查，又没有器质性病变。其具体症状可分为精神症状和身体症状。

精神症状：情绪不稳定、易激动、记忆力减退、注意力不集中、思维迟钝、工作效率降低、精神萎靡等。

身体症状：面色萎黄、头痛、头晕、耳鸣、心慌、气短、多汗、失眠、多梦、易惊醒、乏力、食欲不振、月经失调、性功能减退等。

医家之言

本病属中医"失眠""郁证""心悸"的范畴，多由气郁伤肝，思虑劳倦太过，伤及心脾；或体质虚弱，气血两虚；或心肾失交所致。拔罐疗法通过刺激特定穴位和经络，可养心安神、补脾益肾、开窍醒脑、解郁除烦、理气活血，双向调节神经系统的功能，改善人体微循环，迅速使人消除疲劳、恢复精神。

拔罐方法1　●取穴：肾俞、关元俞、关元、复溜　○罐法：留罐法

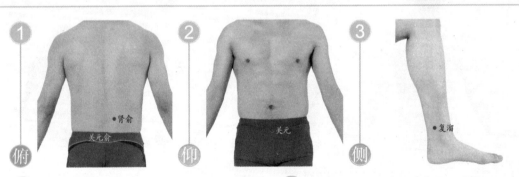

① 俯　●肾俞　关元俞
② 仰　 关元
③ 侧　●复溜

操作方法

① 俯卧位。取肾俞、关元俞穴，留罐10～15分钟。
② 仰卧位。取关元穴，留罐10～15分钟。
③ 侧卧位。取复溜穴，留罐10～15分钟。
● 每日或隔日1次。

实用功效

刺激肾俞、关元俞穴可滋阴补肾，改善肾脏功能，增强机体免疫力。刺激关元穴有助于调节内分泌，增强人体代谢能力。刺激复溜穴可滋阴补肾、固表通利、疏肝健脾、使人精力充沛。诸穴合用，可调节大脑功能，缓解神经衰弱症状。

拔罐方法2 ● 取穴：大椎、心俞、肾俞、内关 ○ 罐法：留罐法

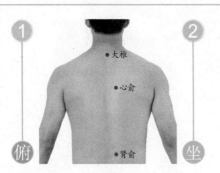
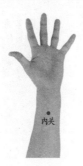

操作方法

①俯卧位。取大椎、心俞、肾俞穴，留罐10~15分钟。
②坐位。吸拔内关穴，留罐10~15分钟。
● 每日或隔日1次，10次为一疗程。

实用功效

刺激大椎、心俞、肾俞穴可滋阴补肾、养心安神、益气活血，有助于改善人的精神状态。内关穴具有改善心脏功能和调节中枢神经功能的作用，刺激该穴可有效缓解压力、改善失眠。诸穴合用，对于神经衰弱有辅助疗效。

拔罐方法3 ● 合谷、通里、中脘、天枢、足三里、三阴交 ○ 罐法：留罐法

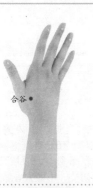
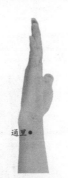
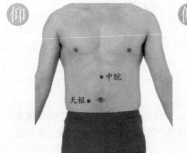
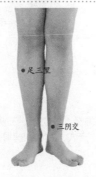

操作方法

● 吸拔合谷穴并点按通里穴或吸拔中脘、天枢、足三里、三阴交穴，留罐10~15分钟。
● 两组穴位交替进行拔罐。
● 每日或隔日1次。

实用功效

刺激合谷穴可疏风解表，活络镇痛，提高人体免疫力。刺激通里穴可缓解身心压力，安神定志。刺激中脘、天枢、足三里、三阴交穴，可滋阴补肾，调理肝脾、畅通气血、调理中气。诸穴合用，可有效缓解头痛、头晕等神经衰弱症状。

拔罐方法4 ● 取穴：心俞、肾俞、内关、郄门、足三里 ○ 罐法：走罐法、留罐法

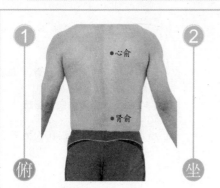

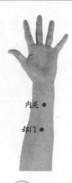
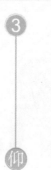
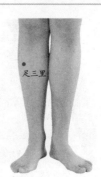

心俞

肾俞

俯

坐

内关

郄门

仰

足三里

操作方法

①俯卧位。取心俞、肾俞穴，用走罐法，至局部出现暗红色瘀斑为止。
②坐位。取内关、郄门穴，留罐10～15分钟。
③仰卧位。取足三里穴，留罐15分钟。
● 每日或隔日1次。

实用功效

刺激心俞、肾俞穴，可滋阴补肾，改善心脏功能，开窍醒脑。内关穴是八脉交会穴之一，刺激该穴可疏通经络、解郁除烦。郄门穴是心包经出入的门户，刺激该穴，能增强心肌收缩力，有效改善心肌功能，缓解呼吸不畅、胸闷气短等症状。刺激足三里穴能畅通气血，稳定情绪。诸穴合用，可辅助治疗神经衰弱。

拔罐方法5 ● 取穴：内关、足三里、三阴交、丰隆 ○ 罐法：留罐法

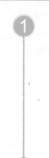
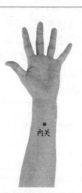
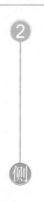
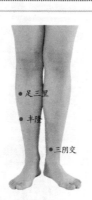

坐

内关

侧

足三里

丰隆

三阴交

操作方法

①坐位。取内关穴，留罐10～15分钟。
②侧卧位。吸拔足三里、三阴交、丰隆穴，留罐10～15分钟。
● 每日或隔日1次，10次为一疗程。

实用功效

刺激内关穴可养心安神，调节中枢神经系统功能。三阴交是脾经、肾经、肝经的交会穴，适当刺激可滋阴补肾，调理肝脾。刺激足三里、丰隆穴，可调和脾胃，加强人体气血流通，促进新陈代谢。诸穴合用，可调理脏腑，调节神经系统功能。

拔罐方法6 ●取穴：大椎、中脘、关元、身柱、心俞、三阴交 ○罐法：留罐法

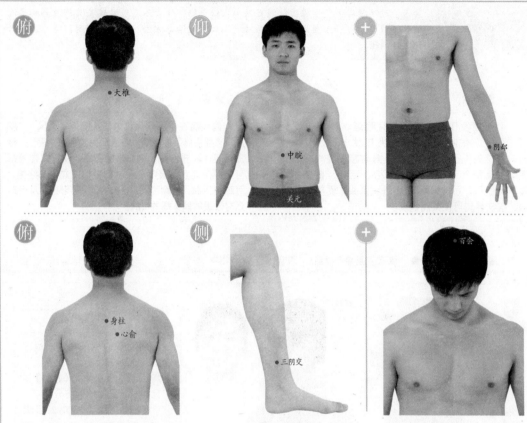

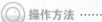 操作方法

● 分别吸拔大椎、中脘、关元穴或身柱、心俞、三阴交穴，留罐10～15分钟。配合点按阴郄穴效果更佳。
● 每次选一组穴拔罐，两组交替进行。
● 每日或隔日1次。

实用功效

刺激大椎、中脘、关元穴可起到补肾益气、健脾利湿、和胃降逆、疏肝宁神的作用。刺激身柱、心俞、三阴交穴，可改善心肾功能、益气活血。按摩阴郄穴可调整体液循环，强健心脏功能。配合按摩百会穴，可调节大脑皮层的活动，有效缓解头痛、头晕。诸穴合用，对改善神经衰弱效果显著。

专家建议

1.坚持锻炼身体有助于转移注意力，改善情绪。神经衰弱患者每天散步2~3公里，有助于调整大脑皮层的兴奋和抑制过程，减轻血管活动失调的症状，如头痛、两太阳穴跳痛等，从而有效缓解神经衰弱症状。
2.实行科学合理的作息制度，养成有规律的生活习惯。
3.经常进行积极的自我心理暗示。

偏头痛
PIAN TOU TONG

偏头痛是一种由血管舒缩功能障碍引起的发作性头痛，呈现与脉搏一致的搏动性痛或胀痛。该病的患者以女性多见，多始于青春期，常有家族史。其发病诱因有精神紧张、过度疲劳、气候骤变、烈日照射、低血糖、饮食不当等。偏头痛严重影响了人们的工作、学习和生活质量，然而目前尚无特效治疗方法，患者可利用拔罐疗法进行预防性调理。

♥ 主要症状

偏头痛发作前，病人常有嗜睡、倦怠、忧郁、怕光、怕吵、水肿等先兆症状出现，发作时，痛感先位于头部一侧，呈搏动感、烧灼感，逐渐蔓及整个头部，并伴有恶心、呕吐、畏光、畏声等症状，可持续4~72小时。低头、受热、用力、咳嗽等均可使头痛加重。

📖 医家之言

偏头痛在中医学属"内伤头痛""头风""脑风""厥头痛"等范畴。中医认为"不通则痛"，精血不足、风邪入脑、瘀血阻滞脉络、浊痰蒙窍等都可导致头痛。拔罐疗法通过刺激相关穴位和经络，可疏经活血，祛除"风、瘀血、痰"等邪气，从而达到有效缓解偏头痛的目的。

💬 拔罐方法1 ● 取穴：肝俞、太阳、印堂、合谷、太冲 ○ 罐法：留罐法

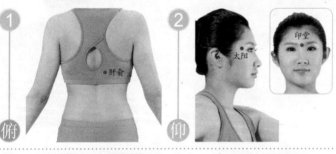

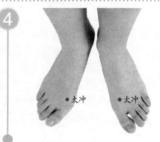

◎ 操作方法

① 俯卧位。取肝俞穴，留罐10~15分钟。
② 仰卧位。取太阳（患侧）、印堂穴，留罐10~15分钟。
③ 坐位。取合谷穴，留罐10~15分钟。
④ 坐位。取太冲（患侧）穴，留罐10~15分钟。
● 每日或隔日1次，6次为一疗程。

➕ 实用功效

刺激肝俞、太冲穴可养肝益气，活血散瘀。刺激太阳穴可促进大脑血液循环，疏风解表、清脑明目，有效缓解头痛。刺激印堂穴，能够健脑醒神，恢复大脑的活力，改善大脑机能。刺激合谷穴可起到疏风解表、活络镇痛、调节神经系统功能的作用。诸穴合用，可有效缓解偏头痛症状。

拔罐方法2 ● 取穴：天宗、三阴交、太冲 ○ 罐法：留罐法

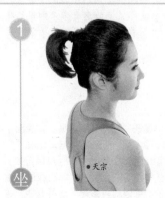

天宗
坐

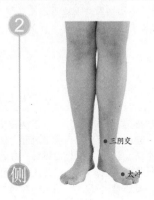
三阴交
太冲
侧

 操作方法

① 坐位。取天宗穴，留罐10～15分钟。
② 侧卧位。吸拔三阴交穴，留罐10～15分钟。配合点按太冲穴。
● 每日或隔日1次，6次为一疗程。

实用功效

　　天宗穴具有舒筋通络、止痛的作用，刺激该穴有助于颈、肩、背的血液流通。三阴交穴是妇科著名的调血和气之穴，刺激该穴，有疏经通络、疏肝理气、活血化瘀、祛湿散寒的作用。太冲穴为肝经原穴，适当加以刺激可消除肝气郁结。三穴合用，对于偏头痛有较好的调理作用。

拔罐方法3 ● 取穴：大椎、胆俞、肝俞、外关、委中 ○ 罐法：留罐法

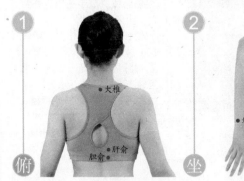
大椎
肝俞
胆俞
俯

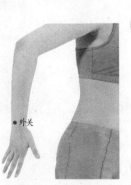

外关
坐

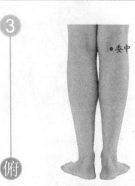
委中
俯

操作方法

① 俯卧位。吸拔大椎、胆俞、肝俞穴，留罐10～15分钟。
② 坐位。取外关穴，留罐10～15分钟。
③ 俯卧位。取委中穴，留罐10～15分钟。
● 每日或隔日1次。

实用功效

　　刺激大椎穴，可通经活络、解表祛风、泄热止痛。刺激胆俞、肝俞穴可滋阴养血、调养肝脾、增强机体免疫力。刺激外关穴可通经脉、调血气，安神止痛。刺激委中穴可促进血液循环，缓解疼痛。诸穴合用，可有效缓解偏头痛。

三叉神经痛
SAN CHA SHEN JING TONG

三叉神经痛是一种在面部三叉神经分布区内反复发作的阵发性剧烈神经痛，多见于中老年女性，是一种常见的神经外科疾病。该病是国际上公认的顽症之一，确切病因目前还不清楚，但是一旦发作，会给患者带来剧烈的疼痛感，使患者不敢擦脸、进食，甚至连口水也不敢下咽，给日常生活带来巨大困扰。

主要症状

三叉神经痛的主要症状为骤发性剧烈疼痛，多为一侧。发作时，疼痛剧烈如刀割、电击一样，持续数秒至数分钟，常伴有面肌抽搐、流泪、流涎、面潮红、结膜充血、畏光、厌声等症状，随着病情的加重，间歇期愈来愈短，发作愈加频繁。

医家之言

该病在中医里属于"面痛"的范畴，其病因主要是风邪上扰或痰浊中阻，导致面部经脉阻塞、气血不畅。由于疼痛出现部位是足少阳胆经循行处，因此该病和肝胆有着密切联系。拔罐疗法通过刺激相关的经络和穴位，可以疏风散寒，疏肝利胆，通络活血，极大缓解该病带来的疼痛。

拔罐方法1 —— ● 取穴：肝俞、手三里、外关、委中、足三里 —— ○ 罐法：留罐法、闪罐法

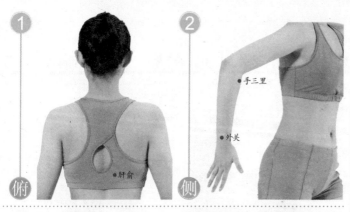

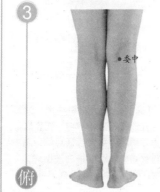
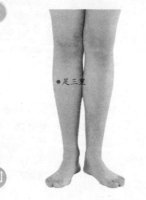

操作方法

① 俯卧位。取肝俞穴，留罐10分钟。
② 侧卧位。取手三里、外关穴，留罐10分钟。
③ 俯卧位。取委中穴，留罐10分钟。
④ 仰卧位。取足三里穴，用闪罐法吸拔20次。
● 每周1~2次，10次一个疗程。

实用功效

刺激肝俞穴可调肝养血。手三里、外关合用有祛风止痉，消肿止痛，通经活络的功效，可改善风邪浸淫导致的疼痛。委中穴的气血强盛，具有很强的祛风活血功效。刺激足三里穴可调理肠胃。诸穴合用，可缓解三叉神经痛。

拔罐方法2 —— ● 取穴：下关、合谷 —— ○ 罐法：闪罐法、留罐法

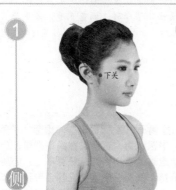
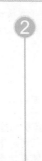
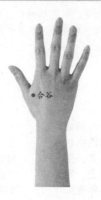

操作方法

①侧卧位。取下关穴，以闪罐法吸拔10余次。
②坐位。取合谷穴，留罐10~15分钟。
● 每日或隔日1次，10次一个疗程。

实用功效

下关穴下的皮肤深层由三叉神经第三支的分支翼外肌神经支配，因此刺激本穴对抑制三叉神经痛有特效。刺激合谷穴，具有较强的镇痛作用。配合按摩翳风穴，可益气补阳、清热泻火、祛风通络。

拔罐方法3 —— ● 取穴：太阳（患侧）、肝俞、胆俞、合谷 —— ○ 罐法：留罐法

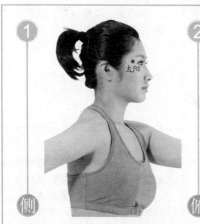
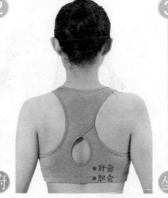
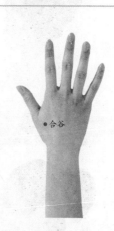

操作方法

①侧卧位。取患侧太阳穴，留罐10~15分钟。
②俯卧位。取肝俞、胆俞穴，留罐10~15分钟。
③坐位。取合谷穴，留罐10~15分钟。
● 每日或隔日1次，10次一个疗程。

实用功效

刺激太阳穴可直接作用于患处，促进血液循坏，通络止痛。刺激肝俞、胆俞穴可疏肝利胆，通络息风。刺激合谷穴具有止痛作用。诸穴合用，是缓解三叉神经痛的常用之法。

老年痴呆症
LAO NIAN CHI DAI ZHENG

老年痴呆症又称阿尔茨海默病，发病年龄多在60岁以上，是一种慢性的大脑退行性病变性疾病，即老人在没有任何意识障碍的情况下，记忆、思维、分析判断、视空间辨认、情绪等方面出现了障碍。调查显示，老年痴呆症已成为继心血管病、脑血管病和癌症之后，威胁老年人健康的"第四大健康杀手"。

主要症状

老年痴呆症的病情可分为三期。第一期的症状主要为记忆力和思维能力减退；第二期的症状主要为认识功能进一步减退，行为明显异常，生活难以自理；第三期的症状主要为沉默不语、完全卧床、完全丧失生活自理能力，且大多伴有肌肉僵直、大小便失禁等情况。

医家之言

老年痴呆症属于中医"健忘""虚劳""善忘"等范畴。中医认为，该病虽然病位在脑，但与心肝脾肾功能衰退密切相关，肝肾不足、心脾两虚、痰浊阻窍、气滞血瘀等情况都会导致老年痴呆。拔罐疗法通过刺激特定的穴位和经络，可养心安神、健脑补肾、化痰去滞，从而延缓衰老、活跃思维，有效预防老年痴呆症。

拔罐方法 ── ● 取穴：翳风、涌泉 ── ○ 罐法：闪罐法、留罐法

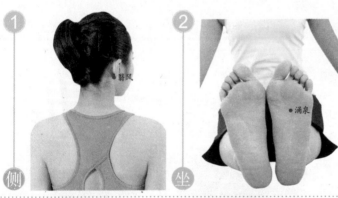

① 侧　②坐

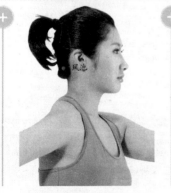
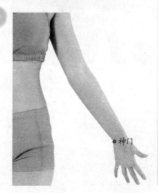

操作方法

①侧卧位。取翳风穴，以闪罐法吸拔10余次。
②坐位。取涌泉穴。留罐15分钟。
● 每日1次，10次一个疗程。

实用功效

刺激翳风穴可改善脑部动脉供血情况，促进脑部血液循环，从而有效防止老年痴呆症。刺激涌泉穴可舒筋活络，温肾、补肾、健脑。二穴合用，对于老年痴呆症具有较好的调理作用。

配合按摩风池、神门穴，可调节人体气血运行，使神经活跃起来，将刺激迅速传到大脑。

卒中后遗症
ZU ZHONG HOU YI ZHENG

卒中后遗症是指由脑部血液循环障碍，导致脑组织缺血或受血肿压迫、推移，脑水肿等而使脑组织功能受损的一组疾病。中风的病因多种多样，与动脉硬化、高脂血症、高血压等疾病有着密不可分的关系。该病具有发病急、死亡、致残率高，复发率高，并发症多等特点，是目前严重威胁人类健康的疾病之一。

主要症状

卒中后遗症的主要症状有半身不遂、偏身麻木、手足拘挛肿胀、口舌歪斜、失语、视力下降、言语不清、记忆力减退、精神障碍等。

医家之言

中医认为，中风多因自身肝肾不足、气血衰少，阴寒过盛，虚风内生而使气血瘀滞、痰湿阻络所致。拔罐疗法通过刺激特定的穴位和经络，能补肾益肝、健脾益气、化痰祛风、活血化瘀、疏经通络，不但有利于通畅头部经络气血，改善脑部血液循环，还有利于广泛调节人体机能，有效缓解偏瘫、肢体麻木等卒中后遗症。

拔罐方法1 ● 取穴：大肠俞、中府、足三里、三阴交 ○ 罐法：留罐法

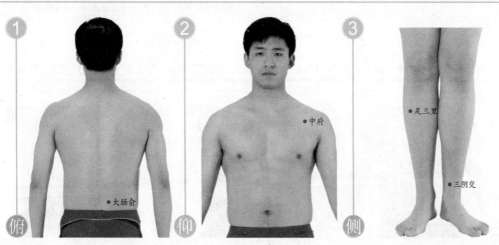

操作方法

①俯卧位。吸拔大肠俞穴，留罐10~15分钟。
②仰卧位。取中府穴，留罐10~15分钟。
③侧卧位。取足三里、三阴交穴，留罐10~15分钟。
● 每日1次。

实用功效

刺激大肠俞、足三里穴具有补益气血、燥化脾湿、调理肠胃的功效。刺激中府穴可调理肺气、止咳平喘、疏经清热。三阴交是脾经、肾经、肝经的交会穴，适当刺激可滋阴补肾、调理肝脾、活血通络、疏经散寒。诸穴合用，可用于缓解中风引起的半身不遂、偏身麻木、手足拘挛肿胀等。

拔罐方法2 ── ● 取穴：肾俞、关元俞、风市、足三里 ── ○ 罐法：留罐法

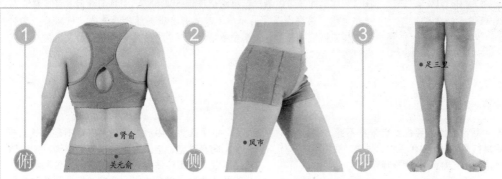

操作方法

① 俯卧位。取肾俞、关元俞穴，留罐10～15分钟。
② 侧卧位。取风市穴，留罐10～15分钟。
③ 仰卧位。取足三里穴，留罐10～15分钟。
● 每日1次，10次为一疗程。

实用功效

　刺激关元俞、肾俞穴可有效增强肝肾功能，起到培育元气、调和气血、疏通经络、强壮筋骨、止痛散风的作用。刺激风市、足三里穴可舒筋活络、止痛，可用于调理下肢痿痹。诸穴合用，对于中风引起的下肢偏瘫有较好的缓解作用。配合按摩申脉穴可以调节整个下肢的血液循环，活血散瘀。

拔罐方法3 ── ● 取穴：肝俞、脾俞、肾俞、膏肓、关元、气海、手三里 ── ○ 罐法：留罐法

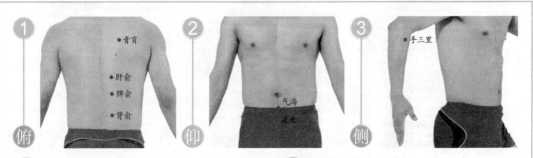

操作方法

① 俯卧位。取肝俞、脾俞、肾俞、膏肓穴，留罐10～15分钟。
② 仰卧位。取关元、气海穴，留罐10～15分钟。
③ 侧卧位。取手三里穴，留罐10～15分钟。
● 2～3天1次。

实用功效

　刺激肝俞、脾俞、肾俞、膏肓穴，可益肝健脾、滋阴补肾、行气通络、活血化瘀，止痛祛风。刺激关元、气海穴可补肾虚、益元气，调整全身虚弱状态，增强机体免疫力的作用。刺激手三里穴可健脾润燥、散风祛瘀。诸穴合用，可活跃身体机能，有效缓解卒中后遗症。

拔罐方法4 ● 取穴：曲池、外关、丰隆 ○ 罐法：留罐法

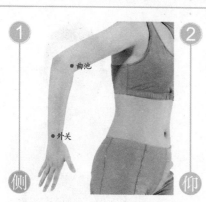

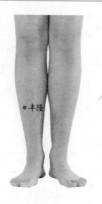

操作方法

① 侧卧位。取曲池、外关穴，留罐10～15分钟。
② 仰卧位。吸拔丰隆穴，留罐10～15分钟。
● 每日1次，10次为一疗程。

实用功效

　　刺激曲池穴可散去体内风邪，疏经通络。刺激外关穴，有行气活血、舒筋通络的作用。刺激丰隆穴可理气行滞、清热祛痰、调理肠胃。诸穴合用，可用于辅助治疗卒中后遗症。

拔罐方法5 ● 取穴：大椎、大杼、风门、气海、肩髃、合谷 ○ 罐法：留罐法

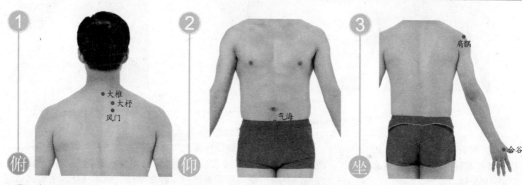

操作方法

① 俯卧位。吸拔大椎、大杼、风门穴，留罐10～15分钟。
② 仰卧位。取气海穴，留罐10～15分钟。
③ 坐位。取肩髃、合谷穴，留罐10　15分钟。
● 每日1次，10次为一疗程。

实用功效

　　刺激大椎、大杼、气海穴可益气活血、通络。风门穴乃是治风要穴，刺激该穴可疏风解表，平肝潜阳，活络止痛。刺激肩髃、合谷穴可反射性地调节大脑神经，恢复上肢的感觉神经和运动神经，逐步改善手臂和手指的运动功能。诸穴合用，可有效缓解中风引起的上肢偏瘫。

拔罐方法6 —— ● 取穴：支正、光明、阳陵泉、肝俞、飞扬 —— ○ 罐法：留罐法

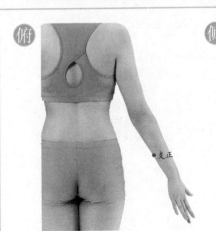

俯

● 支正

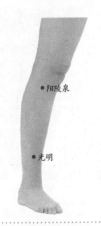

侧

● 阳陵泉

● 光明

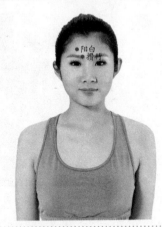

● 阳白
攒竹

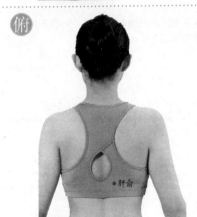

俯

● 肝俞

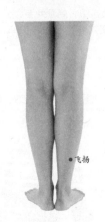

● 飞扬

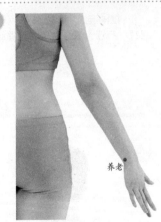

● 养老

操作方法

● 分别吸拔支正、光明、阳陵泉穴或肝俞、飞扬穴，留罐10~15分钟。
● 两组穴位交替进行拔罐。
● 每日1次，10次为一疗程。

实用功效

刺激支正穴可调畅肝胃之气血。刺激光明穴，可调肝养目，疏风清热。刺激阳陵泉穴可增强肝胆功能，疏通气血，有止痛作用。刺激肝俞穴可调养肝脾、养血明目。刺激飞扬穴可除湿散寒，活血行气。诸穴合用，可缓解卒中后遗症引起的视力减退。配合按摩攒竹、阳白、养老穴可祛风、明目止痛、舒筋活络。

专家建议

1.注意饮食调理。以低盐、低脂肪、低胆固醇为宜，适当多吃豆制品、蔬菜和水果。

2.不抽烟，少饮酒。定期检查血糖和血脂。

3.日常生活中要消除中风的诱发因素，如情绪波动、过度疲乏、用力过猛等，并及时治疗可能引起中风的疾病。

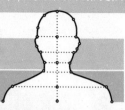

内分泌系统疾病

糖尿病
TANG NIAO BING

糖尿病是一种常见的代谢紊乱综合征，是由于体内胰岛素分泌不足或细胞对胰岛素敏感性降低，导致血糖过高所致。血糖过高会引起全身多系统的代谢障碍，导致大血管和微血管的病变，从而使人体出现严重的心、脑、肾、眼、神经等器官组织的并发症。糖尿病多发于40岁以上、喜食甜食的肥胖人群，是一种严重危害人类健康的常见病，并已成为一种新的流行病。

主要症状

糖尿病典型的症状是"三多一少"，即饮水多、进食多、排尿多及体重减少。此外，糖尿病患者还时常伴有疲乏无力、免疫力下降、皮肤感觉异常、视力减退、性功能障碍等症状。

医家之言

糖尿病属中医"消渴"的范畴。中医认为，消渴是由于人体阴虚，五脏弱，加上饮食不节、情志失调、纵欲过度，导致肾阴亏虚，肺胃燥热所致。拔罐疗法通过刺激相关经络和穴位，可以补肾培元、健脾和胃、调理肺气，促进胰岛素的分泌，调节中枢神经，恢复人体正常代谢功能，改善微循环，从而有效降低血糖，缓解各种不适症状。

拔罐方法1 　　取穴：膈俞、脾俞、胃脘下俞、期门、足三里 　　罐法：留罐法

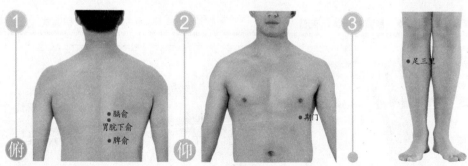

① 俯
●膈俞
胃脘下俞
●脾俞

② 仰
●期门

③ 仰
●足三里

操作方法

①俯卧位。吸拔膈俞、脾俞、胰俞穴，留罐10~15分钟。
②仰卧位。取期门穴，留罐10~15分钟。
③仰卧位。取足三里穴，留罐10 15分钟。
●每日或隔日1次，每10次一疗程。

实用功效

刺激膈俞、脾俞穴，可降低血糖，使血液黏滞度降低。胃脘下俞穴是调理糖尿病的特效穴位，刺激该穴可养护胰脏，利于胰岛素的分泌。刺激期门穴可调肝理气。刺激足三里穴可缓解因糖尿病而引起的周围神经病变，缓解下肢麻木疼痛现象。此五穴是临床调理糖尿病的常用穴位组合，改善糖尿病效果显著。

拔罐方法2 ● 取穴：肾俞、三焦俞、膻中、阳池　○ 罐法：留罐法

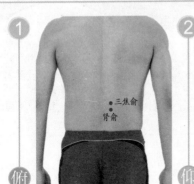

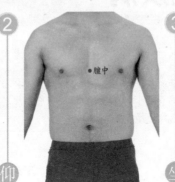

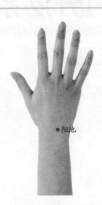

操作方法

①俯卧位。取肾俞、三焦俞穴，留罐10~15分钟。
②仰卧位。取膻中穴，留罐10~15分钟。
③坐位。取阳池穴，留罐10~15分钟。
● 隔日1次，每10次一个疗程。

实用功效

刺激肾俞穴可疏通经络、行气活血，从而消除水肿、消渴等糖尿病症状。刺激三焦俞穴可使胰岛素功能活跃，缓解糖尿病导致的性功能障碍。刺激膻中穴，具有补气调气的功效，可改善糖尿病导致的消瘦症状。刺激阳池穴可以增津消渴。诸穴合用，对于糖尿病有较好的辅助治疗作用。

拔罐方法3 ● 取穴：阳池、夹脊　○ 罐法：留罐法、走罐法

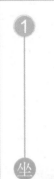
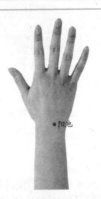

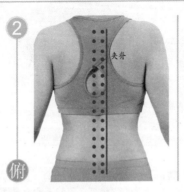

操作方法

①坐位。取阳池穴，留罐10~15分钟。
②俯卧位。取夹脊穴，走罐至皮肤潮红。
● 每日或隔日1次，每10次一个疗程。

实用功效

刺激夹脊穴可以调节自主神经，调节糖、脂肪、蛋白质的代谢及胰腺的分泌，同时还可通经活络、改善血液循环。经临床证实，夹脊穴配以阳池穴对改善糖尿病及其并发症效果颇佳。

拔罐方法4 ● 取穴：大椎、肺俞、大肠俞、曲池 ○ 罐法：留罐法

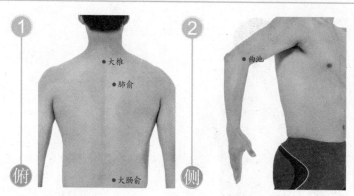

操作方法

① 俯卧位。吸拔大椎、肺俞、大肠俞穴，留罐20分钟。
② 侧卧位。取曲池穴，留罐10~15分钟。
● 每日或隔日1次，10次一个疗程。

实用功效

刺激大椎、大肠俞穴可有效提高人体免疫力，改善糖尿病引起的免疫力下降。刺激肺俞穴可以清热润肺，生津消渴。刺激曲池穴可调整人体的血液循环系统、内分泌系统，消除糖尿病人的口渴症状。四穴配合可缓解糖尿病引起的饮水多的症状。

拔罐方法5 ● 取穴：大椎、脾俞、胃俞、中脘、曲池 ○ 罐法：留罐法

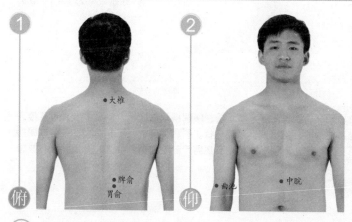

操作方法

① 俯卧位。取大椎、脾俞、胃俞穴，留罐10~15分钟。
② 仰卧位。取中脘、曲池穴，留罐10~15分钟。
● 每日或隔日1次，10次一个疗程。

实用功效

刺激大椎、脾俞穴可益气健脾。刺激胃俞、中脘穴可以清胃泻火，养阴生津。刺激曲池穴可反射性地调节中枢神经和周围神经，控制和调理由糖尿病引起的脑血管疾病的并发症。诸穴合用，可用于辅助治疗糖尿病引起的进食多而体重减少的症状。

拔罐方法6 ── ● 取穴：腰眼、中脘、关元、三阴交 ──── ○ 罐法：留罐法

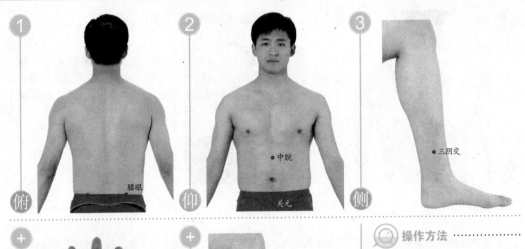

① 俯 ② 仰 ③ 侧

腰眼　中脘　关元　三阴交

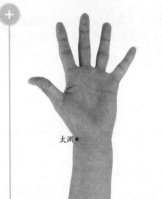

太渊

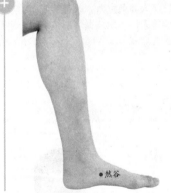

然谷

操作方法

① 俯卧位。取腰眼穴，留罐10~15分钟。
② 仰卧位。取中脘、关元穴，留罐10~15分钟。
③ 侧卧位。取三阴交穴，留罐10~15分钟。
● 每日或隔日1次，10次一个疗程。

实用功效

　　刺激腰眼穴，可加速肾脏区血液循环，改善泌尿系统状况，缓解糖尿病症状。刺激中脘穴可直接调控胃腑气血，健脾和胃，调整消化系统功能，缓解多食易饿症状。刺激关元穴，可补虚损，缓解糖尿病人的尿频、尿淋浊症状。刺激三阴交穴可使血糖下降，有调节胰岛素分泌的作用。诸穴合用，可有效缓解糖尿病症状。
　　配合按摩太渊、然谷穴效果更佳。

 专家建议

1.一旦确诊为糖尿病，应保持乐观的心态，不可精神萎靡，过于消极，否则会导致内分泌紊乱，不利于控制血糖。
2.多参加体育锻炼，选择散步、做操等轻度的锻炼方式，运动量不宜过大，以免发生低血糖。
3.健康饮食，减少糖类和脂肪的摄入量。主食以粗粮为主，细粮为辅；副食以蔬菜为主，瘦肉、蛋类为辅。
4.定期体检。患者应定期化验血糖、尿糖、血常规等，掌握自己的身体状况。

痛风
TONG FENG

痛风是由于遗传性或获得性病因导致嘌呤代谢障碍和血清尿酸持续升高所引起的一种常见病和多发病。随着人们生活水平的提高及饮食结构的改变，高嘌呤、高蛋白、高脂肪的大量摄入，痛风的发病率也在明显升高。如果痛风得不到控制，还会引起关节炎、皮下痛、肾结石、痛风性肾病等病症，甚至会导致肾功能衰竭，对患者的生命健康造成极大危害。

主要症状

痛风的主要临床表现为关节病变。病变关节出现红、肿、热、痛、活动受限等症状。随后发展为肥厚、畸形、僵硬，并且在耳郭、腱鞘、软骨内、皮下组织等可见大小不等的痛风石，破溃后溢出白色尿酸盐结晶。

医家之言

中医将该病称为"历节""白虎风"等，属痹证范畴，认为其病因主要有两个方面：外因为感受风寒水湿，寒湿之邪侵入机体皮肉筋骨和关节；内因为平素过食肥甘厚味，或饮酒无度，或多食乳酪，脾胃运化失常，湿热内生而致病。拔罐疗法通过刺激相关经络和穴位，可以祛风寒、清湿热、健脾胃，辅助治疗痛风。

拔罐方法1 ● 取穴：大椎、夹脊、关元、承山 ○ 罐法：闪罐法、走罐法、留罐法

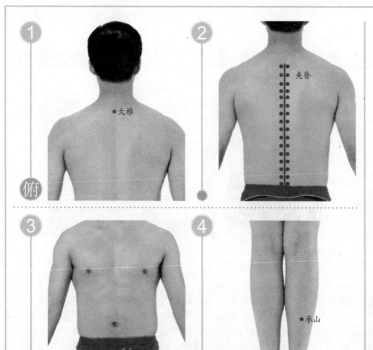

操作方法

①俯卧位。取大椎穴，用闪罐法吸拔15下。
②俯卧位。取腰部夹脊穴，走罐至皮肤出现紫红色瘀斑。
③仰卧位。取关元穴，留罐10~15分钟。
④俯卧位。取承山穴，留罐10~15分钟。
● 2~3日1次，10次一个疗程。

实用功效

刺激大椎穴可补气升阳。关元和夹脊穴合用可清热利湿、抗炎利尿，调节人体水液代谢，促进尿酸排出。刺激承山穴可运化水湿，理气清热。

彩 绘 图 解 全 人 体 拔 罐　　CAI·HUI·TU·JIE·QUAN·REN·TI·BA·GUAN

拔罐方法2 ── ● 取穴：脾俞、膀胱俞、中脘、阴陵泉　　○ 罐法：留罐法

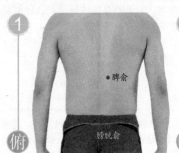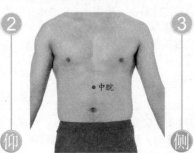

① 脾俞 俯　**② 中脘 仰**　**③ 阴陵泉 侧**

膀胱俞

操作方法

①俯卧位。取脾俞、膀胱俞穴，留罐10~15分钟。
②仰卧位。取中脘穴，留罐10~15分钟。
③侧卧位，取阴陵泉穴，留罐10~15分钟。
● 每日或隔日1次，10次一个疗程。

实用功效

刺激脾俞、膀胱俞穴可清热化湿，促进致病物质排出。刺激中脘穴可调理腑脏，健脾和胃。刺激阴陵泉穴可辅助运化水湿。诸穴合用可调理腑脏，除湿清热，缓解痛风。

拔罐方法3 ── ● 取穴：风门、膈俞、八髎、阳陵泉、足三里　　○ 罐法：留罐法、走罐法

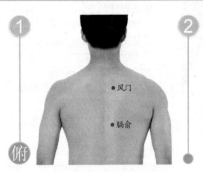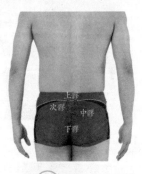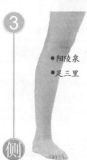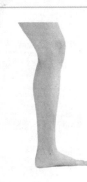

① 风门 膈俞 俯　**② 上髎 次髎 中髎 下髎**　**③ 阳陵泉 足三里 侧**

操作方法

①俯卧位。取风门、膈俞穴，留罐10~15分钟。
②俯卧位。取八髎穴，走罐至皮肤发红。
③侧卧位。取阳陵泉、足三里穴，留罐10~15分钟。
● 每日或隔日1次，10次一个疗程。

实用功效

刺激风门穴可疏风解表、清热凉血，祛寒、止痛一举两得。刺激膈俞穴可调补气血。八髎穴有利尿功能，刺激该穴可促进致病物质排出。刺激阳陵泉穴，可疏经利筋、祛风止痛、清肝利胆。刺激足三里穴不仅可以调和气血，还能增强胃功能，为脏腑功能恢复提供足够的营养。诸穴合用可缓解关节出现的异常症状。

甲亢
JIA KANG

甲亢是甲状腺功能亢进的简称，是由于甲状腺激素分泌过多，导致人体氧化过程加快，代谢率增高所致的一种常见内分泌疾病。按其病因不同可分为多种类型，其中最常见的是弥漫性甲状腺肿大，约占全部甲亢病的90%，男女均可发病，但多见于20~40岁的女性。

主要症状

甲亢的主要症状为心慌、心动过速、怕热、多汗、食欲亢进、消瘦、体重下降、疲乏无力及情绪易激动、性情急躁、失眠、思想不集中、眼球突出、手舌颤抖、甲状腺肿或肿大，女性可有月经失调甚至闭经，严重者可出现甲亢危象、昏迷，甚至有生命危险。

医家之言

中医认为，甲亢与人体肝、肾、心、脾、胃功能失调密切相关。气滞、肝火、痰凝和血瘀都是引发甲亢的重要原因。拔罐疗法通过刺激特定经络和穴位，可调整机体的脏腑功能，滋阴降火、平肝潜阳、益气宁心、化痰活血，调节免疫系统活动，提高人体的免疫功能，从而有效消除甲亢症状。

拔罐方法1 ● 取穴：肝俞、脾俞、肾俞、手三里、内关、阴陵泉、三阴交 ○ 罐法：留罐法

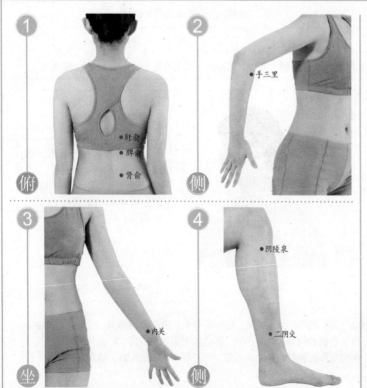

操作方法

① 俯卧位。取肝俞、脾俞、肾俞穴，留罐10~15分钟。
② 侧卧位。取手三里穴，留罐10~15分钟。
③ 坐位。取内关穴，留罐10~15分钟。
④ 侧卧位。取阴陵泉、三阴交穴，留罐10~15分钟。

实用功效

刺激肝俞、脾俞、肾俞穴可增强脏腑功能。刺激手三里穴可以润肠化燥，配合阴陵泉、三阴交穴可以健脾强运，化痰解郁。刺激内关穴可有效缓解甲亢造成的心慌、心动过速、失眠、思想不集中等症状。诸穴合用缓解甲亢效果较好。

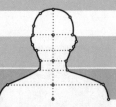

运动系统疾病

肩周炎
JIAN ZHOU YAN

肩周炎指肩关节周围的软组织和关节囊发生的慢性无菌性炎症，主要由肩关节周围的韧带、肌腱长期劳损，软组织退行性改变所致。该病常见于50岁左右的中年人，以及办公室工作者。如果患者得不到有效治疗，肩关节的功能活动将受到严重影响，从而妨碍日常生活、工作和学习。

 主要症状

肩周炎早期，患者肩关节会出现阵发性疼痛。这种疼痛常因天气变化或过度劳累而诱发，以后会逐渐发展为持续性疼痛，并越来越重，甚至可放射至后头部、手指、胸部，导致患者夜不能寐，肩关节活动受限。病程较长的患者可能会出现肩部肌肉萎缩、痉挛等现象。

 医家之言

中医认为，随着年龄的增长，人体积劳成疾，气血渐衰，肾气逐渐不足，因此易感外邪，以致经络阻滞、气血不和，出现局部疼痛和关节活动受限等症状。拔罐疗法主要从解决肩关节周围炎症和肩关节组织粘连、增强体质三个方面入手，通过刺激相关穴位和经络，松解粘连、通经活血，改善局部微循环，防止肩关节及周围组织发生退行性病变，缓解疼痛，从而改善肩周炎症状。

 拔罐方法 ● 取穴：肩井、肩髃、肩髎、天宗、臑会 ○ 罐法：留罐法

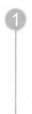

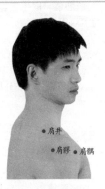

① 坐

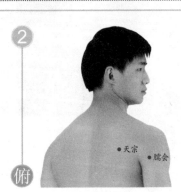

② 俯

● 肩井
● 肩髎 ● 肩髃

● 天宗　● 臑会

 操作方法

① 坐位。取肩井、肩髃、肩髎穴，留罐10~15分钟。
② 俯卧位。取天宗、臑会穴，留罐10~15分钟。
● 隔日1次，10次一个疗程。

实用功效

刺激肩井穴具有祛风散寒、舒筋活络、解痉止痛的功效，能够将体内的邪气排出体外、去除体内瘀血。刺激肩髃、肩髎穴可以舒筋通络，改善局部微循环。刺激天宗、臑会穴可促进颈、肩、背部血液循环，及时运走和稀释、分解炎症代谢产物，有效缓解因肩周炎导致的疼痛、手臂麻木等不适症状。诸穴合用，对于改善肩周炎有较好的效果。

骨质增生

GU ZHI ZENG SHENG

骨质增生是人体衰老的自然现象。人体中的一些骨骼关节，常处于运动状态，因此关节软骨周围的血液循环比较旺盛，骨骼关节处就会出现代偿性软骨增长，此为骨质增生的前身。时间久了，增生的软骨钙化，即为骨质增生。调查显示，45岁以上的中老年人、长期伏案工作者和睡眠姿势不良者患骨质增生的概率非常高。

主要症状

骨质增生可分为多种，其中以颈椎、腰椎和膝关节骨质增生最为常见。

颈椎骨质增生：颈项疼痛、僵硬，并且不适感从颈项向肩部和上肢扩展，活动受限。

腰椎骨质增生：腰部酸痛、胀痛、僵硬，患者弯腰受限。

膝关节骨质增生：患者膝关节仅有时隐痛，气温降低时加重。

医家之言

骨质增生，中医称"骨痹"，认为其与肝肾亏虚和外伤、劳损导致的瘀血阻络密切相关。此外，风、湿、寒气，以及劳损，会使气血运行受阻，筋骨失养则产生"骨痹"。拔罐疗法通过刺激相关穴位和经络，可以调补肝肾、疏通经络、行气止痛，防止软组织变形、退化，并消化骨刺，达到缓解和预防骨质增生的目的。

拔罐方法1 ● 取穴：昆仑、承山、涌泉、太溪、照海（均取患侧） ○ 罐法：留罐法

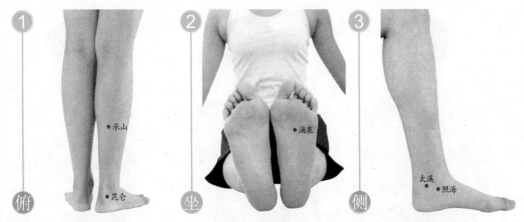

① 俯 承山 昆仑
② 坐 涌泉
③ 侧 太溪 照海

操作方法

①俯卧位。取承山、昆仑穴，留罐10~15分钟。
②坐位。聚涌泉穴，留罐10~15分钟。
③侧卧位。取太溪、照海穴，留罐10~15分钟。
●隔日一次，10次一个疗程。

实用功效

刺激昆仑穴可以祛寒，刺激承山穴可以除湿，二穴配合可以祛寒除湿、行气活血。太溪、照海、涌泉穴都是肾经上的重要穴位，刺激这些穴位可以补肾益气，从根源上改善患处的气血。诸穴合用既可活血化瘀，又可补肾固精、标本兼治，对于缓解骨质增生效果显著。

拔罐方法2 ● 取穴：脊椎患处及邻近的俞穴、大椎、命门、肾俞 ○ 罐法：留罐法

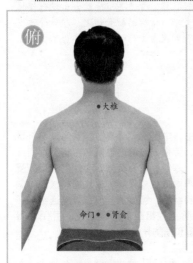

俯

● 大椎

命门 ● ● 肾俞

操作方法

● 俯卧位。取脊椎患处及邻近的俞穴、大椎、命门、肾俞穴，留罐10~15分钟。
● 隔1~2日一次，10次一个疗程。

实用功效

刺激脊椎患处以及邻近的俞穴，可有效调理患处气血，在缓解症状的同时使患处得到气血滋养。刺激大椎、命门、肾俞穴可舒筋活血，缓解肌肉痉挛疼痛，同时补益肾气，辅助治疗骨质增生。诸穴合用改善腰椎骨质增生效果较好。

拔罐方法3 ● 取穴：天柱、大椎、大杼、风门 ○ 罐法：留罐法

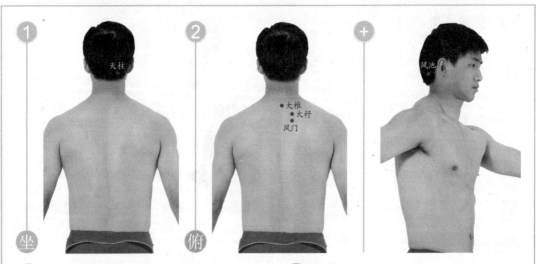

① 天柱　坐

② ● 大椎　● 大杼　风门　俯

＋ 风池

操作方法

①坐位。按摩天柱穴、风池穴1~2分钟。
②俯卧位。取大椎、大杼、风门穴，留罐10~15分钟。
● 每日或隔日1次，10次一个疗程。

实用功效

刺激天柱穴可以迅速缓解颈部疼痛、僵硬症状。配合按摩风池穴，可以疏风散寒。配合大椎、大杼、风门穴效果更佳。诸穴合用，可调理颈椎骨质增生。

拔罐方法4 ● 取穴：肝俞、肾俞、委中（患侧）、环跳、血海 ○ 罐法：留罐法

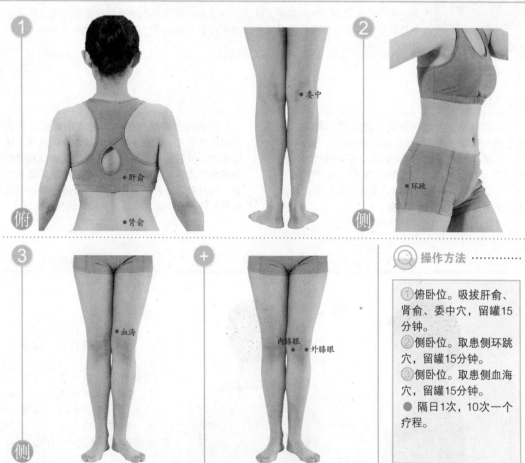

操作方法

① 俯卧位。吸拔肝俞、肾俞、委中穴，留罐15分钟。
② 侧卧位。取患侧环跳穴，留罐15分钟。
③ 侧卧位。取患侧血海穴，留罐15分钟。
● 隔日1次，10次一个疗程。

实用功效

刺激肝俞、肾俞穴可有效增强肝肾功能，固精培元、强壮筋骨。刺激环跳穴可改善臀部的血液循环。刺激血海穴有舒筋活络的作用，可消除膝关节增生引起的疼痛。刺激委中穴可增加关节内血液供应和润滑液的分泌，缓解因摩擦造成的疼痛。诸穴合用可有效改善膝关节骨质增生，同时可以补肝养血，使一身之筋得到濡养。

配合按摩内、外膝眼穴效果更佳。

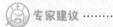专家建议

1.骨质增生急性期疼痛时，患者要尽量减少患侧关节的活动量，尽量休息，以减少对受累关节的刺激，防止症状加重。
2.骨质增生患者要避免受潮、受寒，防止关节、肌肉、神经等组织受到刺激而诱发炎症。

颈椎病

JING ZHUI BING

颈椎病又称颈椎病综合征，是中老年人的常见病，随着人们生活节奏的加快、工作和学习压力的加大，其发病趋势越来越年轻化。该病主要由颈椎长期劳损、骨质增生，或椎间盘脱出、韧带增厚，致使颈椎脊髓、神经根或椎动脉受压所造成。该病会导致血压不稳、胃肠功能紊乱、自主神经功能紊乱、更年期综合征等多种疾病，严重时还有致瘫的危险。

🫀 主要症状

颈椎病的主要症状是头、颈、肩、背、手臂酸痛，颈项僵硬，活动受限，重者伴有恶心呕吐、眩晕、猝倒。当颈椎病累及交感神经时可出现头痛、视力模糊、双眼发胀发干、耳鸣、耳堵、心动过速、胸部紧束感，有的患者甚至出现大、小便失控，性功能障碍等。

📖 医家之言

中医认为，颈椎病由年老体虚或长期劳累导致肾气不足、气血失和，再加上外感风寒、经络受阻以致筋骨不利所致。拔罐疗法通过刺激相关经络和穴位，可补益脏腑、增强体质、调和气血、祛风散寒、舒筋通络，从而解痉止痛，有效缓解各种不适症状，延缓或逆转其病程。

💬 拔罐方法1 ── ● 取穴：肩井、大椎、天宗、内关　　　○ 罐法：留罐法

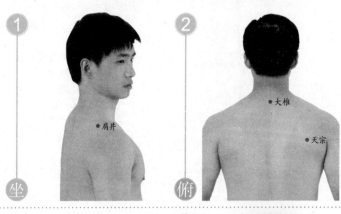

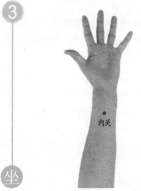
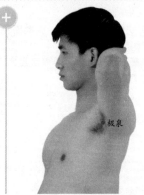

🗨 操作方法

①坐位。取肩井穴，留罐10~15分钟。
②俯卧位。取大椎、天宗穴，留罐10~15分钟。
③坐位。取内关穴，留罐10~15分钟。
● 隔日1次，10次一个疗程。

➕ 实用功效

刺激肩井穴可祛风散寒、舒筋活络、解痉止痛。刺激大椎、天宗穴可通经活络，使颈背部血液流动顺畅，消除背部僵硬、疼痛。刺激内关穴可缓解由颈椎病引起的胸闷、恶心、呕吐。

配合按摩极泉穴，能通经活络，缓解颈椎病引起的上肢乏力、手指发麻症状。

拔罐方法2 ● 取穴：印堂、大椎、至阳、心俞、肾俞 ○ 罐法：留罐法、闪罐法

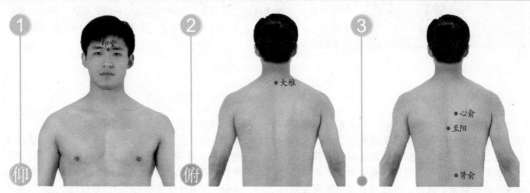

 操作方法

①仰卧位。取印堂穴，留罐10~15分钟。
②俯卧位。取大椎穴，以闪罐法反复吸拔10~15次。
③俯卧位。取至阳、心俞、肾俞穴，前两个穴留罐15分钟即可，肾俞穴留罐时间宜稍长，需20分钟。
● 隔日一次，10次一个疗程。

 实用功效

　　刺激印堂穴可以缓解颈椎病导致的头痛、头晕症状。刺激大椎、肾俞穴可以补肾益气，调和气血。至阳、心俞穴并用对于缓解颈椎病引起的心律失常效果明显。诸穴合用，可调理腑脏功能，有助于改善颈椎病症状。

拔罐方法3 ● 取穴：肩中俞、大杼、风门、天宗、臂臑 ○ 罐法：留罐法

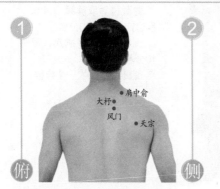
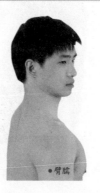

操作方法

①俯卧位。吸拔肩中俞、大杼、风门、天宗穴，留罐10分钟。
②侧卧位。取双侧臂臑穴，留罐10分钟。
● 2~3日1次，10次一个疗程。

实用功效

　　刺激肩中俞穴可以缓解背部疼痛。大杼穴为背俞各穴的气血集中后向头部输送的位置，刺激该穴可以保证颈肩部气血通畅，调理颈椎病引起的颈肩酸痛现象。刺激风门穴可以祛风散寒、疏通经络。刺激天宗穴可缓解颈部不适症状。刺激臂臑穴可以减轻颈椎病造成的手臂疼痛。诸穴合用，行气止痛效果显著。

腰椎间盘突出
YAO ZHUI JIAN PAN TU CHU

腰椎间盘突出是指突出的椎间盘压迫坐骨神经或马尾神经，使神经产生粘连、水肿变形而导致的一系列症状，多由人体衰老、外伤或劳损引起的腰椎间盘退行性变异所致。该病多发于20~40岁的青壮年，以劳动强度较大的产业工人、长期伏案的工作人员等多见。我国腰椎间盘突出的发病率高达15%。

♥ 主要症状

腰椎间盘突出症的患者90%以上都有腰痛症状。疼痛主要分布于下腰部及腰骶部，也可放射至下肢。患者下肢感觉和运动功能减弱，常有麻木、发寒等症状，严重时还可能会出现肌肉萎缩甚至瘫痪的现象。此外，少数患者也可兼有会阴部麻木刺痛，排尿无力，排便失禁等症状。

医家之言

腰椎间盘突出属中医"腰痛""腰腿痛"的范畴。中医认为，腰为肾之府，肾主骨生髓，因此本病病位在腰脊，本在肾。先天体质虚弱、后天失养以及劳损可使肾精亏损，导致骨髓筋脉失养而发病，加之外感湿寒之气，导致经络不通，气血不畅，"不通则痛"，于是便引起经脉循行部位的疼痛。因此，针对本病的拔罐疗法应以补肾固精为主，同时通过加强局部气血循环和新陈代谢，改变腰部僵紧状态，恢复受损的组织和神经根功能，达到调理和缓解不适症状的目的。

拔罐方法1　　● 取穴：腰眼、肾俞、秩边、环跳　　○ 罐法：留罐法

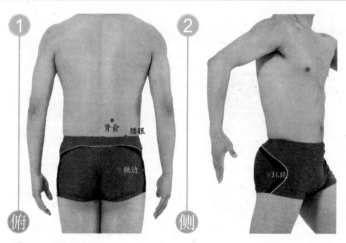

肾俞　腰眼
秩边
环跳
俯　侧

操作方法

① 俯卧位。取腰眼、肾俞、秩边穴，留罐10分钟。
② 侧卧位。取环跳穴，留罐10分钟。
● 每日1次，10次一个疗程。

➕ 实用功效

腰眼穴为经外奇穴，不仅可以缓解各种原因引起的腰部疼痛，还可以强腰健肾。刺激肾俞穴可以补肾固精，可以改善疼痛区血液循环，恢复麻木的神经组织，缓解疼痛。刺激秩边、环跳穴可有效缓解因腰椎间盘突出、神经受到压迫而产生的疼痛感。四穴合用侧重于补肾强腰，从调理脏腑的角度改善该病。

拔罐方法2 ── ● 取穴：命门、腰阳关 ── ○ 罐法：留罐法

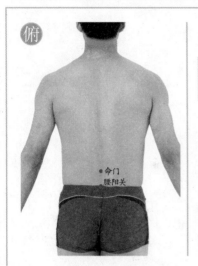

俯

●命门
腰阳关

操作方法

- 俯卧位。吸拔命门、腰阳关穴，留罐10分钟。
- 隔日1次，10次一个疗程。

实用功效

刺激命门穴可促进腰部血液循环，加快炎性产物的排出。腰阳关穴具有壮阳补肾、活血祛瘀、散寒止痛、疏利关节的功效，刺激该穴可改善局部微循环和末梢神经功能，减轻突出物对神经根的压迫，有利于促进损伤神经的修复和再生。二穴合用可舒筋活血，通络化瘀，有助于消除疼痛症状。

拔罐方法3 ── ● 取穴：夹脊、委中 ── ○ 罐法：走罐法、留罐法

① ②

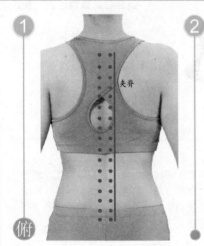
夹脊

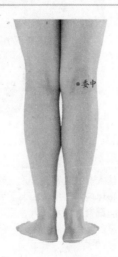

●委中

俯

操作方法

①俯卧位。取与病变腰椎间盘平行位置的夹脊穴，走罐至皮肤潮红。
②俯卧位。取病变一侧的委中穴，留罐10分钟。
- 每日1次，10次一个疗程。

实用功效

刺激与病变腰椎间盘平行位置的夹脊穴，可改善局部血液循环，加快局部炎性产物的排泄，促进损伤神经的修复，同时还能缓解腰部肌肉紧张状态，相对地松弛或增宽椎间隙，从而利于消除或减轻突出物对神经根的机械压迫，降低疼痛程度。刺激委中穴可以疏通腰背部的气血，加强血液循环，迅速缓解腰背部的疼痛。

拔罐方法4 ● 取穴：腰骶部膀胱经第一侧线、命门、承山 ○ 罐法：走罐法、留罐法

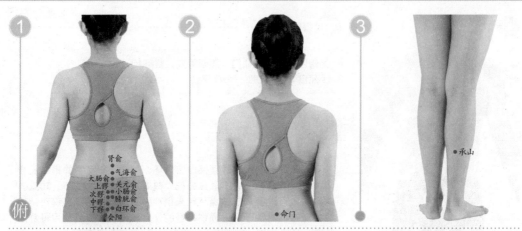

俯

① ② ③

肾俞
气海俞
大肠俞 关元俞
上髎 小肠俞
次髎 膀胱俞
中髎 白环俞
下髎 会阳

命门

承山

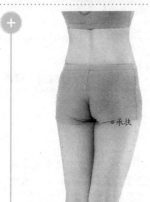

承扶

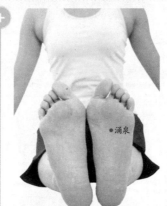

涌泉

操作方法

①俯卧位。取腰骶部膀胱经第一侧线诸穴位走罐，以该部位出现瘀点为宜。
②俯卧位。取命门穴，留罐10分钟。
③俯卧位。取承山穴，留罐10分钟。
● 每日或隔日1次，10次一疗程。

实用功效

　　刺激腰骶部膀胱经第一侧线，会使人有膝盖甚至脚底发热的感觉，可以除湿祛寒，解除疼痛。刺激承山穴可以通过振奋膀胱经的阳气，将体内湿气排出。刺激命门穴有温肾阳、利腰脊的作用。诸穴合用可疏散湿寒之气，改善腰椎间盘突出。配合按摩承扶穴，可调节脏腑功能，疏通经络，促进下身血液循环，有助于腰椎间盘受损纤维环的修复。配合按摩涌泉穴，效果更佳。

专家建议

1.辨明病症，中央型腰椎间盘突出症患者，除症状较轻者外，不适于拔罐调理。急性期宜卧硬板床休息，并固定腰部。
2.急性期先用柔和手法在腰部大范围操作，先健康一侧后患侧，先周围后痛点；炎症缓解期用快捷的复位手法；恢复期适当增加被动活动关节的手法。
3.有计划地进行功能锻炼，增加腰背肌力，改善腰背柔韧性和调整局部肌肉的肌张力，可对脊柱内外平衡起到保护作用，并可预防腰椎间盘突出症复发。

类风湿性关节炎
LEI FENG SHI XING GUAN JIE YAN

类风湿性关节炎是一种以关节滑膜炎为特征的慢性全身性免疫性疾病，经常发于手、腕、足等小关节，反复发作，呈对称分布。该病可导致关节内软骨和骨的破坏，还会导致心、肺、肾等身体其他器官的病变。据统计，我国类风湿性关节炎患者约有360万人。该病是造成我国人群丧失劳动力和残疾的主要原因之一。

主要症状

类风湿性关节炎早期，患者手指及足趾等小关节呈现游走性的疼痛和功能障碍，患者同时可有疲倦乏力、体重减轻、胃纳不佳、低热和手足麻木刺痛等症状；晚期，患者可出现关节僵硬、畸形、功能丧失等症状，少数患者可出现晨起时关节僵硬、肌肉酸痛、关节肿大、日渐疼痛等现象。病情严重者甚至会失去行动能力。

医家之言

中医将这种病归入"痹证"范畴。中医认为，类风湿性关节炎的发生多是由于外感风、寒、湿等邪气，或嗜食肥甘厚味、生冷，导致湿浊内生，浸淫筋脉所致；或由于气血不足，筋脉骨髓失养所致。拔罐疗法通过刺激相关经络和穴位，可扶正祛邪、活血通络，调整机体的免疫功能，改善局部血液循环，缓解关节疼痛，松解关节粘连，从而缓解或调理此病。

拔罐方法1 ━━● 取穴：大椎、神阙、气海 ━━○ **罐法：留罐法**

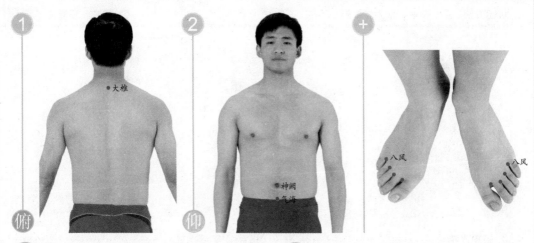

① 大椎

② 神阙 气海

八风 八风

俯 仰

操作方法

①俯卧位。取大椎穴，留罐10~15分钟。
②仰卧位。取神阙、气海穴，留罐10~15分钟。
●隔日1次，10次一个疗程。

实用功效

刺激大椎、神阙穴可补中益气，激发人体的抵抗力和免疫力。刺激气海穴能够调节自主神经紊乱，安抚患者情绪，补气养血，为病变关节输送营养，缓解病症。

配合按摩八风穴效果更好。

拔罐方法2　　● 取穴：命门、期门　　　　　　　　　○ 罐法：留罐法

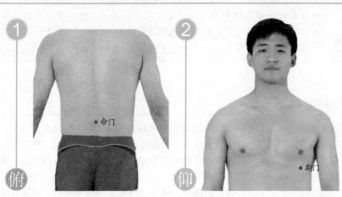

操作方法

① 俯卧位。取命门穴，留罐15分钟。
② 仰卧位。取期门穴，留罐15分钟。
● 隔日1次，10次一个疗程。

实用功效

刺激命门穴可补肾培元，益气养髓。刺激期门穴可清热解毒、行气止痛。二穴合用，可缓解由类风湿性关节炎引发的发热、疼痛等常见症状。

拔罐方法3　　● 取穴：中脘、风市、三阴交　　　　　　○ 罐法：留罐法

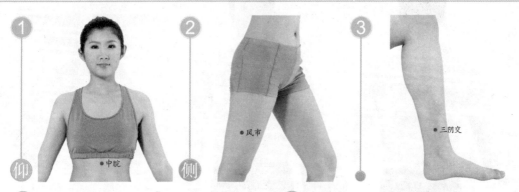

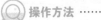

操作方法

① 仰卧位。取中脘穴，留罐10~15分钟。
② 侧卧位。取风市穴，留罐10~15分钟。
③ 侧卧位。取三阴交穴，留罐10~15分钟。
● 隔日1次。10~12次一个疗程。

实用功效

刺激中脘穴能有效调节脾胃功能，促进血液循环，缓解因类风湿性关节炎引起的肢体麻木、胃纳不佳等症状。刺激风市穴可以疏通肝胆气血，濡养筋脉。三阴交穴是脾、肝、肾三经的交会穴，刺激此穴可健脾益气、清利湿热、调补肝胃，促进全身气血循行，有效增强身体免疫力。

膝关节炎

XI GUAN JIE YAN

膝关节炎又叫骨性关节炎、增生性关节炎，是指膝关节关节软骨变性，软骨深层及关节周围出现骨质增生，刺激关节周围组织而发生的病痛。它是一种老年退行性、增生性骨关节病，与年龄、创伤、肥胖、膝关节畸形、寒冷或潮湿有密切关系，多见于中老年人，特别是50~60岁的老年人，且女性多于男性。

主要症状

膝关节炎的主要症状为，患者膝关节肿大、疼痛、活动受限，X光拍片显示膝关节骨质增生或出现骨刺；天气变化或长久站立、上下楼梯时膝关节疼痛明显；关节活动时可有弹响摩擦音。部分患者可出现关节肿胀，股四头肌萎缩，膝关节周围有压痛，活动髌骨时关节有疼痛感等。

医家之言

中医认为，膝关节炎的发生一是因慢性劳损、受寒或轻微外伤所致，二是由于年老体弱，肝肾亏损，人体气血不足使筋骨失养，日久导致关节发生退变及骨质增生所致。拔罐刺激特定的穴位和经络，可舒筋活血、松解粘连、行气止痛，缓解膝关节软骨及周围组织炎症，有效防止膝关节退行性改变，从而达到改善膝关节炎的目的。

拔罐方法1 ● 取穴：肝俞、肾俞、风市、血海 ○ 罐法：留罐法

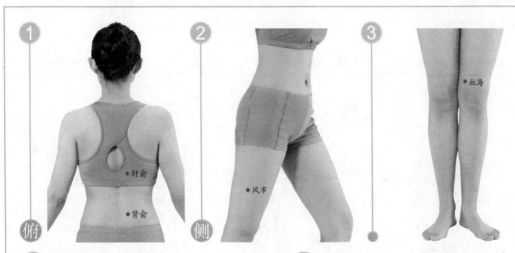

①俯
②侧
③
●血海
●肝俞
●肾俞
●风市

操作方法

①俯卧位。取肝俞、肾俞穴，留罐10~15分钟。
②侧卧位。取风市穴，留罐10~15分钟。
③侧卧位。取血海穴，留罐10~15分钟。
●隔日1次，7次一个疗程。

实用功效

刺激肝俞、肾俞穴可养肝补肾、补血益气，从而起到舒筋活络、促进全身气血循环的作用。刺激风市、血海穴有舒筋活络、止痛的作用，可调理膝关节炎引起的下肢痿痹，缓解膝关节疼痛。诸穴合用，对于改善膝关节炎有较好的效果。

拔罐方法2 ━━━ ● 取穴：梁丘、委中、三阴交 ━━━━━━━━━━━━━ ○ 罐法：留罐法

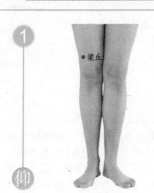 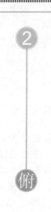 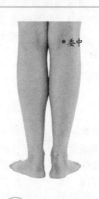 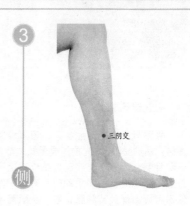

操作方法

① 仰卧位。取梁丘穴，留罐15分钟。
② 俯卧位。取委中穴，留罐10~15分钟。
③ 侧卧位。取三阴交穴，留罐10~15分钟。
● 隔日1次，7次一个疗程。

实用功效

　　刺激梁丘穴可有效增加股四头肌的血液供应，防止肌肉萎缩，对改善膝关节骨性关节炎的抬腿无力、屈伸困难等症状效果显著。刺激委中穴可增加关节内血液供应和润滑液的分泌，防止因摩擦造成的疼痛，缓解膝关节炎。刺激三阴交穴可促进下肢血液循环，缓解膝关节疼痛。

拔罐方法3 ━━━ ● 取穴：足三里、阴陵泉 ━━━━━━━━━━━━━ ○ 罐法：留罐法

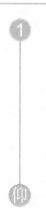 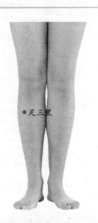 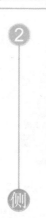 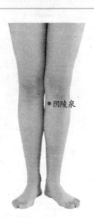

操作方法

① 仰卧位。取足三里穴，留罐10~15分钟。
② 侧卧位。取阴陵泉穴，留罐10~15分钟。
● 隔日1次，7次一个疗程。

实用功效

　　刺激足三里穴具有补益肝脾肾的作用，可以令下肢强健有力，对于消除膝关节肿大、疼痛有一定效果，加阴陵泉穴效果更佳。

坐骨神经痛
ZUO GU SHEN JING TONG

坐骨神经痛是指沿坐骨神经通路及其分布区内的疼痛。西医认为，坐骨神经穿过骨盆的时候，从一组肌肉中穿过，肌肉组织的水肿、炎症等对神经形成压迫，就会导致坐骨神经痛的现象。此病症多见于中年男子，以单侧较多，病因复杂，可由人体组织器官的病变导致，也可由其他原因导致。目前最常见坐骨神经痛的原因是长期姿势不良。

主要症状

坐骨神经痛的疼痛先从腰、臀部开始，向大腿的外侧后面，小腿的外侧后面，以及外踝、足背等处放射。疼痛可为间歇性，也可为持续性，走路、运动、咳嗽以及用力解大便会加剧疼痛。

医家之言

坐骨神经痛属中医"筋痹"的范畴，中医理论认为，肝肾阴虚、气血不足为其内在病因，风邪侵袭为其外在病因。肝肾不足、经络闭阻便会发而为痛。拔罐疗法通过刺激特定穴位和经络，可滋阴养肾、利湿壮筋、通经活络、活血化瘀、消炎化肿，解除神经根的压迫，从而缓解疼痛的症状。

拔罐方法1 ● 取穴：夹脊、秩边、环跳、风市 ○ 罐法：留罐法

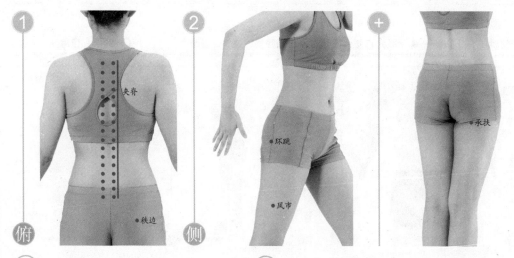

操作方法

①俯卧位。取腰椎旁夹脊、秩边穴，留罐10~15分钟。
②侧卧位。取环跳、风市穴，留罐10 15分钟。
● 每周1次，5次一个疗程。

实用功效

刺激夹脊穴可直达病所，促进腰部炎肿吸收，减轻神经根的压迫，缓解坐骨神经痛。刺激秩边穴可促进局部血液循环。环跳穴下为坐骨神经干，刺激该穴可兴奋坐骨神经，缓解疼痛。刺激风市穴可疏风止痛。诸穴合用可缓解腰部和臀部疼痛。配合按摩承扶穴，效果更佳。

拔罐方法2 ● 取穴：八髎、殷门、委中、承山　○ 罐法：走罐法、留罐法

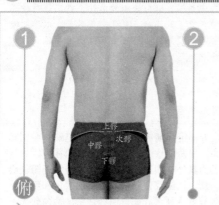

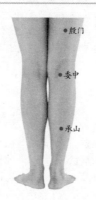

俯

操作方法

① 俯卧位。取八髎穴，走罐至皮肤出现紫红色瘀点。
② 俯卧位。取殷门、委中、承山穴，留罐10~15分钟。
● 每周1次，5次一个疗程。

实用功效

　　刺激八髎穴对坐骨神经痛有较好的改善作用。刺激风市穴可舒筋活络、活血止痛。殷门、委中、承山穴所在的下肢正后侧为坐骨神经的分布之处，同时也是膀胱经的循行路线。刺激此三穴可直接作用于患处，通络止痛，同时调理膀胱经气血，祛寒除湿，减轻湿寒导致的坐骨神经痛。诸穴合用可缓解下肢疼痛。

拔罐方法3 ● 取穴：腰俞、足三里、阳陵泉、悬钟、丘墟　○ 罐法：留罐法

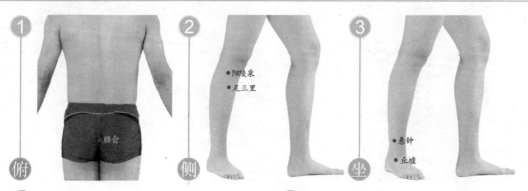

俯　侧　坐

操作方法

① 俯卧位。取腰俞穴，留罐10~15分钟。
② 侧卧位。取足三里、阳陵泉穴，留罐10~15分钟。
③ 坐位。取悬钟、丘墟穴，留罐10~15分钟。
● 每日或隔日1次，10次一个疗程。

实用功效

　　腰俞穴是调理腰部、腿部以及内脏疾病的重要穴位，刺激该穴可缓解疼痛。刺激阳陵泉、足三里穴可增强肝胆功能，疏通局部气血，缓解坐骨神经痛。刺激悬钟、丘墟穴可调肝养血。诸穴合用，可缓解小腿和足背部疼痛。

拔罐方法4 ● 取穴：腰俞、居髎、承筋 ○ 罐法：留罐法

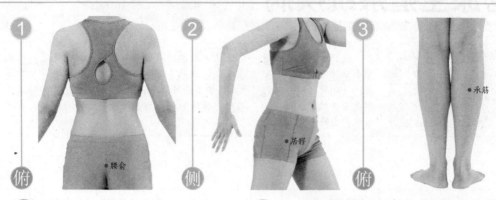

① 俯　② 侧　③ 俯

●腰俞　●居髎　●承筋

操作方法

① 俯卧位。取腰俞穴，留罐15分钟。
② 侧卧位。取居髎穴，留罐15分钟。
③ 俯卧位，取承筋穴，留罐15分钟。
● 每周2~3次，10次一个疗程。

实用功效

　　刺激腰俞、居髎穴可疏导经气、舒筋活络，还可协调机体各部位间的活动，促进血液循环，对坐骨神经痛引发的腿脚麻木等症有缓解作用。承筋穴有运水化湿的功能，刺激该穴可松解紧缩的肌肉，消除肌肉痉挛带来的痛苦。诸穴合用，可缓解坐骨神经痛。

拔罐方法5 ● 取穴：肾俞、关元俞、三焦俞、环跳、阳陵泉 ○ 罐法：留罐法

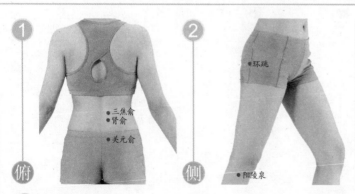

① 俯　② 侧

●三焦俞　●肾俞　●关元俞　●环跳　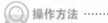

●阳陵泉

操作方法

① 俯卧位。取肾俞、关元俞、三焦俞穴，留罐10~15分钟。
② 侧卧位。取环跳、阳陵泉穴，留罐10~15分钟。
● 2~3日1次，10次一个疗程。

实用功效

　　刺激肾俞、关元俞、三焦俞穴可滋阴补肾，改善肾功能，对调理坐骨神经痛具有显著效果。环跳穴下为坐骨神经干的所在，刺激此穴可兴奋坐骨神经，从而缓解坐骨神经的疼痛。刺激阴陵泉穴能疏通局部气血。诸穴合用，可调理内脏，补气养血，从而缓解坐骨神经痛。

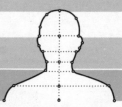

泌尿生殖系统疾病

慢性肾炎
MAN XING SHEN YAN

慢性肾炎即慢性肾小球肾炎，指各种病因引起的不同病理类型的双侧肾小球弥漫性或局部性炎症改变。该病多见于青壮年男性，发病年龄大多在20～40岁之间。人们对此病通常不是特别重视，实际上60%的肾功能衰竭都是由慢性肾炎引起的。因此，预防和调理该病对于防止肾功能减退有着非常重要的意义。

主要症状

慢性肾炎主要症状为水肿（主要是下半身）、腰痛、尿短少、乏力等症状。此外，患者还时常伴有头晕、头痛、心悸、胸闷、视物模糊等全身症状。

医家之言

中医将该病列入"肾虚""水肿"的范畴，认为其病根在肾。肾脏气化功能失调，伤及脾肺；或因风热之邪侵入肺，累及中、下焦，导致脾失健运，肾失开合，一旦湿邪浸淫，水肿症状就会出现。拔罐疗法通过刺激相关经络和穴位，可以清肺热、理肺气，健脾补肾，利水消肿，加快水分代谢和有毒物质的排出，改善人体免疫系统，从而缓解慢性肾炎。

拔罐方法1　　取穴：中脘、关元、足三里　　　　罐法：留罐法

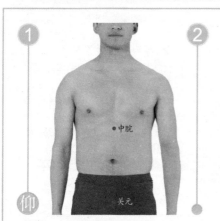

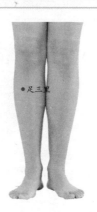

●足三里

●中脘

关元

操作方法

① 仰卧位。吸拔中脘、关元穴，留罐20分钟。

② 仰卧位。取足三里穴，留罐20分钟。

● 隔日1次，10次一个疗程。

实用功效

刺激关元穴可以有效疏导水湿之气，配合中脘穴可以刺激膀胱的气化功能，利水消肿。刺激足三里可以燥化脾湿，强脾健运。诸穴合用以强化脏腑的气化功能、疏导水湿为主，能有效缓解肾炎引发的水肿症状。

拔罐方法2 ● 取穴：大椎、大杼、肺俞、水分 ○ 罐法：留罐法

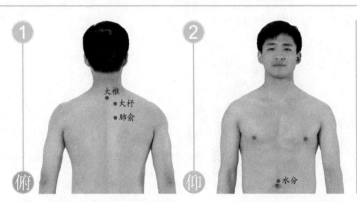

大椎
大杼
肺俞

俯

仰

水分

 操作方法

① 俯卧位。取大椎、大杼、肺俞穴，留罐20分钟。
② 仰卧位。吸拔水分穴，留罐20分钟。
● 每日1次，10次一个疗程。

实用功效

　　刺激大椎、大杼穴可以疏风散热，配合肺俞穴可以清除侵入肺的风热之邪，使肺经恢复通畅，肺的宣发功能恢复。水分穴的疏导水湿作用明显，刺激该穴可缓解水肿症状。四穴合用以疏泄邪实为主，利水消肿为辅，可调理外邪浸淫引起的慢性肾炎。

拔罐方法3 ● 取穴：风门、肺俞、肾俞、阴陵泉、三阴交 ○ 罐法：留罐法

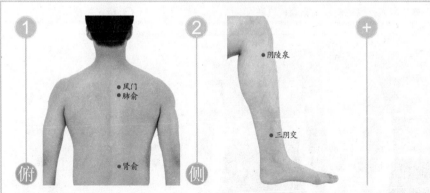

风门
肺俞

俯

阴陵泉

三阴交

侧

外关

合谷

肾俞

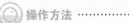 **操作方法**

 实用功效

① 俯卧位。取风门、肺俞、肾俞穴，留罐10~15分钟。
② 侧卧位。取阴陵泉、三阴交穴，留罐10~15分钟。
● 隔日1次，5次一个疗程。

　　风门穴、肺俞穴共用可以清热宣肺，祛除侵入肺脏的风热之邪。刺激肾俞穴能改善肾脏血液循环，有效缓解因肾功能减弱引起内分泌失调而导致的机体水肿。阴陵泉、三阴交合用，强化脾的运化功能效果显著。诸穴合用，可调理慢性肾炎。
　　配合按摩合谷、外关穴效果更佳。

拔罐方法4 ———— ● 取穴：脾俞、肾俞、中脘、足三里 ————— ○ 罐法：留罐法

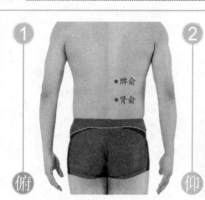
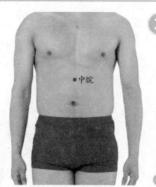
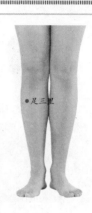

① 俯
②
③

●脾俞
●肾俞

●中脘

●足三里

操作方法

① 俯卧位。取脾俞、肾俞穴，留罐20分钟。
② 仰卧位。取中脘穴，留罐20分钟。
③ 仰卧位。取足三里穴，留罐20分钟。
● 隔日1次，10次一个疗程。

实用功效

　　刺激脾俞、肾俞穴可以健脾补肾，增强脾、肾二脏功能。刺激中脘、足三里穴可强健脾胃，调整消化系统功能。四穴合用，可增强脾的运化功能和肾的气化功能，从调理内脏的角度改善慢性肾炎。

拔罐方法5 ———— ● 取穴：膀胱俞、大肠俞、气海 ————— ○ 罐法：留罐法

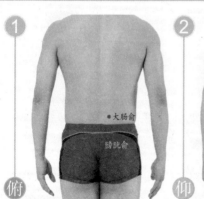
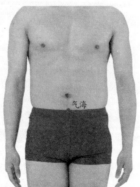

①
②

●大肠俞
膀胱俞

气海

俯
仰

操作方法

① 俯卧位。取膀胱俞、大肠俞穴，留罐20分钟。
② 仰卧位。取气海穴，留罐20分钟。
● 隔日1次，10次一个疗程。

实用功效

　　刺激膀胱俞、大肠俞穴可以增强人体排泄功能，加快水分、代谢废物和有毒物质的排出。刺激气海穴可以补气益中，增强人体免疫功能。三穴合用可缓解慢性肾炎。

拔罐方法6 ● 取穴：志室、胃仓、京门 ○ 罐法：留罐法

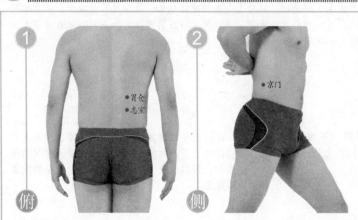

操作方法

①俯卧位。取志室、胃仓穴，留罐10~15分钟。

②侧卧位。取京门穴，留罐10~15分钟。

● 每日或隔日一次，10次一个疗程。

实用功效

刺激志室、胃仓穴，可外散肾、胃的湿热之气。刺激京门穴，可转运肾脏的水湿。三穴合用，可利水消肿，有助于缓解肾炎引起的水肿症状。

拔罐方法7 ● 膀胱俞、中脘、神阙、关元、足三里 ○ 罐法：留罐法

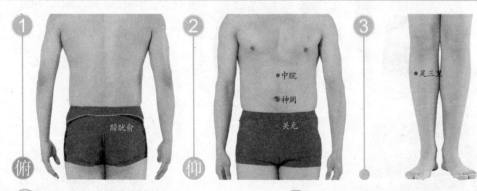

操作方法

①俯卧位。吸拔膀胱俞穴，留罐20分钟。

②仰卧位。取中脘、神阙、关元穴，留罐20分钟。

③仰卧位。取足三里穴，留罐20分钟。

● 每日或隔日1次，10次一个疗程。

实用功效

中脘、膀胱俞穴合用可强化膀胱功能，促进水分等代谢物质排出体外。刺激关元穴可以有效疏导中、下焦水湿。刺激神阙穴可使人体真气充盈，配以足三里穴效果更佳。诸穴合用，有助于缓解慢性肾炎症状。

膀胱炎
PANG GUANG YAN

膀胱炎是一种常见的泌尿系统疾病，大多由化脓菌感染所致，经常与附睾炎、尿道炎、盆腔炎等疾病一起出现。该病会导致膀胱纤维化，使膀胱容量减少，甚至输尿管尿液回流，造成肾水肿与肾脏发炎，导致憋尿时会有疼痛感，等到排尿后疼痛才会稍缓，严重影响患者的工作和家庭生活。

主要症状

膀胱炎的主要症状为尿急、尿频、下腹疼痛、血尿，并伴有体弱无力、体温升高，以及耻骨上不适和腰背痛等症状。

医家之言

该病在中医里属于"淋证"范畴，多因湿热郁结体内，下注膀胱所致。拔罐疗法通过刺激相关穴位，可以清热泻火、利湿通淋，改善膀胱炎效果显著。

拔罐方法1 — 取穴：膀胱俞、气海、中极、大赫、阴陵泉 — 罐法：闪罐法、留罐法

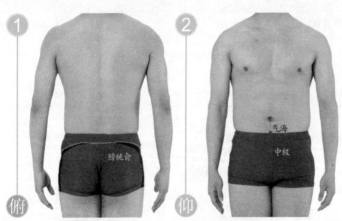
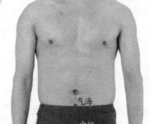

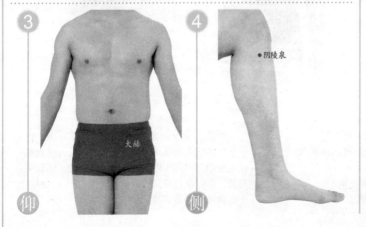

操作方法

①俯卧位。取膀胱俞穴，用闪罐法吸拔10次。
②仰卧位。取气海、中极穴，留罐10分钟。
③仰卧位。取大赫穴，用闪罐法吸拔10次。
④侧卧位。取阴陵泉穴，留罐10分钟。
●每日或隔日1次，10次一个疗程。

实用功效

膀胱俞、中极穴合用，可以外散郁结于膀胱的热气，同时募集膀胱经水湿转为膀胱经经气。刺激气海穴可提升体内中气，阻止湿热之邪下注下焦。刺激大赫穴可以利用冲脉的强力水湿之气有效改善肾经气血。刺激阴陵泉穴可以增强脾的运化水湿功能。诸穴合用，可辅助治疗膀胱炎。

拔罐方法2 ● 取穴：膀胱俞、大肠俞、八髎、中极 ○ 罐法：走罐法、闪罐法

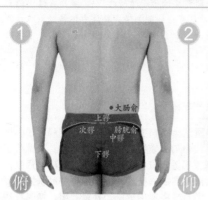

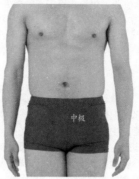

● 操作方法

① 俯卧位。取膀胱俞、大肠俞、八髎穴，用走罐法吸拔，以出现瘀斑为宜。
② 仰卧位。取中极穴，用闪罐法吸拔10次。
● 每日或隔日1次，10次一个疗程。

➕ 实用功效

膀胱俞、大肠俞、中极穴合用，可以祛除郁结于大肠、膀胱的水湿之气，配合八髎穴一同调理膀胱经气血，可疏散郁结于膀胱的湿热之气。诸穴合用，对膀胱炎有很好的缓解作用。

拔罐方法3 ● 取穴：膀胱俞、中极、大横、腹结、三阴交 ○ 罐法：留罐法、闪罐法

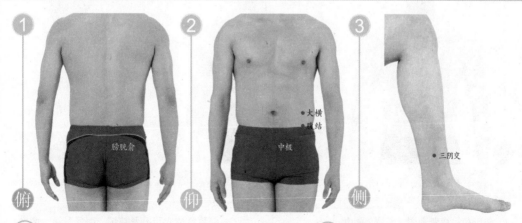

● 操作方法

① 俯卧位。取膀胱俞穴，留罐15分钟。
② 仰卧位。取中极、大横、腹结穴，用闪罐法吸拔10次。
③ 侧卧位。取三阴交穴，留罐15分钟。
● 每日或隔日1次，10次一个疗程。

➕ 实用功效

刺激膀胱俞、中极穴，可以全面调理膀胱功能。刺激大横、腹结、三阴交穴，可以除湿健脾。诸穴合用，可增强脾的运化功能，有助于调理膀胱炎。

阳痿
YANG WEI

阳痿是指男子阴茎始终不能勃起，或者勃起无力，硬而不坚，以致不能完成性交的一种男科疾病。据统计，阳痿患者约占全部男性性功能障碍的1/3。成年男性中约有10%的人发生过阳痿。阳痿是由于大脑皮质对勃起的抑制加强，脊髓中枢神经系统机能紊乱，或性交时男子过度紧张亢奋所致。此外，神经衰弱、性交频繁及青少年手淫过度也会引起此病。

主要症状

阳痿起初表现为阴茎能自主勃起，但勃起不坚，不能持久。随后发展为阴茎不能自主勃起、性欲缺乏、性冲动不强、性交中途痿软。最终发展为阴茎痿缩、无性欲、阴茎完全不能勃起。同时伴有面色苍白、腰酸足轻、周身怕冷、食欲减退、精神不振、肢体酸软无力等症状。

医家之言

中医认为该病主要是因为思虑忧郁导致心脾受损，或命门火衰导致肾气虚弱所致。拔罐疗法通过刺激相关穴位和经络，可以缓解精神紧张，调节大脑皮层的兴奋度，促使中枢神经系统恢复正常，调整性激素的分泌，补肾壮阳，增强性功能，可辅助治疗阳痿。

拔罐方法1　　● 取穴：肾俞、关元、气海、三阴交　　○ 罐法：留罐法

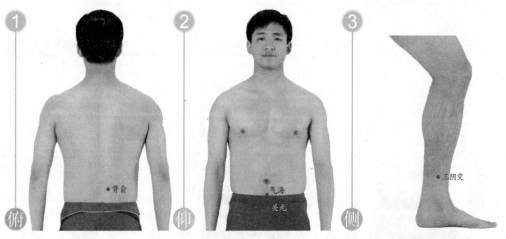

① 俯　肾俞
② 仰　气海　关元
③ 侧　三阴交

操作方法

① 俯卧位。取肾俞穴，留罐20分钟。
② 仰卧位。取关元、气海穴，留罐20分钟。
③ 侧卧位。取三阴交穴，留罐20分钟。
● 每日或隔日1次，10次一个疗程。

实用功效

刺激肾俞穴可补肾益精，固气升阳。刺激关元穴可强精壮阳，对男性精子缺乏症、阳痿等疾病有缓解作用。刺激气海穴可以补肾虚、益元气，调整脊髓中枢神经的紊乱，缓解精神紧张，对消除功能性阳痿有显著效果。刺激三阴交穴可调节三阴经经气，增强男子性功能。诸穴合用，可辅助治疗阳痿。

拔罐方法2 ——— ● 取穴：心俞、脾俞、肾俞、命门、关元 ——— ○ 罐法：留罐法

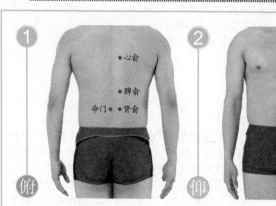

操作方法

① 俯卧位。取心俞、脾俞、肾俞、命门穴，留罐15分钟。
② 仰卧位。取关元穴，留罐15分钟。
● 每日1次，10次一个疗程。

实用功效

刺激心俞、脾俞穴可以调心养脾、宁心安神，有助于缓解阳痿引发的心理焦虑。命门穴是人体的长寿大穴，也是益肾壮阳的要穴，刺激该穴具有温肾健脾，调节人身整体功能的作用。诸穴合用，可辅助治疗阳痿、早泄等症状。配合按摩足三里穴可调理肝脾、生发胃气、补益气血，调理效果更佳。

拔罐方法3 ——— ● 取穴：肾俞、三焦俞、神阙、曲骨、足三里 ——— ○ 罐法：留罐法

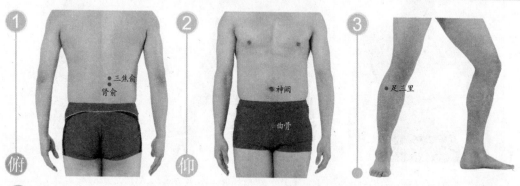

操作方法

① 俯卧位。取肾俞、三焦俞穴，留罐20分钟。
② 仰卧位。取神阙、曲骨穴，留罐20分钟。
③ 仰卧位。取足三里穴，留罐20分钟。
● 每日或隔日1次，10次一个疗程。

实用功效

刺激肾俞、三焦俞穴可固肾益精、调理三焦。神阙穴统属全身经络，内连五脏六腑、脑及胞宫，刺激此穴，可滋阴壮阳、固摄肾气。刺激曲骨穴可强身健体、补肾益气、理气缓筋。搭配足三里穴合用，对于改善阳痿症状效果显著。

遗 精
YI JING

遗精本来是健康成年男子的正常生理现象，一般发生在睡眠状态，一个月1~2次，但如果一个月遗精4~5次，甚至一周数次，就可视为一种病态，应该检查是否患有前列腺炎等疾病。由于我国青少年性生理卫生知识普及程度不够，频繁遗精的人往往焦虑不安，甚至恐惧万分，有的还因此而患神经衰弱，影响学习和工作，影响身心健康。

主要症状

遗精患者一夜2~3次或每周数次遗精，甚至在午睡或清醒时性兴奋和非性交状态下均有射精。此外，患者常伴有记忆力减退、情绪消沉、头晕耳鸣、腰酸膝软等症状。病人精液量减少或过多，质稀淡，不黏，无味，精子含量较正常减低。

医家之言

中医将精液自遗现象称遗精或失精。有梦而遗者名为"梦遗"，无梦而遗，甚至清醒时精液自行滑出者为"滑精"，多由肾虚精关不固，或心肾不交，或湿热下注所致。拔罐疗法通过刺激相关穴位和经络，可补肾益气、固本培元，调节神经系统及内分泌系统的功能，平衡性激素，达到防病养身的目的。

拔罐方法1　　　取穴：心俞、肾俞、关元、大赫、内关　　　罐法：留罐法

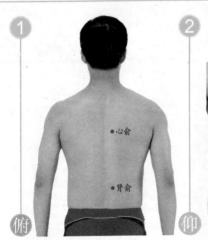
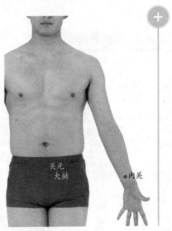
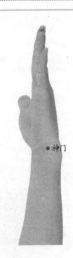

①
②
+
俯
仰
心俞
肾俞
关元
大赫
内关
神门

操作方法

①俯卧位。取心俞、肾俞穴，留罐15分钟。
②仰卧位。取关元、大赫、内关穴，留罐15分钟。
●隔日1次，10次一个疗程。

实用功效

刺激心俞、内关穴可以养心安神，活络通经，有效调节神经系统，减少遗精次数。刺激关元穴可以强精壮阳。肾俞、大赫穴并用可以温肾壮阳、固精培元，有效调理肾经气血，活跃肾脏机能。诸穴合用可以恢复心、肾二脏的协调性，改善心肾不交引起的遗精症状。
配合按摩神门穴可以安神益肾，调理效果更佳。

拔罐方法2 ● 取穴：肾俞、志室、关元、气海 ○ 罐法：留罐法

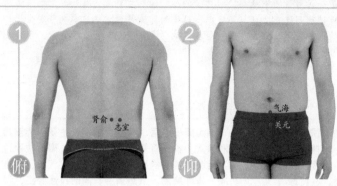

① ②

俯 仰

气海
关元

肾俞●
志室

操作方法

① 俯卧位。取肾俞、志室穴，留罐10~15分钟。
② 仰卧位。取关元、气海穴，留罐10~15分钟。
● 每日1次，10次一个疗程。

实用功效

刺激肾俞、志室穴具有疏通经络、行气活血的作用，可温肾壮阳、固精培元、调理气血，改善遗精。刺激关元穴可以强精壮阳，有助于调节内分泌，活跃身体机能，抵抗疲劳，有效改善男子遗精症。刺激气海穴可补肾虚、益元气。诸穴合用，可辅助治疗遗精。

拔罐方法3 ● 取穴：命门、肾俞、志室、中极、三阴交 ○ 罐法：留罐法

① ② ③

俯 仰 侧

命门●●●志室
肾俞

中极

● 三阴交

操作方法

① 俯卧位。取命门、肾俞、志室穴，留罐15分钟。
② 仰卧位。取中极穴，留罐15分钟。
③ 侧卧位。取三阴交穴，留罐15分钟。
● 2~3日1次，5次一个疗程。

实用功效

刺激命门穴具有温肾健脾，调节人身整体功能的作用，可辅助治疗遗精。刺激肾俞、志室穴，可以补肾固精，配合三阴交穴可以有效调理全身气血。刺激中极穴可提升体内中气，阻止湿热之邪下注下焦。诸穴合用可缓解湿热下注引起的遗精症状。

前列腺炎
QIAN LIE XIAN YAN

前列腺炎是指由泌尿系统感染、血行感染或淋巴系统感染引起的前列腺炎症，是一种男性的常见病，对男子的性功能和生育能力有较大影响。临床上有急慢性前列腺炎之分，其中以慢性前列腺炎最为常见。本病可发生于任何年龄的成年男子，但青春期前很少发病，多发于20~40岁的男子，年龄在35岁以上者约有40%的人患有本病。

主要症状

前列腺炎的主要症状为尿频、尿急、尿痛、排尿不尽、排尿困难等排尿异常症状，常伴有会阴、下腹、腰骶部、睾丸等部位不适或疼痛。此外，还表现出性欲减退、射精痛、早泄，在排尿后或大便时尿道口流白等症，伴有精囊炎时还可出现血精症状。此外患者还会有头晕、头痛、失眠、多梦、乏力和忧郁等非健康表现。

医家之言

该病属于中医"白浊"范畴，主要因为湿热毒邪侵入，损伤肾阴或肾阳所致。拔罐疗法通过刺激相关穴位和经络，可以调整膀胱气机、抗炎利尿、排除瘀滞、清热消肿，同时疏通经络、温肾益气、清热利湿，达到防止炎症扩散，缓解前列腺炎的目的。

拔罐方法1　　● 取穴：命门、上髎、关元、阴陵泉、三阴交　　○ 罐法：留罐法

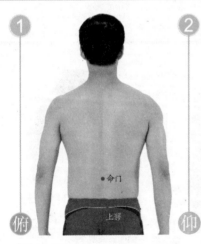

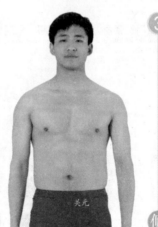

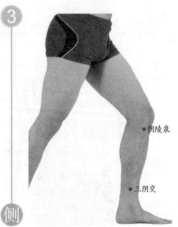

① 俯　命门　上髎

② 仰　关元

③ 侧　阴陵泉　三阴交

操作方法

①俯卧位。取命门、上髎穴，留罐10分钟。
②仰卧位。取关元穴，留罐10分钟。
③侧卧位。取阴陵泉、三阴交穴，留罐10分钟。
● 每日1次，10次一个疗程。

实用功效

刺激命门穴有培补肾阳、通利腰脊的功效，能改善尿频、尿急、尿痛等排尿异常症状。刺激上髎穴、阴陵泉穴，可以健脾除湿，疏导中焦、下焦的水湿之气。关元穴是任脉水湿之气的聚集处，是调理泌尿系统疾病的必选穴位之一。刺激三阴交穴可活血化瘀、清热除湿。诸穴合用可健脾利湿，有助于改善前列腺炎。

拔罐方法2 ● 取穴：肾俞、神阙、关元、中极 ○ 罐法：留罐法

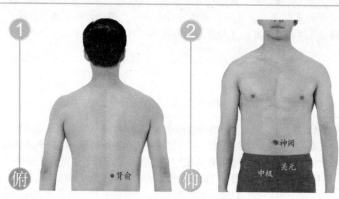

🔍 **操作方法**

①俯卧位。取肾俞穴，留罐10~15分钟。
②仰卧位。取神阙、关元、中极穴，留罐10~15分钟。
● 每日或隔日1次，10次一个疗程。

➕ **实用功效**

　　刺激肾俞穴、中极穴可有效清利肾脏湿热，同时调理膀胱经气血，此外刺激肾俞穴还可活血化瘀，加快气血运行，缓解前列腺充血，消除前列腺炎症。刺激神阙穴可温补肾阳。刺激关元穴可对膀胱产生良性影响，缓解由慢性前列腺炎导致的排尿异常情况，促进炎性物质排出。四穴合用可以清热利湿、抗炎利尿，有效缓解前列腺炎症状。

拔罐方法3 ● 取穴：气海、血海、丰隆 ○ 罐法：留罐法

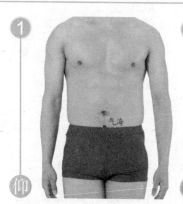

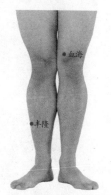

🔍 **操作方法**

①仰卧位。吸拔气海穴，留罐10~15分钟。
②侧卧位。取血海、丰隆穴，留罐10~15分钟。
● 每日或隔日1次，10次一个疗程。

➕ **实用功效**

　　刺激气海穴可提升体内中气，阻止湿热之邪下注下焦。刺激血海穴、丰隆穴可调和脾胃，加强气血流通，促进水液代谢，缓解由前列腺炎引起的下腹疼痛、尿浊等症状。诸穴合用以调理脾肾为侧重点缓解前列腺炎症状。

慢性盆腔炎

MAN XING PEN QIANG YAN

慢性盆腔炎是指女性内生殖器官和周围结缔组织以及盆腔腹膜出现的慢性炎症，多是因为分娩、流产后消毒不净，或经期不注意卫生而感染导致的，是妇科的常见病、多发病。炎症可局限在一个部位，也可波及几个部位。该病会导致女性不孕、宫外孕，而且发病比较隐蔽，经常给女性患者带来困扰。

主要症状

慢性盆腔炎的主要症状为长期、持续性、程度不同的下腹疼痛或腰酸痛，以及月经失调、白带增多、尿急、尿频、排尿困难、食欲不佳、发热、头痛等。在劳累、性交后、排便时及月经前后症状加重。长期不愈可导致不孕症。

医家之言

慢性盆腔炎属于中医"带下病""下焦湿热"的范畴，多由体质虚弱、劳倦过度、阴户不洁导致湿热毒邪蕴结下焦，客犯胞宫、盆腔，使经络闭阻、气血凝滞所致。拔罐疗法通过刺激相关穴位和经络，可活血化瘀，增强盆腔局部的血液循环，加强局部代谢，促进水肿吸收，消炎止痛。

拔罐方法1　　取穴：肾俞、腰阳关、气海、天枢、三阴交、足三里　　罐法：留罐法

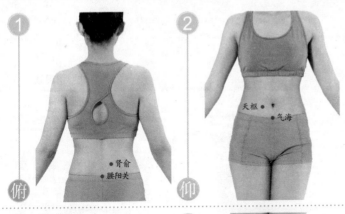

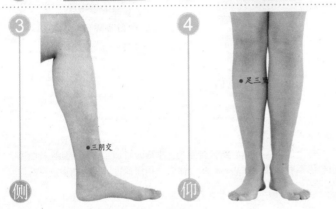

操作方法

① 俯卧位。取肾俞、腰阳关穴，留罐20分钟。
② 仰卧位。取气海、天枢穴，留罐20分钟。
③ 侧卧位。取三阴交穴，留罐20分钟。
④ 仰卧位。取足三里穴，留罐20分钟。
● 隔日1次，10次一个疗程。

实用功效

刺激肾俞、腰阳关、气海穴，可疏散下焦的热气。刺激天枢穴可疏调肠腑、增强肠胃动力、理气行滞、调理月经不调，配合足三里穴可缓解食欲不振。刺激三阴交穴有助于改善肾脏功能，消除机体炎症。诸穴合用，可缓解慢性盆腔炎症状。

拔罐方法2 ● 取穴：命门、肾俞、膀胱俞、水道、归来 ○ 罐法：留罐法

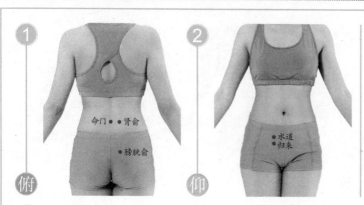

操作方法

①俯卧位。取命门、肾俞、膀胱俞穴，留罐20分钟。
②仰卧位。取水道、归来穴，留罐20分钟。
● 每日1次，15次一个疗程。

实用功效

刺激命门穴可激发、调节经络之气与脏腑功能，疏通胞宫经络气血，从而有效缓解因慢性盆腔炎引发的腰痛症状。刺激肾俞、膀胱俞穴可以外散肾脏和膀胱之热，配合水道、归来二穴可以通利小便，不仅能缓解尿频、尿急、排尿困难等症状，还能加强局部代谢，促进炎性物质排出。诸穴合用，可散热、利尿，可用于辅助治疗该病。

拔罐方法3 ● 取穴：脾俞、肾俞、气海俞、中极、带脉、环跳 ○ 罐法：留罐法

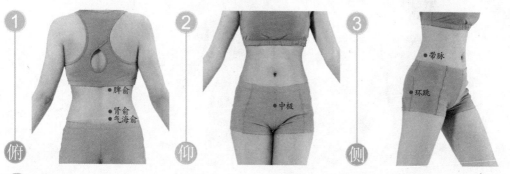

操作方法

①俯卧位。取脾俞、肾俞、气海俞穴，留罐20分钟。
②仰卧位。取中极穴，留罐20分钟。
③侧卧位。取带脉、环跳穴，留罐20分钟。
● 隔日1次，10次一个疗程。

实用功效

刺激脾俞、肾俞、气海俞、中极穴可有效清利肾脏湿热，同时调理膀胱经气血。刺激带脉穴可有效缓解白带增多。刺激环跳穴可缓解腰疼症状。诸穴合用，对于缓解慢性盆腔炎效果显著。

拔罐方法4 ── ● 取穴：大椎、肝俞、肾俞、中极、气海、期门 ── ○ 罐法：留罐法

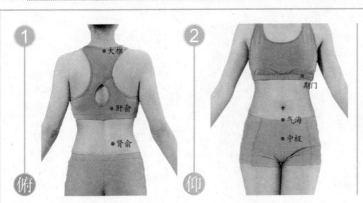

操作方法

① 俯卧位。取大椎、肝俞、肾俞穴，留罐10~15分钟。
② 仰卧位。取中极、气海、期门穴，留罐10~15分钟。
● 每日1次，10次一个疗程。

实用功效

　　刺激大椎穴可以缓解盆腔炎引起的发热、头痛等症状，配合肝俞、中极、气海、期门穴可以疏散肝火，调理内脏，缓解食欲不佳症状。刺激肾俞穴可温补肾阳、强腰壮骨。诸穴合用，可缓解慢性盆腔炎症状。

拔罐方法5 ── ● 取穴：大椎、肾俞、腰阳关、腰眼、气海、三阴交 ── ○ 罐法：留罐法

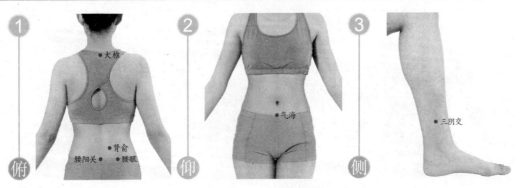

操作方法

① 俯卧位。取大椎、肾俞、腰阳关、腰眼穴，留罐10~15分钟。
② 仰卧位。取气海穴，留罐10~15分钟。
③ 侧卧位。取三阴交穴，留罐10~15分钟。
● 隔日1次，7次一个疗程。

实用功效

　　刺激大椎、肾俞、腰阳关、腰眼穴，可补益肾气，调整人体生理机能。刺激气海、三阴交穴可促进全身气血循环。诸穴合用可以全面调理腰腹部气血，活血化瘀，缓解慢性盆腔炎症状。

拔罐方法6 ●── 取穴：肾俞、关元俞、气海、上髎、中脘、关元、三阴交 ──○ 罐法：留罐法

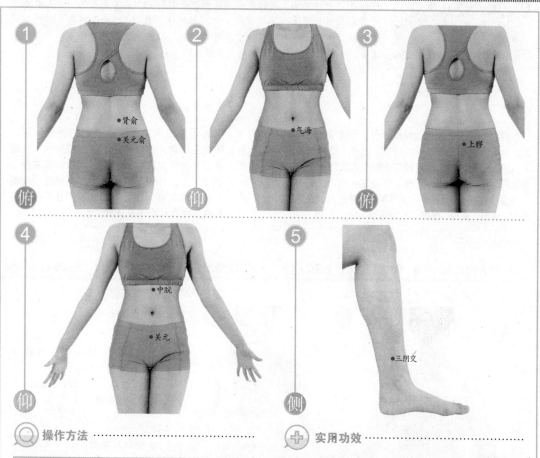

操作方法

①俯卧位。取肾俞、关元俞穴，留罐20分钟。
②仰卧位。取气海穴，留罐20分钟。
③俯卧位。取上髎穴，留罐15~30分钟。
④仰卧位。取中脘、关元穴，留罐15~30分钟。
⑤侧卧位，取三阴交穴，留罐15~30分钟。
● 每次取一组穴位，隔日1次，10次一个疗程。

实用功效

刺激肾俞、关元俞穴可外散腹部郁结的热邪。刺激气海、三阴交穴可提升体内中气，阻止湿热之邪下注下焦。刺激上髎、中脘穴可以疏肝和胃，健脾利湿，改善由慢性盆腔炎引起的脾虚症状，刺激关元穴能改善人体免疫功能，抗菌消炎。诸穴合用，可用于辅助治疗慢性盆腔炎。

 专家建议

1.保持会阴部清洁、干燥，每晚用清水清洗外阴，专人专盆，切不可用手掏洗阴道内，也不可用热水、肥皂等洗外阴。要勤换内裤，不穿紧身、化纤质地内裤。
2.月经期、人流及其他妇科手术后，一定要禁止游泳、盆浴、洗桑拿浴，要勤换卫生巾。
3.注意休息，不要过于劳累，做到劳逸结合，节制房事，以避免症状加重。

月经不调
YUE JING BU TIAO

月经不调是指女性月经的周期、经期、经色、经质等发生异常并伴有其他症状的一种疾病，又称为经血不调，是妇科病中最常见的之一，尤其多见于青春期少女及生活不规律的女性。据统计，我国90%的女性都有月经不调的症状，但极少有人对其给予足够的重视。据临床验证，月经不调可导致阴道炎、子宫内膜炎、子宫肌瘤等多种妇科疾病。

主要症状

月经不调主要表现为经期延长，月经提前或推后，月经先后不定期，月经过多、过少，经色不正常，甚至出现"代偿性月经"（即子宫以外部位如鼻黏膜、胃、肠、肺、乳腺等部位发生出血，此时月经量少，甚至无月经），并伴有全身乏力、面色苍白、痛经、头昏、腰酸、怕冷等症状。

医家之言

中医认为该病主要是由于脏气受损，肾、肝、脾气血失调，致使冲任二脉受损所致。拔罐疗法通过刺激相关穴位和经络，可以调理冲任二脉，调和气血，加强肝脏疏泄功能、脾脏统血功能和肾脏温煦功能，调节人体中枢神经系统和内分泌系统，使得月经恢复正常。

拔罐方法1
● 取穴：肝俞、肾俞、气海、关元、归来、三阴交 ——○ 罐法：留罐法

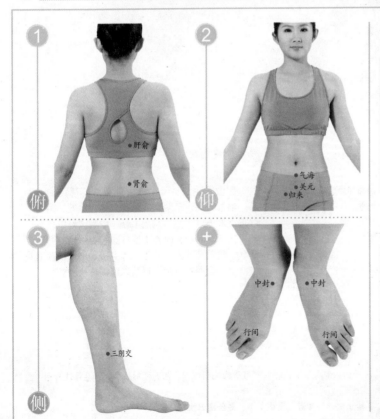

操作方法

① 俯卧位。取肝俞、肾俞穴，留罐15分钟。
② 仰卧位。取气海、关元、归来穴，留罐15分钟。
③ 侧卧位。取三阴交穴，留罐15分钟。
● 每日或隔日1次，10次一个疗程。

实用功效

刺激气海穴可以补益中气，巩固冲任二脉，防止经血下行。刺激归来穴可以散化冲脉外传之热，配合肝俞、肾俞穴可防止热扰冲脉。刺激关元穴可补肾益气。刺激三阴交穴可调理三条阴经，活血化瘀。诸穴合用可改善月经提前。

配合按摩中封、行间穴效果更好。

拔罐方法2 ━━━━ ● 取穴：气海、关元、天枢、血海、足三里 ━━━━ ○ 罐法：留罐法

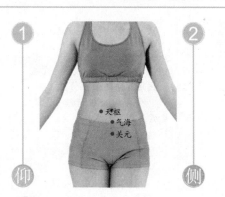
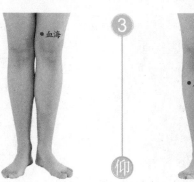
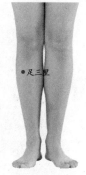

操作方法 ·····································

①仰卧位。取气海、关元、天枢穴，留罐15分钟。
②侧卧位。取血海穴，留罐15分钟。
③仰卧位。取足三里穴，留罐15分钟。
● 每日或隔日1次，10次一个疗程。

实用功效 ·····································

刺激气海、关元穴可以化解阻滞于冲脉之气，行气活血。刺激血海穴可以引血归经，改善血虚症状。刺激天枢、足三里穴可调动并促使胃经的气血运行，同时还可理脾胃、调中气，增强机体免疫力，祛邪防病、强身健体。诸穴合用可辅助治疗月经推后。

拔罐方法3 ━━━━ ● 取穴：膈俞、肝俞、脾俞、肾俞、关元、期门、归来 ━━━━ ○ 罐法：留罐法

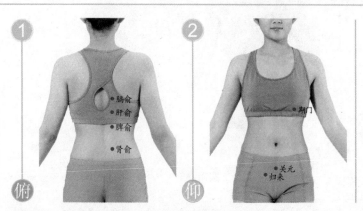

操作方法 ·····································

①俯卧位。取膈俞、肝俞、脾俞、肾俞穴，留罐15分钟。
②仰卧位。取关元、期门、归来穴，留罐15分钟。
● 每日或隔日1次，10次一个疗程。

实用功效 ·····································

刺激膈俞、肝俞、脾俞、肾俞、关元穴，可健脾补肾、养肝活血，调节脏腑功能。刺激期门穴可健脾除湿，增强肝脏功能。刺激归来穴可促进血液循环。诸穴合用可调节月经不规律的症状。

拔罐方法4 ── ● 取穴：关元、气海、归来、血海、三阴交 ── ○ 罐法：留罐法

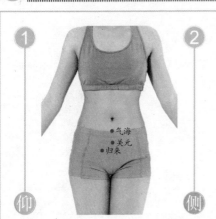
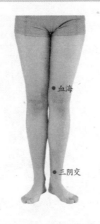

操作方法

① 仰卧位。取关元、气海、归来穴，留罐15分钟。
② 侧卧位。取血海、三阴交穴，留罐15分钟。
● 每日或隔日1次，5次一个疗程。

实用功效

　　刺激关元、气海、归来穴，可调达肝气、调经活血、促进全身气血循环。刺激血海、三阴交穴，可活血化瘀，改善身体微循环，对改善女性痛经、月经不调、经闭等症效果显著。诸穴合用可调理代偿性月经。

拔罐方法5 ── ● 取穴：大椎、脾俞、胃俞、肾俞、关元、气海、三阴交 ── ○ 罐法：留罐法

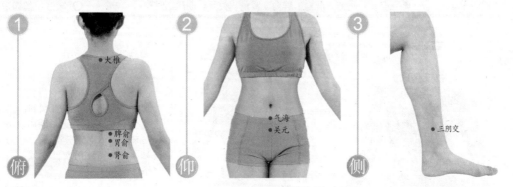

操作方法

① 俯卧位。取大椎、脾俞、胃俞、肾俞穴，留罐15分钟。
② 仰卧位。取关元、气海穴，留罐15分钟。
③ 侧卧位。取三阴交穴，留罐15分钟。
● 每日或隔日1次，10次一个疗程。

实用功效

　　刺激大椎、脾俞、胃俞、肾俞穴，可补肾益气、健脾养胃。关元、气海、三阴交穴三穴合用，可调理全身气血运行，增强身体的抵抗力。诸穴合用可改善月经过少的症状。

拔罐方法6 ● 取穴：命门、肝俞、肾俞、气海、子宫、三阴交 ○ 罐法：留罐法、走罐法

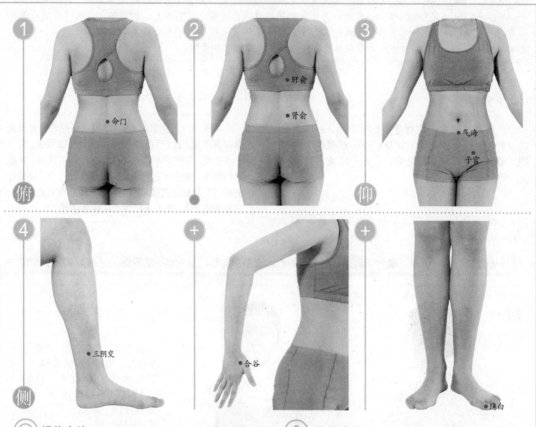

① 操作方法

① 俯卧位。取命门穴，留罐15分钟。
② 俯卧位。沿膀胱经第一侧线，从肝俞穴走罐至肾俞穴。
③ 仰卧位。取气海、子宫穴，留罐15分钟。
④ 侧卧位。取三阴交穴，留罐15分钟。
● 每日或隔日1次，5次一个疗程。

⊕ 实用功效

命门、气海二穴合用可以补气摄血。刺激肝俞穴可以清热凉血。肾俞、三阴交穴合用可行气活血。子宫穴是经外奇穴，对调经理气、改善月经不调有奇效。诸穴合用可调理月经过多等症。

配合按摩合谷穴、隐白穴效果更好。

专家建议

1.尽量使生活有规律。熬夜、过度劳累、生活不规律都会导致月经不调。
2.防止受寒，一定要注意经期勿冒雨涉水，无论何时都要避免使小腹受寒。
3.补充足够的铁质，以免发生缺铁性贫血。适当补充乌骨鸡、羊肉、鱼子、青虾、对虾、猪羊肾脏、淡菜、黑豆、海参、核桃仁等滋补性的食物。
4.注意个人卫生，保持外生殖器清洁，选择透气性好的内裤，且要勤洗勤换，另外注意月经期应禁止性生活。

产后缺乳
CHAN HOU QUE RU

母乳中含有十分丰富的营养素，包括蛋白质、脂肪、糖类、维生素、矿物质以及能增强免疫力的物质等，是婴儿最理想的天然食品。然而有许多产妇却会出现产后缺乳的状况，这常令"宝宝哭，妈妈愁"。乳汁过少或无乳会导致新生儿生长停滞及体重减轻，同时也会给家庭带来各种麻烦，因此对产后缺乳要积极进行有效的预防和调理。

主要症状

产后缺乳的主要症状是产妇在产后2～10天内没有乳汁分泌或乳汁分泌量过少，或者在产褥期、哺乳期内乳汁正行之际，乳汁分泌减少或全无，不能喂哺婴儿。

医家之言

中医认为该病原因主要有两个：一是乳母先天乳腺发育不足，或产后出血过多，导致气血亏虚，乳汁无法生化；二是产后心情不畅，导致肝失疏泄，乳腺气机阻滞，使乳汁运行不畅，造成乳汁过少。拔罐疗法通过刺激相关穴位和经络，一方面补气养血，另一方面通络下乳，有助于缓解产后缺乳症状。

拔罐方法1 ● 取穴：肩井、肝俞、脾俞、膻中、乳根、足三里、三阴交 ○ 罐法：留罐法

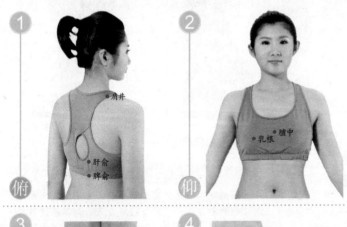

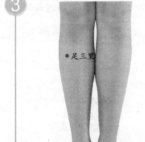
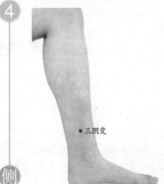

操作方法

①俯卧位。取肩井、肝俞、脾俞穴，留罐10~15分钟。
②仰卧位。取膻中、乳根穴，留罐10~15分钟。
③仰卧位。取足三里穴，留罐10~15分钟。
④侧卧位。取三阴交穴，留罐10~15分钟。
● 每日或隔日1次，10次一个疗程。

实用功效

刺激肩井穴可促进乳汁分泌。刺激肝俞、脾俞穴可调肝健脾。刺激膻中穴可行气开郁，调气催乳。乳根穴位于胃经上，刺激该穴可改善乳房血液循环。刺激足三里、三阴交穴可调理全身气血。诸穴合用，可补充乳房气血，催乳效果明显。

拔罐方法2 ●取穴：肝俞、膻中、期门 ○罐法：留罐法

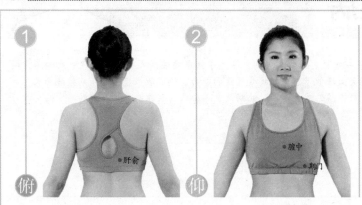

操作方法

①俯卧位。取肝俞穴，留罐20分钟。

②仰卧位。取膻中、期门穴，留罐20分钟。

●每日或隔日1次，5次一个疗程。

实用功效

刺激肝俞、期门穴可提高肝功能、调肝养血。刺激膻中穴可行气开郁，调气催乳，促进乳汁分泌。三穴合用，可疏肝理气，调理肝失疏泄、乳腺气机阻滞导致的缺乳症状。

拔罐方法3 ●取穴：脾俞、肾俞、中脘、屋翳、足三里 ○罐法：留罐法

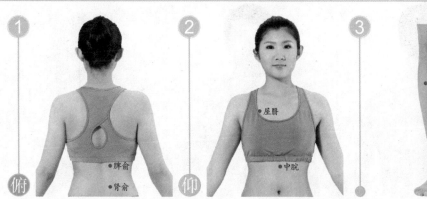
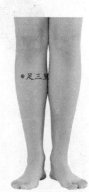

操作方法

①俯卧位。取脾俞、肾俞穴，留罐20分钟。

②仰卧位。取中脘、屋翳穴，留罐20分钟。

③仰卧位。取足三里穴，留罐20分钟。

●每日或隔日1次，10次一个疗程。

实用功效

乳房位于胃经循行线上，其健康情况与胃气的充足与否直接相关，屋翳、足三里穴合用可补足胃气，配合脾俞、肾俞穴，补气养血效果显著。刺激中脘穴可调理脏腑功能。诸穴合用，可辅助治疗产后缺乳。

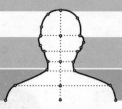

皮肤五官疾病

白癜风
BAI DIAN FENG

白癜风是一种常见的皮肤疾病，多见于肤色较深的人。它不仅严重影响患者的外形美观，还大大降低了患者抵抗紫外线的能力，使过敏性皮炎等疾病接踵而至。此外，该病也是白内障的重要诱因。此病是世界公认的疑难疾病，目前针对它的有效疗法不多，拔罐疗法是其中较为有效的办法之一。

主要症状

白癜风最直接的症状就是患者局部皮肤色素脱失，形成大小不等、数目不定、边界清楚的白斑，斑内毛发也呈白色。生斑处并无痛痒症状。

医家之言

中医称该病为"白驳风"，认为肝气郁结、气机不畅，加之外感风湿之邪，搏于皮肤，是导致该病的主要原因。拔罐疗法通过刺激特定的穴位和经络，可清肺、养肝、健脾、祛风除湿、行气活血，对此病有效。

拔罐方法1 ── ● 取穴：肝俞、期门、三阴交　　　　　　　　○ 罐法：留罐法

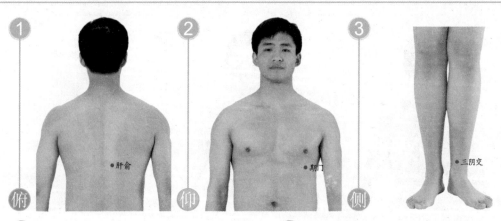

① 俯　●肝俞
② 仰　●期门
③ 侧　●三阴交

操作方法

① 俯卧位。取肝俞穴，留罐10~15分钟。
② 仰卧位。取期门穴，留罐10~15分钟。
③ 侧卧位。取三阴交穴，留罐10~15分钟。
● 每日1次，10次一个疗程。

实用功效

刺激肝俞穴具有疏肝理气、清热凉血、涤痰开窍、散寒通络等作用。刺激期门穴可行气止痛，清热解毒，消肿散结。刺激三阴交穴可活血化瘀、清热除湿、健脾和中。三穴合用适用于肝气郁滞导致的白癜风。

拔罐方法2 ● 取穴：侠白、孔最、阴陵泉、足三里 ○ 罐法：留罐法

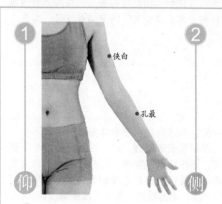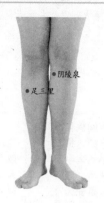

操作方法

① 仰卧位。取侠白、孔最穴，留罐10~15分钟。
② 侧卧位。取阴陵泉、足三里穴，留罐10~15分钟。
● 每日1次，10次一个疗程。

实用功效

刺激侠白穴可以使肺经中的水湿之气冷却下降，由孔最穴进行疏导。中医认为"肺主皮毛"，因而刺激侠白穴也可祛除搏于皮肤的风湿之邪。刺激阴陵泉、三阴交穴可以健脾除湿。诸穴合用，可清肺、健脾、除湿，辅助治疗白癜风。

拔罐方法3 ● 取穴：肺俞、肝俞、脾俞、气海、三阴交 ○ 罐法：留罐法

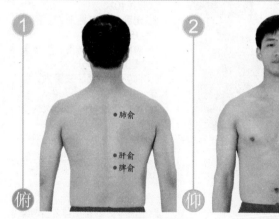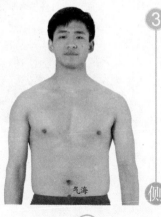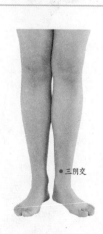

操作方法

① 俯卧位。取肺俞、肝俞、脾俞穴，留罐15分钟。
② 仰卧位。取气海穴，留罐15分钟。
③ 侧卧位。取三阴交穴，留罐15分钟。
● 每日1次，10次一个疗程。

实用功效

刺激肺俞、肝俞、脾俞穴可润肺理肝、祛风除湿。刺激气海、三阴交穴可补中益气，健脾利湿，提高免疫力。诸穴合用，可调理脏腑功能，辅助治疗白癜风。

神经性皮炎
SHEN JING XING PI YAN

神经性皮炎又称慢性单纯性苔藓，是以阵发性皮肤瘙痒和皮肤苔藓化为特征的慢性皮肤病。顾名思义，该病与精神、情绪有着密切的联系，与神经系统功能障碍，以及大脑兴奋、抑制平衡失调有关，而且病程缓慢，反复发作，常数年不愈，治愈后容易复发。

主要症状

神经性皮炎的症状为阵发性剧痒，夜间病情加剧。发病初期仅有瘙痒感，而无原发皮损，搔抓及摩擦后皮肤逐渐出现粟粒至绿豆大小的扁平丘疹，坚硬而有光泽，呈淡红色或正常肤色。随后，丘疹逐渐增多而融合成片，随即隆起且变为暗褐色，伴有细碎脱屑。

医家之言

中医认为该病是由于素体阳虚，卫气不固，湿寒之邪阻塞肌表腠理，闭阻毛孔所致。湿瘀侵腐肌表，不仅使肌肤发痒，还瘀阻气血，日久生风化燥。拔罐疗法通过刺激相关穴位和经络，可以清热利湿，活血散结，最大程度缓解该病。

拔罐方法1

取穴：肩髎、曲池、血海、阴陵泉、足三里　　　　罐法：闪罐法、留罐法

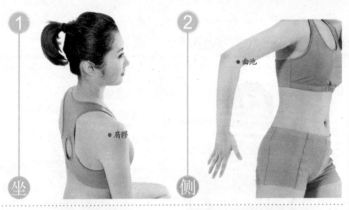

① 坐　肩髎
② 侧　曲池
③ 侧　血海、阴陵泉
④ 仰　足三里

操作方法

① 坐位。取肩髎穴，用闪罐法吸拔10次。
② 侧卧位。取曲池穴，留罐10~15分钟。
③ 侧卧位。取血海、阴陵泉穴，留罐10~15分钟。
④ 仰卧位。取足三里穴，留罐10~15分钟。
● 每日或隔日1次，5次一个疗程。

实用功效

刺激肩髎穴可升清降浊，促进湿寒之邪排出体外。刺激曲池穴可以祛风止痒，缓解皮肤瘙痒症状。刺激血海、阴陵泉穴，可以活血化瘀，祛除淤积于体表的湿寒之邪。刺激足三里穴可调理肝脾、补益气血、燥化脾湿。诸穴合用可缓解风湿蕴阻导致的神经性皮炎。

拔罐方法2 ● 取穴：风门、大椎、肝俞、血海 ○ 罐法：留罐法

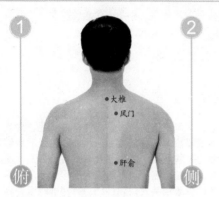

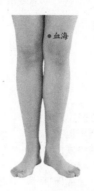

操作方法

①俯卧位。取风门、大椎、肝俞穴，留罐10~15分钟。

②侧卧位。取血海穴，留罐15分钟。

● 每日或隔日1次，10次一个疗程。

实用功效

　　刺激风门、大椎穴可以散风祛邪、疏阳散热，除去侵入肌肤的病邪。刺激肝俞穴可以清热理气，刺激血海穴可以化血为气，增加脾脏运化血的效率，二穴合用有清热凉血、活血行气的功效。诸穴合用立足于改善病症，并对风热化瘀型神经性皮炎有辅助治疗功效。

拔罐方法3 ● 取穴：膈俞、脾俞、肾俞、曲池、风市 ○ 罐法：走罐法、闪罐法

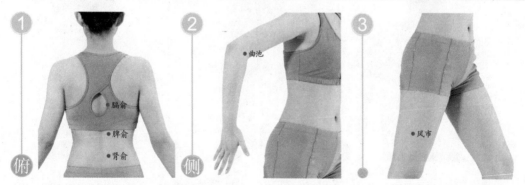

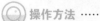

操作方法

①俯卧位。取膈俞、脾俞、肾俞穴，走罐至皮肤出现紫红色瘀点。

②侧卧位。取曲池穴，用闪罐法吸拔10次。

③侧卧位。取风市穴，用闪罐法吸拔10次。

● 2~3日1次，10次一个疗程。

实用功效

　　刺激膈俞、脾俞、肾俞穴可以活血养血。刺激曲池、风市穴可以缓解皮肤瘙痒症状。诸穴合用可调理脏腑、巩固卫气、强化身体机能，提高人体免疫力，可辅助治疗血虚、阳虚导致的神经性皮炎。

湿疹
SHI ZHEN

湿疹是一种常见的炎症性皮肤病，多见于面部、耳后、四肢屈侧、乳房、手部、阴囊等处，且容易复发。该病的诱因有许多，如进食某些食物如鱼、虾、蛋、牛羊肉等，吸入某种花粉、尘螨，使用某种化学物质如化妆品、肥皂、合成纤维等，均可为发病因素。近年来，湿疹的发病率呈上升趋势。

主要症状

湿疹主要表现为自觉剧烈瘙痒，红斑、丘疹、丘疱疹或水疱密集成片，易渗出，周围散布着小丘疹、丘疱疹，常伴糜烂、结痂。如继发感染，可出现脓包或脓痂。如不及时治疗，就会出现患处皮肤浸润肥厚，表面粗糙，呈暗红色或伴色素沉着等症状，病程可长达数月或数年，也可因刺激而急性发作。

医家之言

中医认为，该病是由于人体营血不足，血虚伤阴导致湿热逗留，加之外感风邪，风燥湿热郁结，浸淫肌肤所致。其中"湿"是主要因素，湿邪黏腻、重浊、易变，因此该病病程迁延。拔罐疗法通过刺激相关穴位和经络，可健脾除湿，养阴散热，活血散结，从而达到化湿解毒，辅助治疗疾病的目的。

拔罐方法1 ── ● 取穴：膈俞、脾俞、血海、阴陵泉、三阴交、足三里 ── ○ 罐法：留罐法

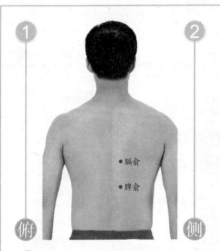
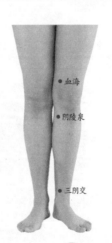
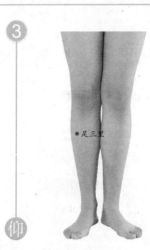

操作方法

①俯卧位。取膈俞、脾俞穴，留罐10分钟。
②侧卧位。取血海、阴陵泉、三阴交穴，留罐10分钟。
③仰卧位。取足三里穴，留罐10分钟。
● 2~3日1次，10次一个疗程。

实用功效

刺激膈俞、血海穴可以活血滋阴，促进全身血液循环。刺激脾俞、阴陵泉、三阴交、足三里穴可健脾除湿，增强脾的运化功能，祛除侵淫肌肤的湿热之邪。诸穴合用可健脾除湿，养阴散热，有效缓解湿疹症状。

拔罐方法2 —— ● 取穴：大椎、陶道、肺俞、神阙、曲池 —— ○ 罐法：留罐法

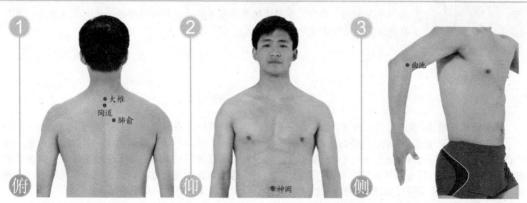

① 俯　② 仰　③ 侧

● 大椎　陶道　● 肺俞　● 神阙　● 曲池

操作方法 ·······

①俯卧位。取大椎、陶道、肺俞穴，留罐15分钟。
②仰卧位。取神阙穴，留罐10~15分钟。
③侧卧位。取曲池穴，留罐10~15分钟。
● 隔日1次，5次一个疗程。

实用功效 ·······

　　刺激大椎、肺俞穴可以清热润肺、祛风除燥，配合陶道穴可以补益肺气，增强调理功效。刺激神阙穴，可使体表的风燥湿热之邪经过升清降浊排出体外。曲池穴祛风止痒，对湿疹有很强的辅助治疗作用。

拔罐方法3 —— ● 取穴：大椎、委中 —— ○ 罐法：留罐法

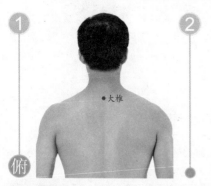

① 俯

● 大椎

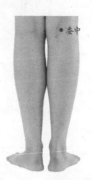

② ● 委中

操作方法 ·······

①俯卧位。取大椎穴，留罐10~15分钟。
②俯卧位。取委中穴，留罐10~15分钟。
● 2~3日1次，5次一个疗程。

实用功效 ·······

　　刺激大椎穴可调节全身气血、益气壮阳、清热息风、提高机体抗病能力。委中穴具有很强的祛风、沽血、清热、解毒作用，刺激此穴，可以振奋整个膀胱经的活力，有助于促进体内毒素的排出。二穴合用可缓解湿疹急性发作时的症状。

荨麻疹
XUN MA ZHEN

荨麻疹俗称风团、风疹团，是一种常见的过敏性皮肤病，多由于皮肤血管发生暂时性炎性充血与大量液体渗出所致。如果没有停止接触过敏原并加以治疗，出疹发痒的情形就会加剧。此外，黏膜上也会出现荨麻疹，因此荨麻疹不光长在皮肤上，也会长在内脏上，使人腹痛难受、心慌，严重时还会危及生命。

♥ 主要症状

荨麻疹起病较急，先出现剧烈瘙痒，随即发生大小不等，形态不一的红色、肤色或苍白色风团，皮疹迅起迅消，消退后不留痕迹。可于一天内反复多次出疹。皮疹可泛发全身，也可累及黏膜。若消化道受累，可出现上腹疼痛、恶心、呕吐等；呼吸系统受累可出现呼吸困难、胸闷，少数患者伴有发烧症状。

🏠 医家之言

该病在中医里被称为"瘾疹"，是由于肠胃不和、脾胃不健、表虚不固，导致湿热内生，加之外感风邪，二者交争于皮肤造成的。拔罐疗法通过刺激相关穴位和经络，可以祛风解表、通腑泄热、温中健脾，从而调理该病。

◎ 拔罐方法1 ─── ● 取穴：风门、血海、委中 ─── ○ 罐法：留罐法

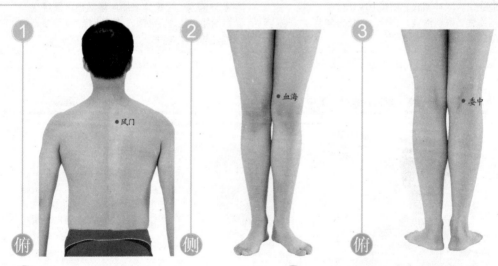

① 风门　② 血海　③ 委中

◎ 操作方法

① 俯卧位。取风门穴，留罐10～15分钟。
② 侧卧位。取血海穴，留罐10～15分钟。
③ 俯卧位。取委中穴，留罐10～15分钟。
● 隔日1次，10次为一疗程。

✚ 实用功效

刺激风门穴不仅可疏风解表，清热凉血，还可以起到抗过敏、止痒的作用，标本兼顾，改善荨麻疹症状。刺激血海、委中穴，可舒经祛风、活血通络。诸穴合用，可缓解荨麻疹症状。

拔罐方法2 ● 取穴：大椎、肺俞、神阙 ○ 罐法：留罐法

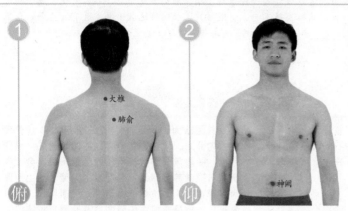

操作方法

① 俯卧位。取大椎、肺俞穴，留罐10~15分钟。
② 仰卧位。取神阙穴，留罐10~15分钟。
● 隔日1次，5次一个疗程。

实用功效

　　刺激大椎穴可以益气固表，有效提高人体免疫功能，配合肺俞穴还能疏风散热。神阙穴为经络之总枢，经气之海，刺激该穴可温阳行气。当荨麻疹急性发作时使用该法，效果十分明显。

拔罐方法3 ● 取穴：肺俞、膈俞、脾俞、风市、足三里、三阴交 ○ 罐法：走罐法、留罐法

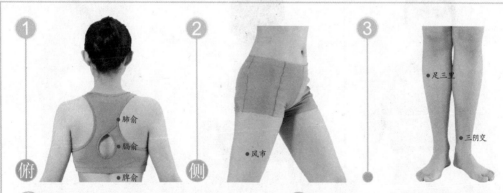

操作方法

① 俯卧位。取肺俞、膈俞、脾俞穴，走罐至局部出现暗紫色瘀斑。
② 侧卧位。取风市穴，留罐10分钟。
③ 侧卧位。取足三里、三阴交穴，留罐10分钟。
● 2~3日一次，10次一个疗程。

实用功效

　　刺激肺俞、膈俞、脾俞穴可健脾和胃、润肺益气、清热利湿，配合足三里、三阴交穴效果更好。刺激风市穴可舒筋活络，促进毒性物质排出。诸穴合用，可调理脏腑、清除内热，从而缓解荨麻疹。

白内障
BAI NEI ZHANG

白内障是指由多种原因引起晶状体混浊，光线被混浊的晶状体阻挡无法投射到视网膜上，导致视力渐进性减退的一种眼科疾病。该病多见于老年人，发生、发展程度随年龄增长而增加。病程长短不一，少则数月，长则可达数十年，也有可能停止在某一个阶段，静止不变。如不予以重视，可导致青光眼，甚至失明。

主要症状

　　白内障的主要症状为视力障碍，表现为无痛性视力减退，视力模糊，瞳孔区存在不同程度的混浊，甚至完全混浊，有时伴有眼压升高，最终发展为失明。

医家之言

　　中医认为，肝、脾、肾三脏与人体营养转化、内分泌、代谢、免疫等功能密切相关。肝肾亏损、脾虚气弱导致精气不能上荣于目，会使晶状体出现营养障碍，从而促发白内障。而由肝肾虚衰导致的人体抗病能力下降、代谢异常、内分泌紊乱，也是造成白内障的重要原因。拔罐疗法通过刺激相关穴位和经络，可促进气血运行，改善局部新陈代谢，提高人体抵抗力，阻止晶状体混浊加重。

拔罐方法1 　　● 取穴：印堂、肝俞、肾俞、光明 　　○ 罐法：留罐法

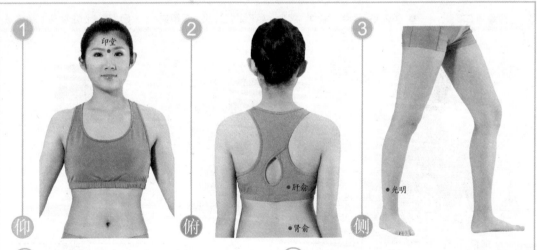

操作方法

①仰卧位。取印堂穴，留罐10分钟。
②俯卧位。取肝俞、肾俞穴，留罐15分钟。
③侧卧位。取光明穴，留罐15分钟。
● 每日1次，10次一个疗程。

实用功效

　　刺激印堂穴能增强视神经及眼肌功能，防止晶状体进一步混浊。刺激肝俞、肾俞穴可补肾养肝，促进人体代谢，调理内分泌。刺激光明穴可调肝养目，缓解视力模糊等白内障症状。

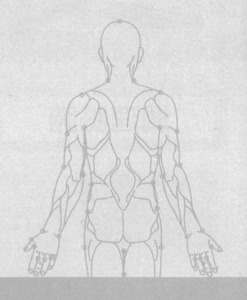

PART5

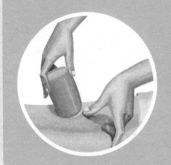

第5章
拔罐养生保健
BA GUAN YANG SHENG BAO JIAN

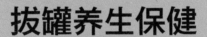

自古以来，健康长寿就是人们追求的最高生命境界，而养生则是通过保养身体的方式达到这一境界的重要途径。中医养生通常是以拔罐、气功、按摩、药膳等方法科学地调养机体，使之保持健康活力。

《黄帝内经》云："五脏者，所以藏精神血气魂魄者也；六腑者，所以化水谷而行津液者也。"在中医理论中，脏腑是人体生理活动的中心环节，人体的发育成长及衰老过程，就是一个以肾之精气为基本物质而激发五脏六腑活动的演变过程。人体若脏腑失调，便会直接导致健康状况的恶化。因此，适当给五脏六腑做一做拔罐，可有效调养各脏腑功能，扶正祛邪，提高机体抗病能力，从而增强体质，增强机体生理功能。

本章中，我们为读者精心选取了调理脏腑、增强体质的拔罐方法，愿您和您的家人都能从中受益，获得"不生病的智慧"。

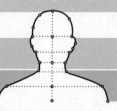

调理脏腑

养心安神
YANG XIN AN SHEN

《黄帝内经》有云："心者，君主之官，神明出焉。"这句话一语点明心在五脏六腑中的统摄地位。心脏不停地搏动，推动血液在全身脉管中循环、周流。血液负责将运载的营养物质输送至五脏六腑、四肢百骸、肌肉皮毛，给身体各个组织器官补充养分，以维持人体正常的生理活动。一旦心脏功能退化，人体各组织器官也会因缺乏养分而功能减退，甚至衰竭。

 医家之言

中医认为"心主神明""心动则五脏六腑皆摇"，即人的精神、情志等都是由心所主宰，因此中医养生历来以养心为先。心为气血所充养，因而养心当以养血益气、调理气血运行为主。心经是体现和调节心脏功能的经络，因此传统的中医拔罐疗法主要通过刺激心经上的主要穴位来调补心气。此外，心包经是心经的"护卫"，小肠经与心经相表里，刺激这两条经络上的主要穴位，也可疏通经络，对心脏起到一定的养护作用。

 拔罐方法1 ————— ● 取穴：心俞、巨阙 ○ 罐法：留罐法

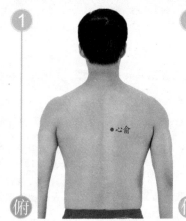

① ② ＋

心俞

巨阙

极泉

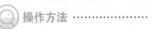
俯 仰

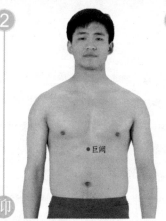

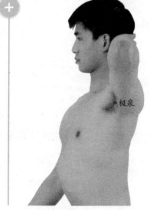

 操作方法

①俯卧位。取心俞穴，留罐10～15分钟。
②仰卧位。取巨阙穴，留罐10～15分钟。
●每日1次，6次为一疗程。

 实用功效

心俞穴是心脏的精气在背部输注之所，适当刺激该穴，可有效调节心脏功能，补充心神气血，达到保养心脏的目的。巨阙穴属任脉，胸腹上部的湿热水汽在此聚集，刺激该穴，有养心安神的作用。二穴合用，可益气活血，养心安神。

配合点按极泉穴，可通经活络，宁心安神，有益于改善心脏机能。

拔罐方法2 ● 取穴：劳宫、内关、郄门、血海 ○ 罐法：留罐法

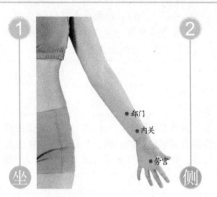

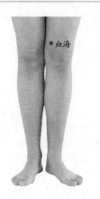

●郄门
●内关
●劳宫

●血海

操作方法

①坐位。取劳宫、内关、郄门穴，留罐10～15分钟。
②侧卧位。取血海穴，留罐10～15分钟。
● 每日1次，6次为一疗程。

实用功效

　　劳宫穴是保养心脏的主要穴位，予以刺激可清心泻火，快速消除疲劳。刺激内关穴有益心宁神的功效，可使心肌收缩力增强，改善心脏功能。郄门穴乃是心包经经气出入的门户，对心脏功能有调整作用。刺激血海穴可调经统血，舒筋活络。诸穴合用，可宁心安神，有效改善心脏功能。

拔罐方法3 ● 取穴：气海、内关、三阴交 ○ 罐法：留罐法

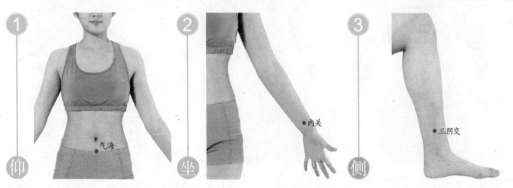

●气海

●内关

●三阴交

操作方法

①仰卧位。取气海穴，留罐10～15分钟。
②坐位。取内关穴，留罐10～15分钟。
③侧卧位。取三阴交穴，留罐10～15分钟。
● 每日1次，7次为一疗程。

实用功效

　　刺激气海穴，能补中益气，调整自主神经的紊乱，安定精神。内关穴是人体手厥阴心包经上的重要穴道，刺激该穴，可改善心脏功能。刺激三阴交穴可调和人体气血，活血化瘀。三穴合用，可益气行血、养心安神。

清肝降火
QING GAN JIANG HUO

《黄帝内经》有云："肝者，将军之官，谋虑出焉。"将肝比作将军，说明肝之性刚强、喜动、喜条达舒畅。中医认为，肝的主要功能为疏泄、藏血。肝主疏泄，是指肝具有疏通经络、通达气血以保持全身气机通而不滞、散而不郁的作用。肝藏血，是指肝脏具有贮藏血液、防止出血和调节血量的功能，因此肝与女性的经、带、胎、产等生理活动密切相关。

医家之言

中医认为，肝失疏泄，则易气郁、气火上扰，因而在采用拔罐疗法养肝护肝时，当以疏肝理气、清肝降火、促进肝脏的气血循环、保持全身气机通畅为主。肝经是体现和调节肝脏功能的经脉，因此传统的中医拔罐疗法主要通过刺激肝经上的主要穴位来养护肝脏。此外，肝肾同源，肾为母，肝为子，因而刺激肾经上的相关穴位也能起到疏肝解郁、调理肝脏的作用。

拔罐方法1　　取穴：肝俞、中府、曲泉　　罐法：留罐法

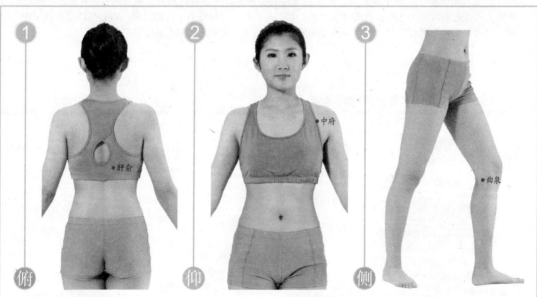

操作方法

①俯卧位。取肝俞穴，留罐10～15分钟。
②仰卧位。取中府穴，留罐10～15分钟。
③侧卧位。取曲泉穴，留罐10～15分钟。
●每日1次，6次为一疗程。

实用功效

肝俞穴是养肝护肝的最佳穴位，予以刺激具有清热凉血、疏肝理气、养血明目的功效。刺激中府穴能使肝脏血流量增加，从而有效改善肝脏的血液循环，起到养护肝脏的作用。刺激曲泉穴能疏经泄热、调理下焦、沟通肝肾。诸穴合用，可清肝降火、养肝护肝。

拔罐方法2 ── ● 取穴：期门、太冲 ── ○ 罐法：留罐法

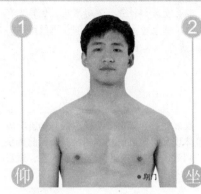
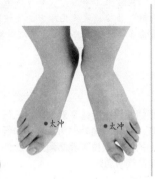

仰
坐

● 操作方法 ·············

① 仰卧位。取期门穴，留罐 10～15分钟。
② 坐位。取太冲穴，留罐 10～15分钟。
● 每日1次，6次为一疗程。

➕ 实用功效 ·············

期门穴是人体足厥阴肝经上的主要穴道之一，其清热解毒的功能十分强大，是养肝护肝的必备穴位。太冲穴为肝经原穴，也是调养肝脏的特效穴位，刺激该穴，有平肝熄风、舒筋活络、疏肝理气的作用。诸穴合用，可清肝降火。

拔罐方法3 ── ● 取穴：章门、阴包、太溪 ── ○ 罐法：留罐法

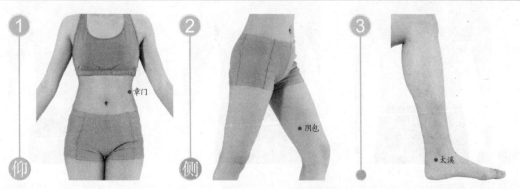

仰
侧

● 操作方法 ·············

① 仰卧位。取章门穴，留罐10～15分钟。
② 侧卧位。取阴包穴，留罐10～15分钟。
③ 侧卧位。取太溪穴，留罐10～15分钟。
● 每日1次，7次为一疗程。

➕ 实用功效 ·············

刺激章门穴可平肝息风。刺激阴包穴可解郁散结、疏肝健脾、利水除湿。太溪穴是足少阴肾经上的经气向外传输的要穴，予以刺激有滋水涵木、益肾平肝的功效。三穴合用，可补益肝脏。

润肺益气
RUN FEI YI QI

中医认为，"肺主气，心主血，气为血之帅"，"肺朝百脉，助心行血"，指肺能使百脉之气血如潮水般有规律地周期运行。肺在诸脏腑中位置最高，被称为"华盖"。肺叶娇嫩，容易受风邪侵袭，不耐寒热，故肺又有"娇脏"之称。现代生活中，气候干燥、空气污染、长期吸烟等多种因素都容易伤害肺脏，因此常常为肺脏做做"养护"是很有必要的。

医家之言

　　从中医角度来看，引起肺部不适的原因主要是寒邪伤肺之阳气、燥邪伤肺之阴液。因此，保养肺脏，应当以生津润肺、养阴清燥、疏风解表、祛除肺内外邪为关键。肺经是体现和调节肺脏功能的经脉，因此传统的中医拔罐疗法主要通过刺激肺经上的主要穴位来养肺润燥。此外，刺激人体前胸部的一些重要穴位，适当调理人体气机，也能达到一定的养肺益气的功效。

拔罐方法1 ● 取穴：肺俞、膻中、天府、侠白 ○ 罐法：留罐法

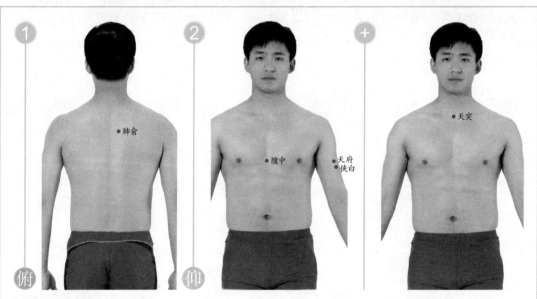

① 俯　●肺俞
② 仰　●膻中　●天府　●侠白
+ ●天突

操作方法

①俯卧位。取肺俞穴，留罐10～15分钟。
②仰卧位。取膻中、天府、侠白穴，留罐10～15分钟。
●每日1次，5次为一疗程。

实用功效

　　肺俞穴是肺脏在背部的反应点，刺激该穴能够调节机体肺腑功能，增加肺通气量，使人体气血阴阳维持动态的平衡状态。膻中穴具有调理人身气机的功能，刺激该穴可预防和调理呼吸系统疾病，维持呼吸器官的正常功能。刺激天府、侠白穴可补肺益气。

　　配合点按天突穴，可祛除肺邪，润肺效果更佳。

拔罐方法2 ───● 取穴：中府、云门、尺泽 ───○ 罐法：留罐法

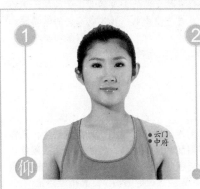

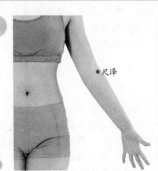

① 操作方法 ......

①仰卧位。取中府、云门穴，留罐10~15分钟。
②仰卧位。取尺泽穴，留罐10~15分钟。
●每日1次，6次为一疗程。

① 实用功效 ......

中府穴属手太阴肺经，是调理肺部疾病、保障肺部健康的主要穴位之一。刺激该穴，具有缓解支气管平滑肌痉挛的作用，可改善肺通气量，保护呼吸系统。刺激云门穴可清肺除烦，止咳平喘。刺激尺泽穴可调理肺气、疏经止痛、清咽利喉。三穴合用，可强化肺脏功能。

拔罐方法3 ───● 取穴：鱼际、太渊、经渠、合谷 ───○ 罐法：留罐法

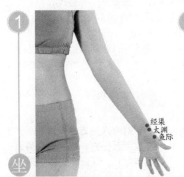

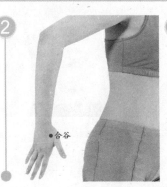

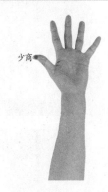

① 操作方法 ......

①坐位。取鱼际、太渊、经渠穴，留罐10~15分钟。
②坐位。取合谷穴，留罐10~15分钟。
●每日1次，7次为一疗程。

① 实用功效 ......

鱼际穴是手太阴肺经的重要穴位，刺激该穴，具有宣肺解表、利咽化痰、增强肺的呼吸功能的作用，与合谷穴同用，润肺效果更好。太渊穴为肺经经气渐盛之处，刺激该穴，具有补益肺气、通脉止痛的功效。刺激经渠穴有疏风解表、宣肺理气、利咽消肿的作用。诸穴合用，可改善肺的呼吸机能，调理肺脏。
配合点按少商穴，效果更佳。

和胃润肠

HE WEI RUN CHANG

《黄帝内经》有云："脾胃者，仓廪之官，五味出焉。"所谓"仓廪之官"，就是"粮仓"的管理者。胃是负责消化吸收食物的重要器官，食物经过胃的初步消化后进入小肠，小肠将这些水谷进一步腐熟，转化成人体能够吸收的精微，再利用脾将其上输心肺，输布全身。同时，小肠还将剩余的水分送入膀胱，形成尿液；将谷物残渣输送至大肠，进而排出体外。

医家之言

中医认为胃的受纳腐熟水谷的功能，以及以降为顺、以通为用的特性叫胃气。所谓"有胃气则生，无胃气则死"，养护胃腑其实也就是在养护"胃气"。胃经是体现和调节胃腑功能的经脉，传统的中医拔罐疗法主要通过刺激胃经上的主要穴位来调和胃气、增强胃功能。小肠的消化吸收功能常常被归属于脾胃纳运的范畴，因此，促进小肠的吸收功能也多从调整脾胃功能入手。调养大肠，则应以疏导糟粕，促其排泄为主。

拔罐方法1 ● 取穴：胃俞、脾俞、中脘、天枢、足三里　○ 罐法：留罐法

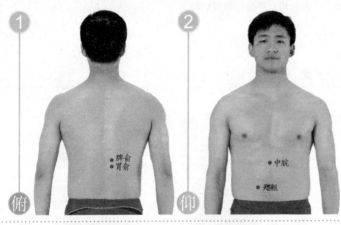

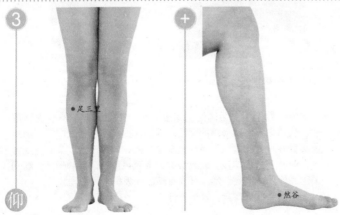

操作方法

① 俯卧位。取胃俞、脾俞穴，留罐10~15分钟。
② 仰卧位。取中脘、天枢穴，留罐10~15分钟。
③ 仰卧位。取足三里穴，留罐10~15分钟。
● 隔日1次，5次为一疗程。

实用功效

胃俞穴是胃的排毒通道，经常刺激该穴，可行中和胃，调节胃气，保证食物的正常消化，预防胃肠疾病。刺激脾俞穴，可更好地强化消化功能。刺激中脘穴，可健脾和胃、补中益气。刺激天枢穴可理肠通腑、升降气机。刺激足三里穴可调节胃经气血，增强胃功能。诸穴合用，可增强胃动力，强化胃肠功能。

配合点按然谷穴，能够调和胃气。

拔罐方法2 ● 取穴：胃俞、脾俞、小肠俞、至阳、关元 ○ 罐法：留罐法

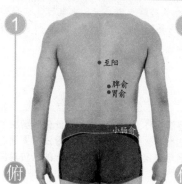

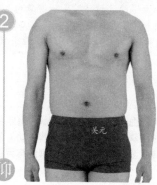

操作方法

① 俯卧位。取胃俞、脾俞、小肠俞、至阳穴，留罐10～15分钟。
② 仰卧位。取关元穴，留罐10～15分钟。
● 每日1次，6次为一疗程。

实用功效

　　刺激胃俞、脾俞、小肠俞穴，可行中和胃，健脾利湿，保证食物的正常消化，提高小肠的吸收能力。刺激至阳穴具有清热祛黄之效，可清小肠之热。关元穴是小肠之气会于腹部的穴位，该穴气血可直接作用于小肠。刺激该穴，可增强小肠的蠕动，提高其吸收功能。诸穴合用，可和胃舒肠。

拔罐方法3 ● 取穴：天枢、曲池、支沟、合谷 ○ 罐法：留罐法

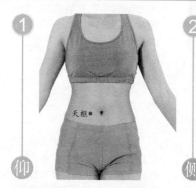

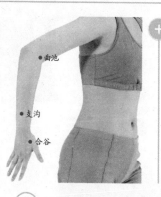

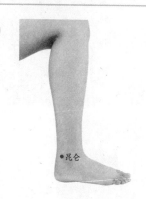

操作方法

① 仰卧位。取天枢穴，留罐10～15分钟。
② 侧卧位。取曲池、支沟、合谷穴，留罐10～15分钟。
● 每日1次，7次为一疗程。

实用功效

　　天枢穴是胃经气血的主要来源之处，有疏调肠腑、理气行滞的功效。刺激该穴能有效改善肠腑功能。刺激曲池、支沟、合谷穴，可通调腑气，增强大肠蠕动，促进排泄。诸穴合用，可增强大肠的排泄功能。
　　配合点按昆仑穴，效果更佳。

健脾利湿
JIAN PI LI SHI

"脾与胃以膜相连"，二者关系密切，均为后天之本，为气血生化之源。脾主转输运化，主升举清阳，脾的功能正常则仓廪充盛，后天水谷精微才能化源不绝。脾还"主一身肌肉"，倘若脾出现病变，人就可能出现懈怠、疲惫、乏力，甚至重症肌无力、肌肉萎缩等一系列肌肉问题。可见，脾脏虽为辅助者，但它的功用却不能小觑。

 医家之言

中医认为，脾功能的正常有赖于气、血、阴、阳的调和。中医常将脾胃作为一个整体，因此保养脾脏的拔罐法当以脾胃兼顾、养胃健脾为关键。脾经是体现和调节脾脏功能的经脉，传统的中医拔罐疗法主要通过刺激脾经上的主要穴位来增强脾脏运转水湿的功能。此外，脾经与胃经相表里，适当刺激胃经上的穴位对健脾和胃也有很好的功效。

拔罐方法1 ── ● 取穴：胃俞、手三里、三阴交　　　○ 罐法：留罐法

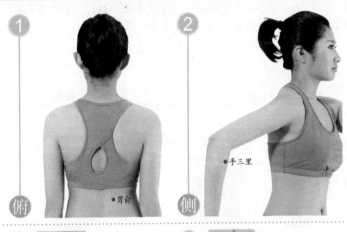

①俯　②侧

●手三里
●胃俞

操作方法

① 俯卧位。取胃俞穴，留罐10~15分钟。
② 侧卧位。取手三里穴，留罐10~15分钟。
③ 侧卧位。取三阴交穴，留罐10~15分钟。
● 每日1次，5次为一疗程。

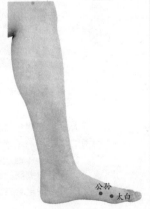

③侧　+

●三阴交

●公孙
●太白

实用功效

刺激胃俞穴可和胃调中、化痰消积，调理脾脏。手三里穴是健脾、养脾的重要穴位。刺激该穴，有润化脾燥、生发脾气、调理肠腑的功能。刺激三阴交穴可疏经利湿、调理肝肾、健脾和胃。三穴合用，可强化脾脏功能。

配合点按公孙、太白穴，可健脾利湿。

拔罐方法2 ——● 取穴：脾俞、中脘、水分、足三里 ——○ 罐法：留罐法

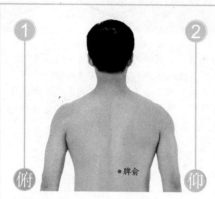
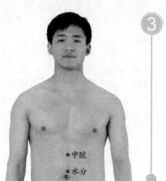
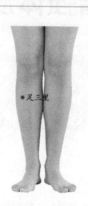

●足三里

●脾俞

●中脘
●水分

俯 仰

操作方法

①俯卧位。取脾俞穴，留罐10~15分钟。
②仰卧位。吸拔中脘、水分穴，留罐10~15分钟。
③仰卧位。取足三里穴，留罐10~15分钟。
●每周2~3次，6次为一疗程。

实用功效

脾俞穴是脾的保健穴，也是保养脾脏的首选穴位，适度刺激该穴，具有益气健脾、清热利湿和胃降逆的作用。刺激中脘穴，可健脾和胃、补中益气、增强脾脏运转水湿的功能。刺激水分穴能利水渗湿、通调水道、增强脾功能。刺激足三里穴可补益气血、燥化脾湿、生发胃气。诸穴合用，可健脾利湿、增强脾脏功能。

拔罐方法3 ——● 取穴：大横、血海、阴陵泉 ——○ 罐法：留罐法

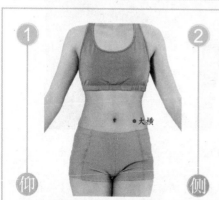
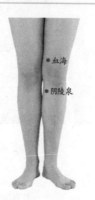

●血海
●阴陵泉
●大横

仰 侧

操作方法

①仰卧位。取大横穴，留罐10~15分钟。
②侧卧位。取血海、阴陵泉穴，留罐10~15分钟。
●每日1次，7次为一疗程。

实用功效

刺激大横穴可温中散寒、调理脾胃。刺激血海穴可疏经祛风、健脾理血、调经化湿。阴陵泉穴有健脾除湿的作用，经常刺激该穴，可以保持脾胃功能正常，去除体内湿气。诸穴合用，可燥化脾湿，调理脾脏。

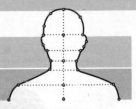
增强体质

排出毒素
PAI CHU DU SU

"毒素"泛指人体内的各种对健康不利的物质，中医认为体内毒素的来源主要是湿、热、痰、火、食；西医认为人体内的毒素主要是新陈代谢产生的废物和肠道内食残渣腐败后的产物。大量毒素滞留在体内无法排出，可能导致各脏腑、组织、细胞的功能障碍，从而引发多种疾病。因此，提高人体自身的排毒能力，促进新陈代谢，对于我们的健康大有裨益。

医家之言

"通则不病，病则不通"，中医认为，人体内各种毒素排出的关键在于"通"，只有保持体内各组织器官，尤其是肝脏、肾脏、大肠和膀胱的生理机能正常、通畅，才能使之发挥良好的排毒作用。拔罐排毒即通过刺激特定的穴位和经络，调节脏腑、疏通经络、平衡阴阳、调和气血，以利于化解、中和、转化体内的多种毒素，从而避免身体发生病变。

拔罐方法1 ● 取穴：肝俞、肾俞、天枢、曲池 ○ 罐法：留罐法

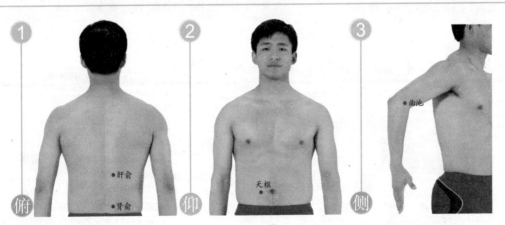

① 俯　②仰　③侧　●肝俞　●肾俞　天枢　●曲池

操作方法

①俯卧位。取肝俞、肾俞穴，留罐10～15分钟。
②仰卧位。取天枢穴，留罐10～15分钟。
③侧卧位。取曲池穴，留罐10～15分钟。
●隔日1次，5次为一疗程。

✚ 实用功效

肝是人体主要的解毒器官，肾是人体主要的排毒器官。刺激肝俞、肾俞穴，可以增强肝的解毒功能和肾的排毒功能。刺激天枢穴可利肠道，清除肠道内累积的宿便，从而有效排毒。刺激曲池穴，可以将肺内与皮肤上的毒素迅速转送到大肠，并排出体外。诸穴合用，可有效促进体内毒素排出。

拔罐方法2 —— ● 取穴：大肠俞、膀胱俞、合谷、支沟 —— ○ 罐法：留罐法

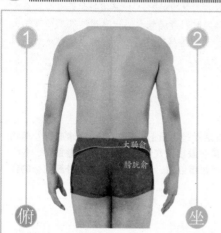 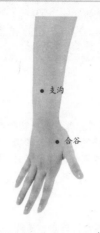

① 俯

② 坐

操作方法

① 俯卧位。取大肠俞、膀胱俞穴，留罐10~15分钟。
② 坐位。取合谷、支沟穴，留罐10~15分钟。
● 隔日1次，5次为一疗程。

实用功效

　　大肠、膀胱是人体主要的排毒通道。刺激大肠俞和膀胱俞穴可润肠通便、增强膀胱的排尿功能，从而有助于体内毒素的排出。刺激合谷穴能使大肠经脉处组织和器官的疾患减轻或消除。刺激支沟穴可促进人体新陈代谢，加快废弃物排泄。诸穴合用，可增强机体的排毒功能。

拔罐方法3 —— ● 取穴：血海、太冲 —— ○ 罐法：留罐法

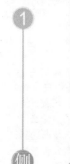 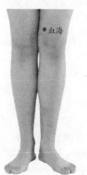 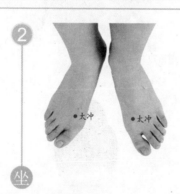

① 侧

② 坐

操作方法

① 侧卧位。取血海穴，留罐10~15分钟。
② 坐位。取太冲穴，留罐10~15分钟。
● 每日1次，7次为一疗程。

实用功效

　　血海穴有调经统血、舒筋活络、清热凉血的作用，刺激该穴可调节血液功能，促进血液更新，加快体内堆积毒素的排出。太冲穴为肝经原穴，刺激此穴，不但能养护肝脏，还可调节体液循环，从而有效增强机体排毒功能。二穴合用，可有效排出体内毒素。

补脑益智

BU NAO YI ZHI

脑为神之本，人的视觉、听觉、嗅觉、感觉、思维记忆力等都与脑息息相关。现代研究发现，脑的重量仅占人体重的2%，但其消耗的能量却占全身总消耗能量的20%。而现代人用脑的时间普遍较长，一旦脑过度还可能出现智力衰退、记忆力下降、对外界事物反应迟钝、思考问题迟缓等症状，因而补脑就显得尤为重要。

医家之言

中医认为"脑为元神之府"，为五脏所充养，即大脑的正常活动是靠五脏六腑化生精气津血等营养物质上充于脑来实现的。脑与全身脏器、经络的关系极为密切，拔罐刺激相关穴位和经络，可补益肝肾、养心安神、益气养血，从而促进脑组织代谢、改善和增强记忆力、提高思维能力，起到增强脑力，补脑益智的作用，利于学习与工作。

拔罐方法1 ● 取穴：肾俞、肝俞、巨阙、涌泉 ○ 罐法：留罐法

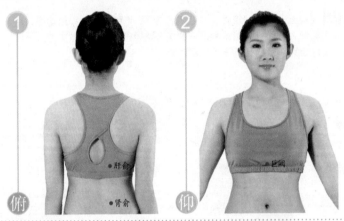

① 俯　② 仰

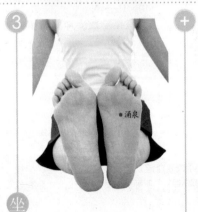

③ 坐

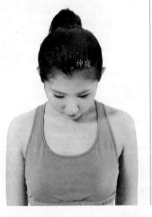

操作方法

① 俯卧位。取肾俞、肝俞穴，留罐10~15分钟。
② 仰卧位。取巨阙穴，留罐10~15分钟。
③ 坐位。取涌泉穴，留罐10~15分钟。
● 隔日1次，5次为一疗程。

实用功效

刺激肾俞、肝俞穴可补益肝肾、益气养血。刺激巨阙穴，可养心安神、活血化瘀，显著调节心脏功能，从而达到健脑之效。刺激涌泉穴可镇静安神、疏肝明目、补肾益气，疏通血脉，促进血液循环，加速新陈代谢。诸穴合用，可起到补脑益智之效。

配合点按神庭穴，可调节神经系统功能，消除头痛、头昏症状，恢复脑力。

拔罐方法2 ● 取穴：印堂、太溪 ○ 罐法：留罐法

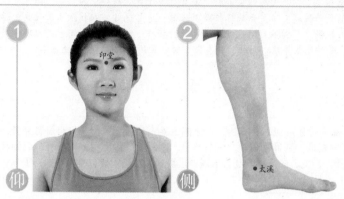

① 仰

② 侧 ●太溪

操作方法

① 仰卧位。取印堂穴，留罐10～15分钟。
② 侧卧位。取太溪穴，留罐10～15分钟。
● 每日1次，7次为一疗程。

实用功效

　　印堂穴是经外奇穴，对改善大脑机能有显著效果。太溪穴为肾经要穴，适当加以刺激可促进肾脏血流，增强肾脏功能，从而有助于促进脑组织代谢、改善和增强脑力。二穴合用，可补肾益气，有效改善大脑机能。

拔罐方法3 ● 取穴：大椎、内关 ○ 罐法：留罐法

① 俯 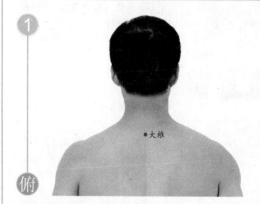 ●大椎

② 坐 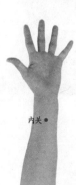 内关● 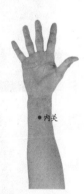 ●内关

操作方法

① 俯卧位。取大椎穴，留罐10～15分钟。
② 坐位。取内关穴，留罐10～15分钟。
● 每日1次，7次为一疗程。

实用功效

　　刺激大椎穴能通经活络，改善头部气血供应，活跃大脑机能。刺激内关穴，能够宁心安神、调补阴阳气血、疏通经络，从而提高记忆力、改善大脑机能。二穴合用，可补脑健脑。

强 筋 壮 骨
QIANG JIN ZHUANG GU

生活中，人们常把"筋骨"相提并论。如果把身体看成一座大厦，那么骨骼就相当于撑起大厦的梁和柱，筋就相当于建筑材料中的钢筋。因此可以说，筋骨的强弱直接关系到体格是否强健。筋骨强健的人往往体质强健，运动能力较强。筋骨不好的人就极容易跌打损伤、肌肉酸痛，还可能出现骨质疏松、骨质增生等症。因此，拥有强壮的筋骨是我们强身健体的基石。

医家之言

中医认为"肝主筋，肾主骨"，即筋是靠肝血来充养的，骨骼的滋养则来源于肾精。只有肝肾补养充足，气血才能濡养全身骨骼筋肉。肾气充足，则骨髓强健。肝血充足，则筋能够得到很好的滋养，起到减轻、缓冲、分解骨骼所承受外力的作用。因此，拔罐强筋壮骨当以调理肝肾等脏腑功能、益气活血、提高机体免疫力为主。

拔罐方法1　　● 取穴：肝俞、肾俞、膻中、血海　　○ 罐法：留罐法

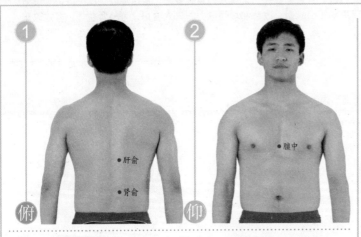

操作方法

① 俯卧位。取肝俞、肾俞穴，留罐10～15分钟。
② 仰卧位。取膻中穴，留罐10～15分钟。
③ 侧卧位。取血海穴，留罐10～15分钟。
● 隔日1次，5次为一疗程。

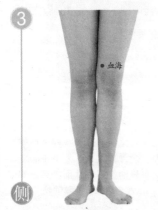

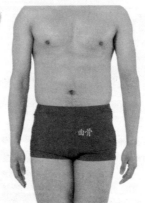

实用功效

刺激肝俞、肾俞穴，可补益肝肾、调养脏腑、行气活血，濡养全身筋骨。膻中穴具有调理人身气机的功能，刺激它可疏肝理气、强身健体。刺激血海穴可起到通畅全身气血，促进血液循环的作用。诸穴合用，可调理脏腑、益气活血、强筋壮骨。

配合点按曲骨穴，可补肾益气、强身健体。

拔罐方法2 ● 取穴：大椎、合谷 ○ 罐法：留罐法

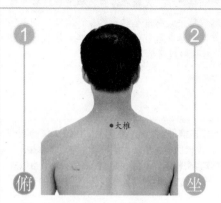

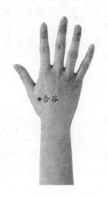

操作方法

① 俯卧位。取大椎穴，留罐10~15分钟。
② 坐位。取合谷穴，留罐10~15分钟。
● 每日1次，7次为一疗程。

实用功效

　　刺激大椎穴可振奋阳气，益气活血，提高机体免疫力。合谷穴是人体的保健要穴，适当地予以刺激，可以很好地调和阴阳，调节身体的免疫功能，增强体质。诸穴合用，可有效改善脏腑功能、提高机体免疫力。

拔罐方法3 ● 取穴：风市、三阴交、涌泉 ○ 罐法：留罐法

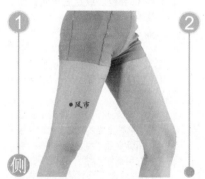

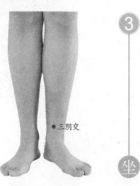

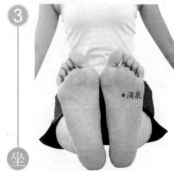

操作方法

① 侧卧位。取风市穴，留罐10~15分钟。
② 侧卧位。取三阴交穴，留罐15分钟。
③ 坐位。取涌泉穴，留罐15分钟。
● 每日1次，7次为一疗程。

实用功效

　　风市穴是人体保健要穴，刺激该穴，可以疏通肝胆气血，调动起人体内的和风，提高机体免疫力，达到强身健体的目的。刺激三阴交穴，可有效调节人体内脏功能，养血滋阴，增强体质。刺激涌泉穴，可益气活血，扶正祛邪，强筋壮骨，增强抗病能力。诸穴合用，可有效补益筋骨、增强体质。

提高免疫力
TI GAO MIAN YI LI

人们通常把人体的免疫系统对抗外来病原体侵袭、识别和排除异物的能力称为"免疫力"。在免疫力正常的情况下，人体自身就能够有效抵御多种病菌，保护身体不受侵害。当免疫力低下，或者免疫系统不健全时，人体就可能出现感冒、支气管炎、肺炎等疾病反复发作的症状。因此，提高免疫力有助于加强人体对环境的适应力，对我们的健康至关重要。

医家之言

中医认为，人体的气血、脏腑、经络等任何一部分都具有独特的抵抗病邪的功能，它们共同组成人体的防御体系。人体这种整体的抗病和修复能力在中医学上被统称为"正气"。现代医学中免疫力的概念，与之基本相同。免疫力低下或紊乱，与先天体质有关，尤其是与肺、脾、肾三脏的虚衰紧密相连。因此，拔罐提高免疫力，当以补肺、益肾、健脾为关键，通过刺激特定的穴位和经络，增强脏腑功能、调和气血，达到"扶一身正气"的目的。

拔罐方法1　　● 取穴：尺泽、内关、鱼际、合谷、足三里　　○ 罐法：留罐法

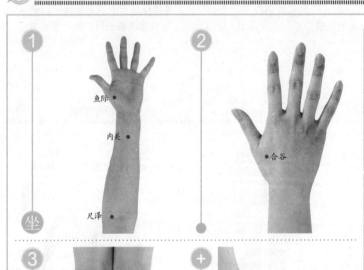

操作方法

① 坐位。取尺泽、内关、鱼际穴，留罐10～15分钟。

② 坐位。取合谷穴，留罐10～15分钟。

③ 仰卧位。取足三里穴，留罐10～15分钟。

● 每日1次，6次为一疗程。

实用功效

刺激尺泽穴，具有出血泄热、消肿止痛的功效，有助于强化机体免疫功能。刺激内关、合谷穴可通经活络、平肝息风、益心安神。刺激鱼际穴，能增强肺的呼吸功能，增强机体免疫力，提高抗病能力。刺激足三里穴可调理脾胃、健脾益气、增强机体免疫力。诸穴合用，可有效改善免疫功能、增强体质。

配合按摩列缺穴，可补肺益肾，预防和调理呼吸系统疾病，调节内分泌。

拔罐方法2 ● 取穴：大椎、膻中、关元 ○ 罐法：留罐法

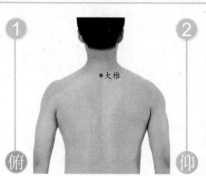
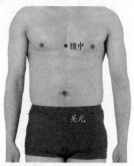

操作方法

① 俯卧位。取大椎穴，留罐10～15分钟。
② 仰卧位。取膻中、关元穴，留罐10～15分钟。
● 每日1次，6次为一疗程。

实用功效

刺激大椎穴可增加淋巴细胞的数量，促进溶血素以及抗体的产生，具有提高机体免疫力的功能。刺激膻中穴可舒畅气机，激活胸腺，有助于提高细胞免疫功能。刺激关元穴可益气活血，改善人体免疫机能。诸穴合用，可提高机体免疫力。

拔罐方法3 ● 取穴：肺俞、脾俞、肾俞、中脘、天枢、血海 ○ 罐法：留罐法

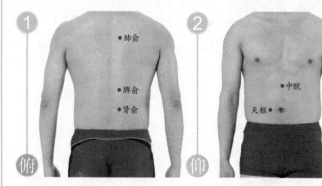
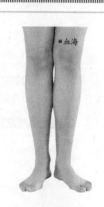

操作方法

① 俯卧位。取肺俞、脾俞、肾俞穴，留罐10～15分钟。
② 仰卧位。取中脘、天枢穴，留罐10～15分钟。
③ 侧卧位。取血海穴，留罐10～15分钟。
● 隔日1次，5次为一疗程。

实用功效

刺激肺俞、脾俞、肾俞穴，可调养脏腑功能、行气活血，改善人体生理机能，提高免疫力。中脘穴为四条经脉的会聚穴位，刺激该穴，可使巨噬细胞的吞噬活性增强，提高机体免疫能力。刺激天枢穴可增强胃动力、促进肠道蠕动。刺激血海穴可补血养肝。诸穴合用，可全面调理脏腑功能，增强机体免疫力。

改善手脚冰凉

GAI SHAN SHOU JIAO BING LIANG

手脚冰凉也称为畏寒症，是指人体体温过低、肢体发冷的一种临床症状。其典型表现为手脚凉、腰酸痛、腿怕风、胃容易受寒、难以入眠等。另外，还常伴有诸如头痛、气喘、血压低等问题。此症与个人体质有很大关系，血糖、血压过低的人，或工作压力过大之人是此症的多发人群，女性比男性更容易出现这种症状，尤其在冬季更加明显。

医家之言

　　人体血液的新陈代谢缓慢、血管收缩、血液回流能力减弱，从而使四肢血液循环不畅，是引发手脚冰冷的主要原因。中医认为，手脚冰凉多与人自身体质虚弱、阳气衰微、气血不足有关。拔罐刺激特定的穴位和经络，可补肾壮阳、生化气血、祛风散寒、舒筋活络，改善心血管系统功能，增强人体造血功能，促进血液循环，改善肢体末梢血管的微循环，加速废物排出，从而消除手脚冰凉症状。

拔罐方法1 ── ● 取穴：心俞、肾俞、胃俞、脾俞、劳宫、三阴交 ──○ 罐法：留罐法

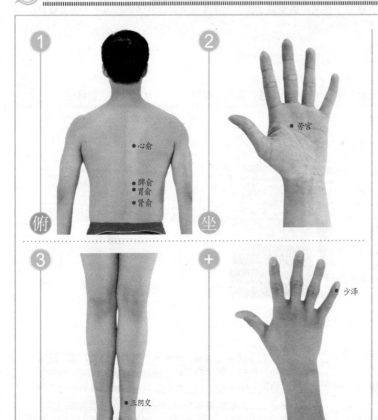

操作方法

①俯卧位。取心俞、肾俞、胃俞、脾俞穴，留罐10~15分钟。
②坐位。取劳宫穴，留罐10~15分钟。
③侧卧位。取三阴交穴，留罐10~15分钟。
● 隔日1次，5次为一疗程。

实用功效

　　刺激心俞穴可有效促进心脏的血液循环，增加四肢的供血量，调节体温。刺激肾俞穴可补肾壮阳、生发阳气。刺激脾俞、胃俞穴，可以改善人体造血功能，生化气血。刺激劳宫、三阴交穴，可促进心脏供血，良性调整血管功能，促进血液循环。诸穴合用，可有效缓解因气血不足而导致的手脚冰冷症状。

　　配合点按少泽穴，可促进末梢血液循环，改善手脚冰冷现象。

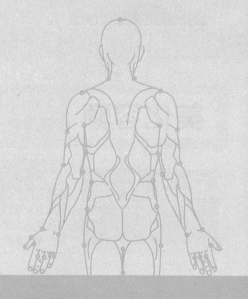

PART6

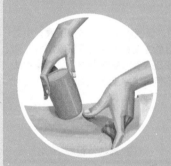

第6章

拔罐美容塑身

BA GUAN MEI RONG SU SHEN

您还在因为眼角产生了小细纹而不敢尽情大笑吗？您还在为祛斑产品的效果而频频叹息吗？您还在为减肥后反弹而烦恼吗？您还在为身材不够迷人而寻求各种美体良方吗？

其实，通过简单的拔罐就可让您内外兼修，魅力无限！

拔罐美容塑身是中医美容塑身方法的一种，中医美容塑身是中国传统医学的宝贵财富，其历史可追溯到两千年前。中医美容塑身以注重整体、操作简单、无任何副作用、功效显著且持久而成为当今人们普遍追求的"自然疗法"，甚至许多医学美容中心和美容院中，也推出了拔罐、按摩、刮痧等中医美容塑身方法。

本章主要从美颜、养发、塑身等方面，介绍了有针对性的拔罐方法。我们提供的各种方法皆是经过无数的人反复运用、筛选而总结出的良方，希望能为爱美人士带来帮助。

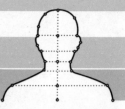

美化容颜

祛青春痘
QU QING CHUN DOU

青春痘又叫痤疮或粉刺，是因毛囊或皮脂腺阻塞、发炎而引发的一种皮肤病，发病部位以脸部居多，也可见于胸背部及肩胛等处。该病常见于青春期男女，各年龄段的人都有可能长青春痘。调查显示，我国85%的青少年在不同程度上受到青春痘的困扰，约20%的女性和3%的男性一直到四十多岁还在为青春痘苦恼。

医家之言

现代医学认为，青春痘主要是由于内分泌失调，体内雄性激素分泌过剩，促使皮脂分泌增多所致。中医认为，常出现青春痘的面鼻及胸背部属肺经，肺经风热阻于肌肤是导致青春痘的主要原因。而喜好吃肥甘、油腻、辛辣的食物，使脾胃蕴热，湿热内生，外感风毒之邪，血热淤积，也是形成青春痘的重要原因。拔罐疗法通过刺激相关穴位和经络，可宣肺散风、清热解毒、理气活血、化瘀散结，不但可消除皮肤表面的炎症，还可抑制皮脂的过度分泌，达到彻底清除青春痘的目的。

拔罐方法1　　●取穴：天枢、气海、丰隆　　　　　　　○罐法：留罐法

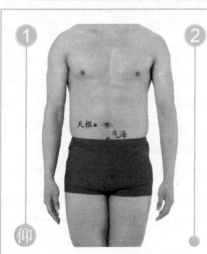

天枢
气海

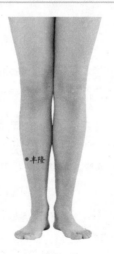

丰隆

操作方法

①仰卧位。吸拔天枢、气海穴，留罐10～15分钟。
②仰卧位。取丰隆穴，留罐10～15分钟。
●每日1次，7次为一疗程。

实用功效

刺激天枢穴有助于调节面部肌肉的收缩和舒张，促进面部色斑的吸收、痤疮创面的愈合和痘印的消退。刺激气海穴可起到抑制皮脂过度分泌的作用。刺激丰隆穴可调和脾胃，加强气血流通，促进人体水液代谢。诸穴合用，可起到减少青春痘，养颜美容的作用。

拔罐方法2 ━━━━ ● 取穴：大椎、肺俞、脾俞、心俞、肝俞、足三里 ━━━━ ○ 罐法：留罐法

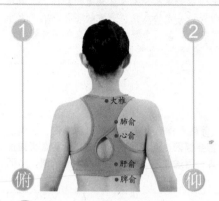

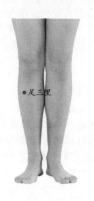

操作方法 ⋯⋯⋯⋯

① 俯卧位。取大椎、肺俞、脾俞、心俞、肝俞穴，留罐10～15分钟。
② 仰卧位。取足三里穴，留罐10～15分钟。
● 每日1次，10次为一疗程。

实用功效 ⋯⋯⋯⋯

　　刺激大椎、肺俞、脾俞、心俞、肝俞穴，可补肾润肺、清肝健脾、理气活血、促进体内气血循环。刺激足三里穴具有补益脾胃、调和气血、清泄肠胃积热的作用。诸穴合用，可调理脏腑功能、清热活血、增强人体代谢，控制皮脂分泌，逐步消除青春痘。

拔罐方法3 ━━━━ ● 取穴：大椎、至阳、合谷、曲池 ━━━━ ○ 罐法：留罐法

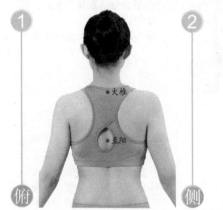

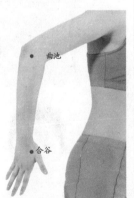

操作方法 ⋯⋯⋯⋯

① 俯卧位。吸拔大椎、至阳穴，留罐10～15分钟。
② 侧卧位。取合谷、曲池穴，留罐10～15分钟。
● 隔日1次，10次为一疗程，每个疗程间隔5天。

实用功效 ⋯⋯⋯⋯

　　刺激大椎穴可理气活血、通经活络、解表祛风、清热止痛。刺激至阳穴可增强脾胃功能，清小肠之热。刺激合谷、曲池二穴，可宣肺、清热，调节汗腺和皮脂腺的分泌，使它们排泄通畅。诸穴合用，可有效减轻青春痘症状。

祛眼袋
QU YAN DAI

眼袋是下睑皮肤、肌肉及眶膈松弛，或皮下组织脂肪堆积而形成的袋状突起，是一种常见的生理现象。眼袋常见于40岁以上的中老年人，是人体衰老的象征。眼袋的产生，使面部失去均衡与协调，给人一种疲惫和苍老的感觉，严重的还会出现下睑外翻、下睑缘内翻倒睫等并发症。随着年龄的增长，要完全避免眼袋产生是不可能的，但我们却能通过拔罐，延缓眼袋的出现时间，减轻其加重程度。

医家之言

中医认为，眼袋的出现与五脏功能衰退，尤其是脾胃失调、肾精亏损有直接的关系。脾、胃、三焦功能失调，导致人体水液调节失常，是致使面部浮肿，出现眼袋的重要原因。而肾精不足通常也会导致脾胃虚弱。拔罐疗法通过刺激特定的穴位和经络，可补肾益气、调和脾胃，促进血液、淋巴循环和水分代谢，从而有效改善和去除眼袋。

拔罐方法1　　● 取穴：脾俞、水分、足三里　　○ 罐法：留罐法

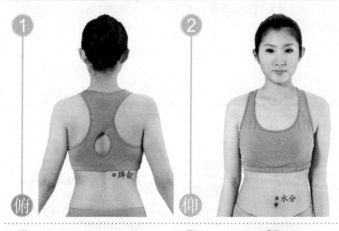

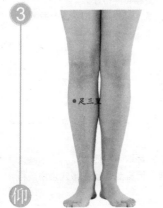

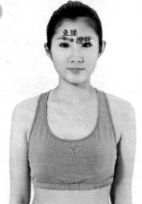

操作方法

①俯卧位。取脾俞穴，留罐10～15分钟。
②仰卧位。取水分穴，留罐10～15分钟。
③仰卧位。取足三里穴，留罐10～15分钟。
● 每日1次，6次为一疗程。

实用功效

刺激脾俞、足三里穴可健脾益胃，益气补血，增强人体水液调节，有助于消除眼部肿胀。水分穴是负责提高人体水分代谢的穴位，刺激它可健脾补肾、疏通任脉、利水化湿、消肿、促进体内的新陈代谢，消除眼袋及脸部浮肿。诸穴合用，可有效祛除眼袋。

配合按摩攒竹、鱼腰穴，可促进眼部血液循环。

拔罐方法2 ● 取穴：肾俞、心俞、脾俞、足三里、丰隆 ○ 罐法：留罐法

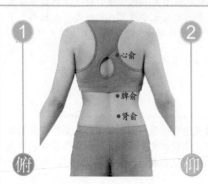

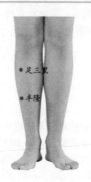

操作方法 ·······

① 俯卧位。取肾俞、心俞、脾俞穴，留罐10～15分钟。
② 仰卧位。取足三里、丰隆穴，留罐10～15分钟。
● 每日隔日1次，7次为一疗程。

实用功效 ·······

　　刺激肾俞穴可补肾益气，促进机体气血循环。心俞穴是心的精气在背部输注之所，刺激该穴可促进血液、淋巴循环。刺激脾俞穴，可益气健脾，增强人体水液调节。足三里、丰隆穴可调和脾胃，加强人体气血流通，促进水液代谢。诸穴合用，可补益肾气，调和脾胃，有效消除眼部肿胀。

拔罐方法3 ● 取穴：四白、气海、三阴交 ○ 罐法：闪罐法、留罐法

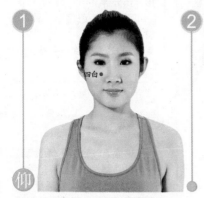

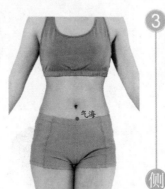

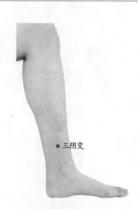

操作方法 ·······

① 仰卧位。以闪罐法吸拔四白穴10余次。
② 仰卧位。取气海穴，留罐10～15分钟。
③ 侧卧位。取三阴交穴，留罐15分钟。
● 每日1次，7次为一疗程。

实用功效 ·······

　　刺激四白穴，可加速眼部气血流通，减少脂肪沉着现象，还能够加强眼周营养物质的吸收和水分的代谢，恢复肌肉、皮肤弹性，从而消除眼袋。刺激气海、三阴交穴可调节人体内分泌，促进血液循环。三穴合用，有助于消除眼袋。

除雀斑
CHU QUE BAN

雀斑多为针尖至芝麻大小的褐色斑点，最常见于人的鼻面部等容易被晒之处，数目不定，孤立散落或密集成群，一般无自觉症状，冬日颜色较淡，夏日日晒后数目增多，颜色加深。资料显示，雀斑较多的人色素痣的发生率通常也比较高，而脸部生雀斑的女性人数远远高于男性，因此如何有效地祛除雀斑一直是女性们关心的话题。

医家之言

现代医学认为，雀斑的出现是由于皮肤中的黑色素细胞生成的黑色素过多所致。脑垂体生成的促黑激素如果因为某种原因增多时，也会引起皮肤色素代谢障碍，出现雀斑。中医认为，肾经、肺经经气虚衰，风邪侵袭皮肤腠理，肌肤失养，则会形成雀斑。拔罐疗法可通过刺激相关穴位和经络，滋养肺肾，祛风散火，化瘀通络，改善气血循环，调节内分泌，从而达到消斑养颜的目的。

拔罐方法1　　● 取穴：印堂、巨阙、足三里　　○ 罐法：留罐法

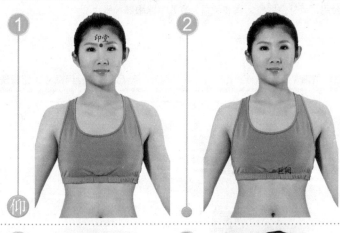

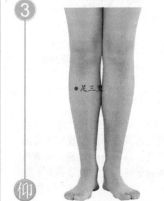

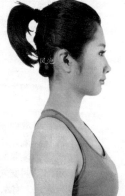

操作方法

① 仰卧位。取印堂穴，留罐10～15分钟。

② 仰卧位。取巨阙穴，留罐10～15分钟。

③ 仰卧位。取足三里穴，留罐10～15分钟。

● 每日1次，10次一疗程。

实用功效

刺激印堂穴可滋养肾气，推动督脉气血运行，促进血液循环。刺激巨阙穴可理气宽中，养血安神，活血化瘀。足三里穴具有清热去火、调和气血的作用，刺激该穴可增加面部皮肤的营养，使雀斑淡化。诸穴合用，可调节内分泌，有助于消除雀斑。配合按摩风池穴，效果更佳。

拔罐方法2 ● 取穴：曲池、合谷、三阴交 ○ 罐法：留罐法

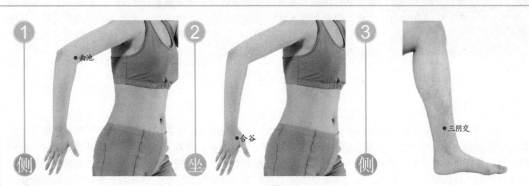

曲池

合谷

三阴交

侧 坐 侧

操作方法

①侧卧位。取曲池穴，留罐10～15分钟。
②坐位。取合谷穴，留罐10～15分钟。
③侧卧位。取三阴交穴，留罐15分钟。
● 每日1次，7次为一疗程。

实用功效

刺激曲池穴有清热泻火之效，同时还可增强肺经活力。刺激合谷穴可疏风通络。刺激三阴交穴有调节内分泌的功能，可促进肌肤的新陈代谢，加速雀斑的消退。诸穴合用，可起到淡化雀斑的作用。

 拔罐方法3 ● 取穴：肾俞、肝俞、血海、阴陵泉 ○ 罐法：留罐法

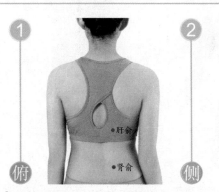

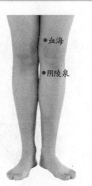

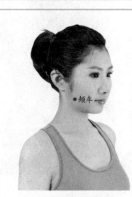

血海

阴陵泉

肝俞

肾俞

颊车

俯 侧

操作方法

①俯卧位。取肾俞、肝俞穴，留罐15分钟。
②侧卧位。取血海、阴陵泉穴，留罐10～15分钟。
● 每日或隔日1次，7次为一疗程。

实用功效

刺激肾俞穴，能够活跃肾脏机能，增强人体代谢能力，化瘀通络。刺激肺俞穴，可润肺益气，有助于滋养皮肤。刺激血海穴可调动全身气血运行，促进皮肤新陈代谢，配合阴陵泉穴效果更佳。诸穴合用，可有效祛除雀斑。可配合点按颊车穴。

祛黄褐斑

QU HUANG HE BAN

　　黄褐斑是一种常见的发生于面部的后天性色素沉着过度性皮肤病，通常颜色较深，长期治疗无明显效果。黄褐斑多见于女性，尤其好发于育龄期妇女，男性也可发生。内分泌失调、化学因素、皮肤炎症、营养失调、精神紧张、日晒、肝胆疾病等，均可诱发黄褐斑。因而黄褐斑不仅是肌肤上的瑕疵，更是身体健康出现状况的信号。

医家之言

　　"脸上斑块，体内瘀块，有斑必有瘀，治斑不离血"。黄褐斑与人体阴阳失调、气血不和密切相关。若体内脏腑阴阳失调、气血运行不畅，则易导致经脉不通、气滞血瘀，血液不能到达皮肤表面营养肌肤，而皮肤中的黑色素也不能随着人体的正常新陈代谢排出去，长期如此，就形成了黄褐斑。因此，在拔罐调理时，主要以平衡人体阴阳，行气活血，舒筋散瘀为主，通过刺激相关穴位和经络，调节内分泌，促进新陈代谢，从而从根本上消除黄褐斑。

拔罐方法1 ● 取穴：大椎、至阳、肺俞、中脘、足三里　　○ 罐法：留罐法

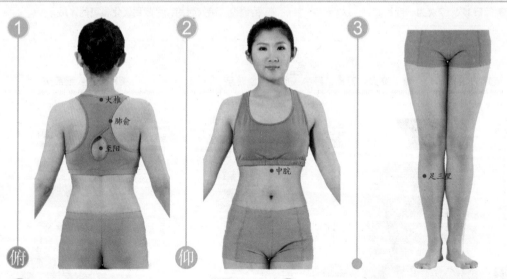

1　●大椎　●肺俞　●至阳　俯

2　●中脘　仰

3　●足三里

操作方法

① 俯卧位。取大椎、至阳、肺俞穴，留罐10～15分钟。
② 仰卧位。取中脘穴，留罐10～15分钟。
③ 仰卧位。取足三里穴，留罐10～15分钟。
● 隔日1次，10次为一疗程。

实用功效

　　刺激大椎、至阳、肺俞穴，可补肾润肺、理气活血、促进体内气血循环。刺激中脘、足三里穴具有补益脾胃、调和气血的作用，可使脸部发热，皮肤充血，从而促进色素变化，淡化黄褐斑。诸穴合用，可调理脏腑功能、平衡阴阳、促进人体代谢，有助于消除黄褐斑。

拔罐方法2 ●—— 取穴：肝俞、肾俞、三阴交 ——○ 罐法：留罐法

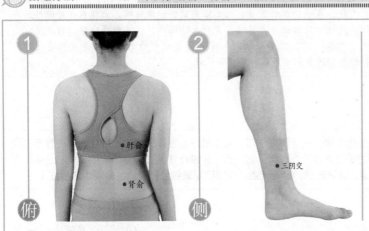

①肝俞
●肾俞
俯

②
●三阴交
侧

操作方法

① 俯卧位。吸拔肝俞、肾俞穴，留罐10～15分钟。
② 侧卧位。取三阴交穴，留罐10～15分钟。
● 每日或隔日1次，7次为一疗程。

实用功效

　　刺激肝俞穴，可有效增强肝脏功能，提高机体新陈代谢能力，加速体内废物的排出。刺激肾俞穴，可调整人体代谢异常，改善内分泌失调，有助于祛斑、消斑，改善肤质。三阴交穴不但与肝、肾密切相关，还可调节内分泌，历来是祛除色斑、美白肌肤的重要穴位。诸穴合用，可有效祛除黄褐斑。

拔罐方法3 ●—— 取穴：气海、关元、阴陵泉 ——○ 罐法：留罐法

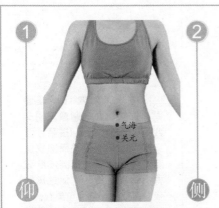

①气海
●关元
仰

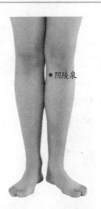

②
●阴陵泉
侧

操作方法

① 仰卧位。取气海、关元穴，留罐10～15分钟。
② 侧卧位。取阴陵泉穴，留罐10～15分钟。
● 每日1次，7次为一疗程。

实用功效

　　刺激气海穴可补中益气。刺激关元穴可有效调节内分泌和免疫系统功能，加强人体新陈代谢，从而达到缓解色斑的目的。阴陵泉穴能改善人体代谢，加速体内毒素的排泄，刺激该穴可起到淡化斑点、润泽肌肤的作用。诸穴合用，可淡化黄褐斑，养颜美容。

祛鱼尾纹
QU YU WEI WEN

随着年龄的增长，人眼周皮肤的代谢能力逐渐降低，皮下组织日渐老化、变硬，皮肤的弹性变差，久之眼周就会出现皱纹。出现在目外眦外侧、太阳穴附近的皱纹就是鱼尾纹。黄种人眼窝浅、眼皮容易肿胀，眼周更容易产生小皱纹。虽然眼周皱纹对人体健康没有大的影响，只是皮肤老化的标志，但是它严重影响了眼部及面部美观。

医家之言

皮肤由气血滋养，脾胃是气血生化之源，一旦脾胃虚弱，无法很好地发挥功用，皮肤就会因失养而出现皱纹。而鱼尾纹出现在足阳明胃经的循行处也恰好说明了这一点。拔罐疗法通过刺激特定的穴位和经络，可健脾和胃，增强脏腑功能，补益气血，促进皮肤的新陈代谢，延缓眼周皱纹的出现，甚至消除细小皱纹。

拔罐方法1　　● 取穴：脾俞、三阴交　　○ 罐法：留罐法

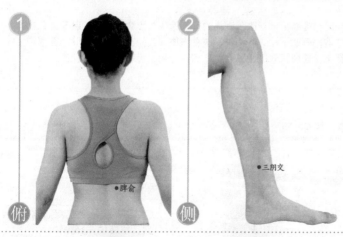

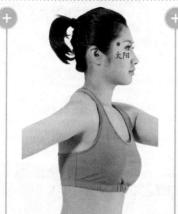

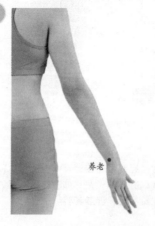

操作方法

①俯卧位。取脾俞穴，留罐10～15分钟。
②侧卧位。取三阴交穴，留罐10～15分钟。
● 隔日1次，10次为一疗程。

实用功效

刺激脾俞穴可调理脾胃，益气活血。刺激三阴交穴可调节内分泌，提高性激素水平，从而促进面部皮脂腺、汗腺分泌，提高皮肤张力。诸穴合用，可促进皮肤代谢，有助于消除鱼尾纹。

配合按摩太阳穴，可促进眼周血液循环，延缓眼周皱纹的出现。

配合按摩养老穴，可起到疏导经气、舒筋活络的作用，对消除鱼尾纹有辅助作用。

拔罐方法2 ── ● 取穴：印堂、神阙、关元 ── ○ 罐法：留罐法

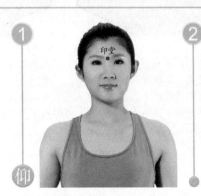

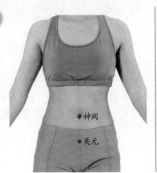

操作方法

①仰卧位。取印堂穴，留罐10~15分钟。
②仰卧位。取神阙、关元穴，留罐10~15分钟。
● 每日或隔日1次，7次为一疗程。

实用功效

神阙、关元历来是抗衰要穴，古人认为此二穴有"变衰颜如童子"之功效，适当加以刺激，可生化气血，增强脏腑功能，提高人体生理机能，有助于延缓皮肤等器官的老化，消除眼周皱纹，配合刺激印堂穴效果更明显。诸穴合用，可有效减少眼周皱纹。

拔罐方法3 ── ● 取穴：胃俞、肾俞、足三里、太冲 ── ○ 罐法：留罐法

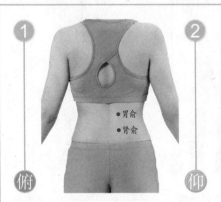

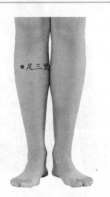

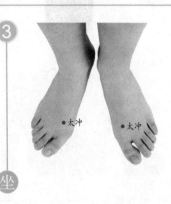

操作方法

①俯卧位。吸拔胃俞、肾俞穴，留罐10~15分钟。
②仰卧位。吸拔足三里穴，留罐10~15分钟。
③坐位。取太冲穴，留罐10~15分钟。
● 每日1次，7次为一疗程。

实用功效

刺激胃俞、肾俞、足三里穴可补肾益胃，益气活血，增强脏腑功能，有助于促进人体新陈代谢。刺激太冲穴，可改善微循环，加快皮肤代谢，促进皮肤组织再生，增强表皮细胞活力，增加皮肤弹性，减少皱纹。

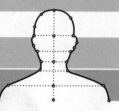

乌发养发

乌发润发
WU FA RUN FA

一头乌黑亮丽的秀发可以吸引人们的目光，增加自身魅力，让人焕发自信。然而，长期睡眠不足、染发、烫发、环境污染、过度疲劳、精神压力、内分泌失调等众多因素，都会对人的发质造成不良影响，使发质变差，甚至出现少白头的现象。护发产品通常都不能从根本上调养头发，拔罐疗法则可以通过调节人体生理机能，让秀发焕发迷人光彩。

医家之言

中医认为，"肝藏血，发为血之余"，肾"其华在发"，头发干枯、受损、变白主要是由肝肾不足、气血亏损所致，同时与心、脾、肺、脑等脏腑功能也有着十分密切的关系。拔罐疗法通过刺激相关的穴位和区域，可调节肾脏、肝脏等脏腑功能，促进肾经的气血循环，还可快速改善头皮血液循环，促进人体新陈代谢，活化头皮细胞，使发根得到充足的养分，从而达到乌发润发的效果。

拔罐方法1　　取穴：肾俞、肝俞、关元、中脘、血海　　罐法：留罐法

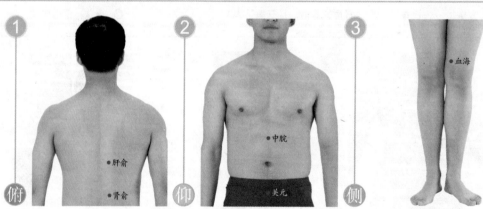

① 俯　② 仰　③ 侧

肝俞　肾俞　中脘　关元　血海

操作方法

①俯卧位。取肾俞、肝俞穴，留罐10～15分钟。
②仰卧位。取关元、中脘穴，留罐10～15分钟。
③侧卧位。取血海穴，留罐10～15分钟。
●隔日1次，5次为一疗程。

实用功效

刺激肾俞穴，可调节肾脏功能，促进肾经的气血循环，增强机体免疫力。刺激肝俞、中脘、血海穴可畅通气血。刺激关元穴可壮元气以行血上行，使精血上达头部，荣养头发。诸穴合用，可补益肝肾，使发根得到充足的养分，起到乌发润发的作用。

拔罐方法2 ——— ● 取穴：阳池、太溪、涌泉 ——— ○ 罐法：留罐法

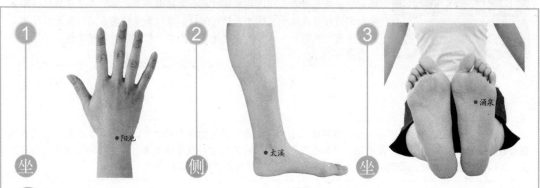

① 坐　**② 侧**　**③ 坐**

🔍 **操作方法**

①坐位。吸拔阳池穴，留罐10～15分钟。
②侧卧位。取太溪穴，留罐10～15分钟。
③坐位。取涌泉穴，留罐10～15分钟。
● 每日或隔日1次，5次为一疗程。

➕ **实用功效**

刺激阳池穴，可行气活血、舒筋通络，促进头脂、汗腺的正常分泌。刺激太溪、涌泉穴，可活化肾脏功能，促进头皮的血液循环，营养毛囊。诸穴合用，有乌发功效。

拔罐方法3 ——— ● 取穴：膻中、足三里、复溜 ——— ○ 罐法：留罐法

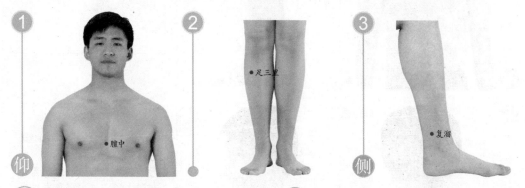

① 仰　**②**　**③ 侧**

🔍 **操作方法**

①仰卧位。吸拔膻中穴，留罐10～15分钟。
②仰卧位。吸拔足三里穴，留罐15分钟。
③侧卧位。吸拔复溜穴，留罐10～15分钟。
● 每日1次，6次为一疗程。

➕ **实用功效**

刺激膻中穴，具有疏肝解郁，调理人身气机的功能。刺激足三里穴可畅诵气血、调理脾胃。刺激复溜穴能滋阴补肾，促进女性激素的分泌，增加头发的营养供应，使头发富有弹性。诸穴合用，营养发根，乌发养发。

祛除斑秃

QU CHU BAN TU

斑秃俗称"鬼剃头"，该病发病骤然，患者会突然出现头发成片脱落的现象，少数患者在发病初期患处可能会有轻微异常之感，多见于男性。斑秃给人们的日常生活和交际带来极大阻碍。现代医学研究表明，其致病因素主要有头皮血液循环不良、内分泌异常、免疫功能低下、精神紧张、遗传、病灶感染等。

医家之言

中医认为，毛发的营养来源于血，脾胃是气血生化之源，肝是血液贮藏之所，脾胃功能虚衰、肝气不畅都可导致斑秃的发生。"肾主骨生髓，其华在发"，肾精亏损也会导致毛枯发落。因此，调理斑秃的拔罐方法，当以调理脏腑功能、调节内分泌、促进血液循环、增强免疫功能为主要目的。

拔罐方法1　　●取穴：关元、中脘、太溪　　　○罐法：留罐法

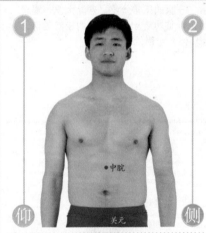

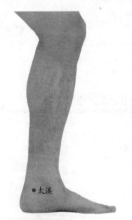

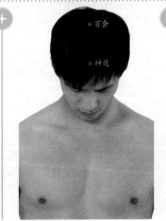

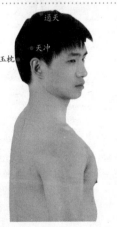

操作方法

①仰卧位。吸拔关元、中脘穴，留罐10～15分钟。
②侧卧位。取太溪穴，留罐10～15分钟。
● 每日或隔日1次，5次为一疗程。

实用功效

刺激关元穴，具有调节内分泌，提高免疫力的作用。刺激中脘穴可有效调理肠胃。刺激太溪穴，可提高肾脏功能，促进头部新陈代谢，对于由肾虚引发的脱发有显著的缓解作用。诸穴合用，可用于调理斑秃。

配合点按神庭、百会、玉枕、通天、天冲穴，可缓解斑秃症状。

拔罐方法2 ● 取穴：心俞、肝俞、肾俞、脾俞、足三里 ○ 罐法：留罐法

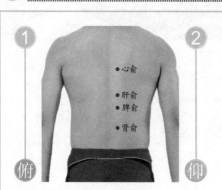

① 心俞
● 肝俞
● 脾俞
● 肾俞

俯

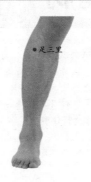

● 足三里

仰

操作方法

① 俯卧位。取心俞、肝俞、肾俞、脾俞穴，留罐10～15分钟。

② 仰卧位。取足三里穴，留罐10～15分钟。

● 隔日1次，5次为一疗程。

实用功效

刺激心俞穴有生血、调节血液循环的功效；刺激肝俞、肾俞有调节内分泌的功效；刺激脾俞穴不但可调节脾胃功能，还可有效减少油脂分泌。刺激足三里穴，可补脾健胃，滋养头皮，增强人体免疫功能。诸穴合用，可补益肝肾，促进头发生长，减轻斑秃症状。

拔罐方法3 ● 取穴：大椎、身柱、膈俞、期门、合谷 ○ 罐法：留罐法

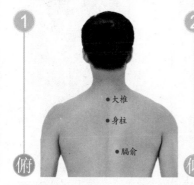

● 大椎
● 身柱
● 膈俞

俯

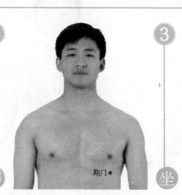

期门 ●

仰

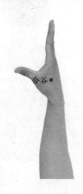

● 合谷

坐

操作方法

① 俯卧位。吸拔大椎、身柱、膈俞穴，留罐10～15分钟。

② 仰卧位。取期门穴，留罐10～15分钟。

③ 坐位。取合谷穴，留罐10～15分钟。

● 每日1次，6次为一疗程。

实用功效

刺激大椎、身柱穴可疏调局部经气，通经活络，改善颈部、头部、肩部血液的供应。刺激膈俞穴，可健脾补血，促进血液循环。刺激期门穴可养肝护肝，活血解毒。刺激合谷穴可提高人体免疫力。诸穴合用，可活化头皮细胞，促进头发生长，改善斑秃。

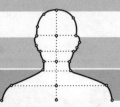

打造"魔鬼"身材

丰胸美乳
FENG XIONG MEI RU

漂亮丰满的乳房是女性美的标志之一，然而据有关资料统计，我国成年未孕女性，乳房发育不良者约占15%。而婚育哺乳和多次人工流产后的女性，乳房形态不良者竟达40%。扁平下垂的乳房不但使女性的身材走样，而且可能影响女性的自信，给其交友、恋爱等带来诸多困扰。现代研究认为，乳房发育不良与机体激素分泌不足有很大关系。

医家之言

中医认为，女性乳房发育不良，多因肝、胃、肾等脏腑功能失调，经络阻塞不通，气血循环不畅，无法灌养乳络所致。适当刺激相关的穴位和经络，可补肝益肾，健脾养胃，使机体气血充盈，乳房得到充分濡养，进而变得坚挺、丰满。

拔罐方法1 ● 取穴：脾俞、肾俞、胃俞、肝俞、膻中、屋翳 ○ 罐法：走罐法、留罐法

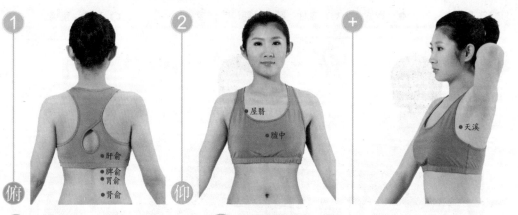

操作方法

①俯卧位。取脾俞、肾俞、胃俞、肝俞穴，用走罐法，至局部皮肤出现潮红或瘀血为止。

②仰卧位。取膻中、屋翳穴，留罐10~15分钟。

● 隔日1次，6次为一疗程。

实用功效

刺激脾俞、肾俞、胃俞、肝俞穴，可补肝益肾、健脾养胃。膻中穴与雌性激素的分泌有很大的关系，刺激该穴不仅能让胸部变紧实，还能令皮肤细滑。刺激屋翳穴，可以打通乳房附近的气血循环，调整人体内分泌。诸穴合用，可增加雌性激素分泌量，促进乳房和乳腺组织的发育，使之丰挺、增大。

配合按摩天溪穴，可畅通胃经气血，改善胸部的血液循环，促进乳腺发育。

拔罐方法2 ● 取穴：中府、中脘、足三里 ○ 罐法：留罐法

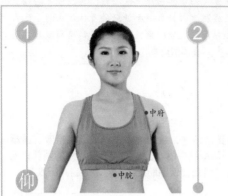

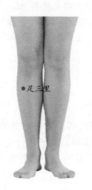

操作方法 ....

①仰卧位。吸拔中府、中脘穴，留罐10～15分钟。
②仰卧位。取足三里穴，留罐10～15分钟。
● 每日1次，7次为一疗程。

实用功效 ....

　　刺激中府、中脘穴，能够疏通乳房经络，改善乳房血液循环，促进乳腺发育，增加乳腺结缔组织和脂肪组织的积累，进而起到丰胸的作用。刺激足三里穴，可以调节脏腑，使经络畅通、乳络气血充足，补充乳房所需的养分。诸穴合用，可起到丰胸美乳的作用。

拔罐方法3 ● 取穴：大椎、天宗、大巨、气海、关元 ○ 罐法：留罐法

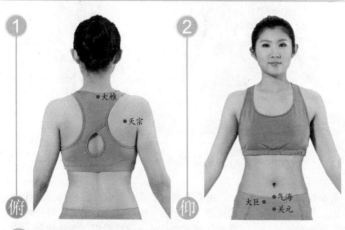

操作方法 ....

①俯卧位。吸拔大椎、天宗穴，留罐10～15分钟。
②仰卧位。吸拔大巨、气海、关元穴，留罐10～15分钟。
● 每日1次，6次为一疗程。

实用功效 ....

　　大椎穴是调整全身机能的要穴，刺激该穴可以增强胸部乳腺组织的营养与代谢，达到行气活血、健胸丰乳的目的。刺激天宗、气海、关元穴可畅通全身气血。刺激大巨穴可产生卵巢激素和乳腺发育激素，使胸部光滑、紧实、有弹性。诸穴合用，对丰胸美乳有良效。

减肥瘦身
JIAN FEI SHOU SHEN

纤瘦、苗条是现代人的审美标准之一，体型肥胖不但影响美观，而且还隐含着一些健康隐患。肥胖常伴发或加重高血压、冠心病、糖尿病、胆结石等疾病，对人体危害极大，因而减肥瘦身拥有一个健康的身体越来越受到人们的关注。现代人肥胖，除一部分是由内分泌紊乱或其他疾病所引起外，大多数属于单纯性肥胖，即由摄入多、消耗少造成。

医家之言

从中医观点来看，肥胖是由津液代谢障碍，营养水分不能正常输送，痰浊湿瘀囤积成脂垢所致。拔罐通过刺激特定的穴位和经络，可增强脏腑功能，调节内分泌，消除脂肪中的水分，加速脂肪组织的消耗；同时，人体的代谢能力也会得到加强，消化系统可及时将食物转化成气血，使脂肪无法积存，达到减肥效果。

拔罐方法1 ● 取穴：脾俞、肾俞、胃俞、肝俞、神阙、水分、血海 ○ 罐法：走罐法、留罐法

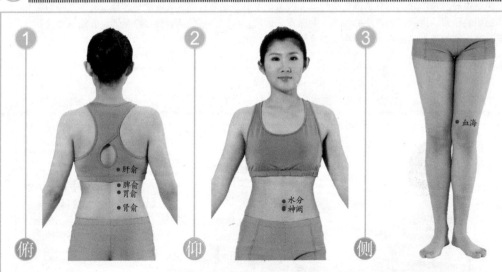

操作方法

①俯卧位。取脾俞、肾俞、胃俞、肝俞穴，用走罐法，至局部皮肤出现潮红或瘀血为止。
②仰卧位。取神阙、水分穴，留罐10～15分钟。
③侧卧位。取血海穴，留罐10～15分钟。
● 隔日1次，5次为一疗程。

实用功效

刺激脾俞、肾俞、胃俞、肝俞穴，可有效调理脾、肾、胃、肝等脏腑，增强脏腑功能，提高代谢速率，减少脂肪囤积。刺激神阙、水分穴，具有促进人体水分代谢，排除体内多余水分的作用。血海穴是脾经上的要穴，刺激该穴可增强消化系统功能，加快脂肪燃烧和分解。诸穴合用，可防止脂肪在体内过度沉积，从而达到减肥的目的。

拔罐方法2 —— ● 取穴：中脘、天枢、大巨、三阴交、阴陵泉 —— ○ 罐法：留罐法

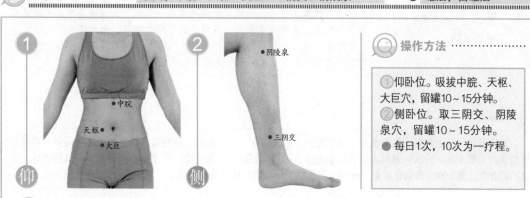

阴陵泉

三阴交

中脘

天枢 ● ● 大巨

仰

侧

操作方法

①仰卧位。吸拔中脘、天枢、大巨穴，留罐10～15分钟。
②侧卧位。取三阴交、阴陵泉穴，留罐10～15分钟。
● 每日1次，10次为一疗程。

实用功效

刺激中脘、天枢穴，能有效改善脏腑功能，防止脂肪在体内过度沉积；同时，有助于改变胰岛素、促胃液素分泌量，阻断下丘脑发出的饥饿信号，抑制食欲。刺激大巨穴可有效调整肠胃机能。刺激三阴交、阴陵泉穴可以加速气血循环，从而加快脂肪的分解转化。诸穴合用，可起到减肥瘦身的作用。

拔罐方法3 —— ● 取穴：大横、气海、关元、足三里、丰隆、涌泉 —— ○ 罐法：留罐法

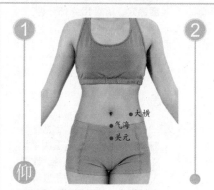
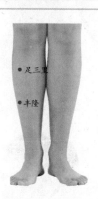
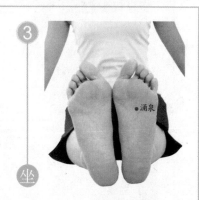

足三里
丰隆

大横
气海
关元

涌泉

仰

坐

操作方法

①仰卧位。吸拔大横、气海、关元穴，留罐10～15分钟。
②仰卧位。吸拔足三里、丰隆穴，留罐10～15分钟。
③坐位。取涌泉穴，留罐10～15分钟。
● 每日1次，10次为一疗程。

实用功效

刺激大横、气海穴，可畅通全身气血。刺激关元穴可降低食欲，同时有利于腹部脂肪的均匀分布。刺激丰隆、足三里穴，可有效改善肠胃功能，促进人体新陈代谢，防止脂肪堆积。刺激涌泉穴，可调节内分泌系统，促进人体血液循环。诸穴合用，具有良好的减肥瘦身效果。

秀肩美背

XIU JIAN MEI BEI

拥有优美的肩背部线条，会令一个人的魅力指数倍增。然而，许多人尤其是长期伏案工作者，由于常常保持低头、含胸、前倾的姿态，易使肩背部线条不优美，甚至造成驼背。这样不仅影响形体美，而且还会引起腰背疼痛、记忆力下降、反应迟钝等不适症状。经常拔罐刺激特定的穴位和经络，不但能重塑肩背曲线，更能使人体远离众多颈肩疾病。

医家之言

肝肾亏损、气血不畅、筋骨失荣、关节粘连、肌肉紧张、脂肪堆积，是导致肩背部线条不够完美，皮肤粗糙黯淡的主要原因。拔罐刺激特定的穴位和经络，可调理脏腑，畅通经络，促进局部血液循环和淋巴循环，缓解肌肉痉挛、紧张和关节僵硬现象，有效分解脂肪，从而达到美化肩背部线条、修复肩背部皮肤的目的。

拔罐方法1　　　● 取穴：督脉、大椎、肾俞、腰眼、内关　　　○ 罐法：走罐法、留罐法

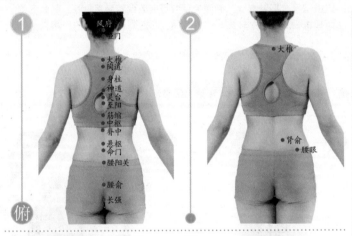

① 风府
哑门
大椎 陶道
身柱
神道 灵台
至阳
筋缩
脊中
中枢
悬枢
命门
腰阳关
腰俞
长强

俯

② ● 大椎

● 肾俞
● 腰眼

操作方法

①俯卧位。沿背部督脉来回走罐，至局部皮肤出现潮红或瘀血为止。
②俯卧位。取大椎、肾俞、腰眼穴，留罐10～15分钟。
③坐位。取内关穴，留罐10～15分钟。

实用功效

刺激督脉，具有调节全身阳经气血的作用。刺激大椎、肾俞穴可调整全身机能，改善人体血液循环，有助于紧实肩背部肌肉。刺激腰眼穴可有效缓解腰背部疲劳，促进脊柱伸直，有助于美化背部线条。刺激内关穴可疏通经络，调和气血。诸穴合用，可营养肩背部肌肉美化肩背部线条。

配合按摩人迎穴，可有效调理脏腑，增强肝肾功能。

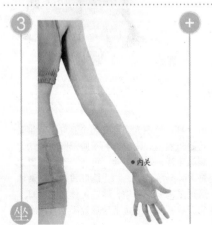

③ ● 内关

坐

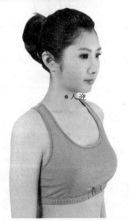

＋ ● 人迎

拔罐方法2 ── ● 取穴：肩井、天宗、脾俞、胃俞、曲池 ──○ 罐法：留罐法

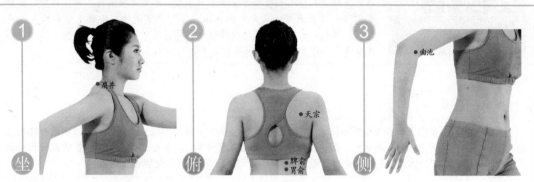

操作方法

①坐位。取肩井穴，留罐15分钟。
②俯卧位。取天宗、脾俞、胃俞穴，留罐10～15分钟。
③侧卧位。取曲池穴，留罐10～15分钟。
● 隔日1次，8次为一疗程。

实用功效

刺激肩井、天宗穴，可舒筋通络，有助于颈、肩、背部的血液流通，可以加速肩部脂肪的分解。刺激脾俞、胃俞穴可以增强脾胃功能，生化气血，促进人体新陈代谢，畅通肩部气血。曲池穴可调整人体的消化系统、血液循环系统、内分泌系统，可解决肩部皮肤粗糙问题。

拔罐方法3 ── ● 取穴：膀胱经、阳池 ──○ 罐法：走罐法、留罐法

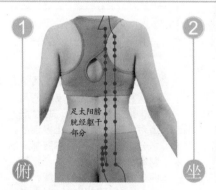

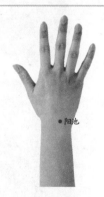

操作方法

①俯卧位。沿背部膀胱经脉来回走罐，至局部皮肤出现潮红或瘀血为止。
②坐位。吸拔阳池穴，留罐10～15分钟。
● 每日1次，10次为一疗程。

实用功效

膀胱经是人体最重要的排毒通道，刺激它可调理脏腑，畅通经络，加快体内垃圾及毒素的排出，促进新陈代谢。刺激阳池穴，可畅通经络，促进血液循环和淋巴循环，有助于排出体内代谢产物。诸穴合用，可美肩瘦身。

纤腰收腹
XIAN YAO SHOU FU

"啤酒肚""游泳圈"、腹部松弛下垂等腰腹部肥胖问题，不仅影响身材的美观，也给人们的日常生活带来不便。而更重要的是，腰腹臃肿、肥胖除了可加速衰老外，还会影响内脏器官的正常运作，给健康带来极大的危害。拔罐疗法不仅可有效消除腰腹部脂肪，还对消化系统、神经系统和泌尿生殖系统的许多疾病有辅助治疗作用。

医家之言

　　腰腹部臃肿，多由人体血液循环不畅，代谢出现障碍，脂肪大量堆积所致。拔罐疗法通过刺激身体相应的穴位和经络，可提高新陈代谢水平，促进腰腹部脂肪的代谢和分解，还能促进血液循环，扩张此处皮肤的毛细血管，增加局部的体表温度，促进皮下脂肪的消耗，紧实腹部肌肉，美化腰部线条。

拔罐方法1　　● 取穴：肝俞、脾俞、胃俞、神阙、气海、关元、足三里　　○ 罐法：留罐法

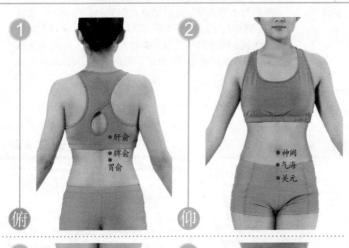

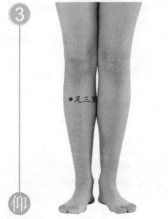
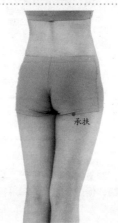

操作方法

①俯卧位。取肝俞、脾俞、胃俞穴，留罐10～15分钟。
②仰卧位。取神阙、气海、关元穴，留罐10～15分钟。
③仰卧位。取足三里穴，留罐10～15分钟。
● 隔日1次，5次为一疗程。

实用功效

　　刺激肝俞、脾俞、胃俞穴，可以提高局部皮肤的温度，促进肠道蠕动，减少肠道对营养的吸收，让多余的水分排出体外，紧实腰部。刺激神阙、气海、关元穴可促进腰腹部脂肪的燃烧，还可令脂肪均匀分布。刺激足三里穴可促进大肠蠕动，帮助消化。诸穴合用，可收到纤腰收腹的良好效果。

　　配合按摩承扶穴，可促进血液循环，减少脂肪堆积。

拔罐方法2 —— ● 取穴：肾俞、中脘、水分、滑肉门、带脉 —— ○ 罐法：留罐法

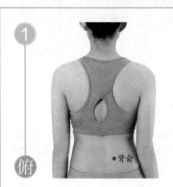

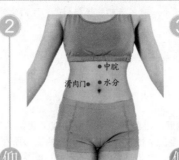

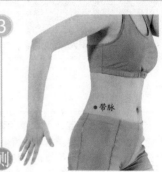

操作方法

①俯卧位。吸拔肾俞穴，留罐10~15分钟。
②仰卧位。取中脘、水分、滑肉门穴，留罐10~15分钟。
③侧卧位。取带脉穴，留罐15分钟。
● 每日1次，6次为一疗程。

实用功效

刺激肾俞穴，可改善肾脏血液循环，增强肾机能，加强脂肪代谢，消除腰部赘肉。刺激中脘穴可健脾和胃、补中益气。刺激水分穴可增进人体新陈代谢，帮助腹部排出多余水分，缓解因水肿而出现的小腹凸出现象。刺激滑肉门穴可促进消化，健美小腹。带脉穴为足少阳胆经和带脉的交会穴，历来是瘦腰良穴。诸穴合用，可有效纤腰收腹。

拔罐方法3 —— ● 取穴：命门、志室、天枢、阴交、内关 —— ○ 罐法：留罐法

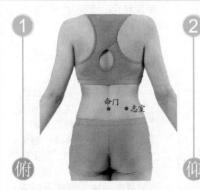

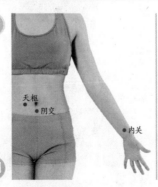

操作方法

①俯卧位。吸拔命门、志室穴，留罐10~15分钟。
②仰卧位。吸拔天枢、阴交、内关穴，留罐10~15分钟。
● 每日1次，10次为一疗程。

实用功效

刺激命门穴可加快腰部血液循环，促进体内废物排泄。刺激志室穴具有活跃肾脏机能，增强机体代谢能力，有效燃烧腰腹部脂肪的作用。刺激天枢、阴交穴，可加速局部新陈代谢和脂肪分解，从而使腰部纤细、小腹紧实。刺激内关穴具有消食导滞、化痰消脂的作用。诸穴合用，可辅助消除腰腹部赘肉。

瘦臀提臀

SHOU TUN TI TUN

臀部是女性展示形体美、曲线美的关键部位之一。然而，对于女性来说，臀部又是体内多余脂肪最容易堆积的部位。尤其是上班族女性，通常会连续一坐几个小时不活动，长期如此，她们的臀部就更加容易肥胖和扁平症状。

医家之言

脑垂体、肾上腺、甲状腺、胸腺、性腺和副甲状腺构成了我们的内分泌系统，内分泌紊乱可导致人体代谢迟缓，形成肥胖。常年保持坐姿的上班族，臀部是全身的重心所在，体液流向此处，便会形成水肿。久坐还会引起血液循环不畅，脂肪囤积，这也是导致臀部肥大的重要原因。因此，拔罐时，要以调节人体内分泌、消除水肿、畅通臀部的血液循环、促进脂肪消耗为主要目的。

拔罐方法1　　●取穴：委中、关元、血海、三阴交　　○罐法：留罐法

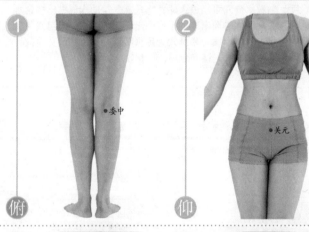
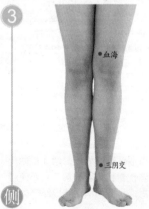
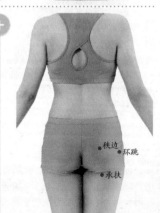

操作方法

①俯卧位。取委中穴，留罐10～15分钟。
②仰卧位。取关元穴，留罐10～15分钟。
③侧卧位。取血海、三阴交穴，留罐10～15分钟。
●隔日1次，5次为一疗程。

实用功效

刺激委中穴可通调膀胱经气，防止脂肪、体液在臀部过多囤积。刺激关元穴有助于调节内分泌，增强人体代谢能力，抑制激素性肥胖，防止臀部下垂。刺激血海、三阴交穴可调节内分泌，促进脂肪组织的消耗。诸穴合用，可起到瘦臀、提臀的作用。

配合按摩秩边、环跳、承扶穴，有助于消除臀部多余的脂肪，紧实臀部肌肉。

拔罐方法2 ● 取穴：八髎、环跳 ○ 罐法：走罐法、留罐法

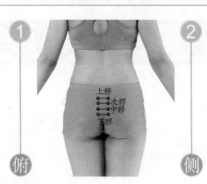
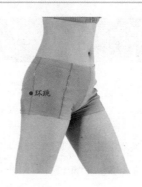

俯　侧

操作方法

① 俯卧位。取八髎穴，走罐至皮肤潮红。
② 侧卧位。取环跳穴，留罐10~15分钟。

实用功效

　　八髎穴是膀胱经上的要穴，刺激该穴对于改善骨盆内的血液循环、刺激臀大肌收缩有重要作用，有助于瘦臀。刺激环跳穴可以改善臀部的血液循环，消除水肿。诸穴合用，可防止脂肪在臀部沉积过多，有利于紧实臀部肌肉，起到瘦臀、提臀的作用。

拔罐方法3 ● 取穴：气海、三阴交、委中、涌泉 ○ 罐法：留罐法

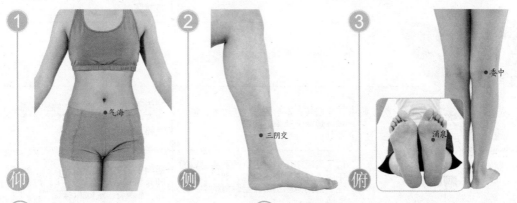

仰　侧　俯

操作方法

① 仰卧位。取气海穴，留罐10~15分钟。
② 侧卧位。取三阴交穴，留罐10~15分钟。
③ 俯卧位。取委中、涌泉穴，留罐10~15分钟。

实用功效

　　刺激气海穴可调整肠胃功能，促进机体气血循环。刺激三阴交、涌泉穴可调养脾胃，活血化瘀，改善人体气血循环，促进下肢血液循环，有助于减少臀部脂肪。刺激委中穴，可防止脂肪在臀部沉积过多。诸穴合用，具有显著的瘦臀、提臀效果。

附录 部分常用穴位适用病症速查表

穴位名称	简易取穴	适用病症
B部		
◎百会穴	将双手拇指插入耳洞，其余四指垂直向上，使双手的中指在头顶会合，两指尖所指的位置即是	适用于精神不振、头痛、高血压、中风、晕车、脱发
C部		
◎承山穴	伸直小腿或足跟上提时，腓肠肌肌腹下出现的尖角凹陷处即是	适用于小腿痉挛、膝盖痛、便秘、腰背痛、脱肛、痔疮
◎尺泽穴	位于肘横纹中，肱二头肌腱桡侧凹陷处	适用于咳嗽、扁桃体炎、咯血、气喘、咽喉肿痛、胸部胀满、肺结核、支气管炎、哮喘、胸膜炎、急性胃肠炎
D部		
◎大椎穴	正坐低头，沿着人体后正中线，第七颈椎棘突下凹陷处即是	适用于哮喘、颈酸疼、肩部酸痛、手臂疼痛、手臂麻痹、感冒、疟疾、颈椎病、痤疮、小儿舞蹈病
◎膻中穴	位于胸部前正中线上，两乳头之间的中点。女性乳房下垂者，则可由锁骨往下摸到第四肋骨，至胸骨柄中央处即是	适用于胸部疼痛、腹部疼痛、心悸、呼吸困难、咳嗽、过胖、过瘦、打嗝、乳腺炎、缺乳症、咳喘病
F部		
◎肺俞穴	背部第三胸椎棘突下，左右旁开1.5寸处即是	适用于肺炎、支气管炎、肺结核、咳嗽、哮喘、失眠、盗汗、气喘、吐血、鼻塞

◎丰隆穴	小腿前外侧，当外踝尖上8寸，条口外距胫骨二横指处即是	适用于耳源性眩晕、高血压、神经衰弱、精神分裂症、支气管炎、腓肠肌痉挛、肥胖症
◎风池穴	在项部，当枕骨之下，与风府相平，胸锁乳突肌与斜方肌上端之间的凹陷处	适用于感冒、咳嗽、发热恶寒、鼻塞、牙痛、口眼歪斜
◎风府穴	沿着身体脊柱直上，入后发际上一横指处即是	适用于鼻出血、头痛、失音、脑卒中、眩晕、项强、咽喉肿痛
◎风门穴	在背部，当第二胸椎棘突下，旁开1.5寸	适用于伤风、咳嗽、发热、头痛、目眩、项强、胸背痛、鼻塞、感冒、颈椎痛、肩膀酸痛
◎风市穴	伸直手臂，直立垂手，中指指尖在腿上所点的凹陷处即是	适用于腰腿酸痛、下肢痿痹、脚气、全身瘙痒、卒中后遗症、小儿麻痹后遗症、坐骨神经痛、膝关节炎、荨麻疹
◎复溜穴	位于太溪穴直上2寸，跟腱的前方	适用于泄泻、肠鸣、腹胀、水肿、腿肿、足痿、盗汗、脉微细时无、身热无汗、腰脊强痛

G部

◎肝俞穴	在背部，当第九胸椎棘突下，旁开1.5寸	适用于胃肠病、胸痛腹痛、老人斑、失眠、食欲不振、晕车、黄疸、夜盲、癫狂、宿醉、近视、月经不调、急慢性肝炎
◎膈俞穴	第七胸椎棘突下，旁开1.5寸即是	适用于失眠、贫血、打嗝、神经性呕吐、荨麻疹、噎膈、饮食不下、气喘、咳嗽、吐血、潮热、盗汗、风疹、膈肌痉挛、胃炎、肠炎、小儿营养不良
◎关元穴	位于肚脐直下3寸处	适用于遗尿、尿血、尿频、神经衰弱、失眠、荨麻疹、精力减退、不孕不育、阳痿、遗精、早泄、痛经、浮肿、泄泻、痛经、月经不调、盆腔炎、肠炎
◎光明穴	小腿外踝尖直上5寸，腓骨前缘处即是	适用于眼目昏花、视物不明、目赤肿痛、畏光、夜盲、青盲、眼痒、视神经萎缩、白内障、偏头痛、面肌痉挛、偏头痛、乳房胀痛

◎归来穴	脐下4寸，旁开2寸	适用于卒中虚脱、四肢厥冷、尸厥、风痫、形羸体乏、绕脐腹痛、水肿鼓胀、脱肛、泄利、便秘、小便不禁、五淋、妇女不孕

H部

◎合谷穴	在手背，第一、二掌骨间，当第二掌骨桡侧的中点处	适用于头痛、牙痛、咽喉肿痛、腹痛、晕厥、近视眼、口眼歪斜、鼻出血、发热、便秘、痔疮
◎后溪穴	微握拳，小指本节后的远侧掌横纹头赤白肉际	适用于颈椎疼痛、落枕、急性腰扭伤、神经衰弱
◎环跳穴	位于人体股外侧部，侧卧屈股，当股骨大转子最凸点与骶管裂孔连线的外1/3与中1/3交点处即是	坐骨神经痛、腰胯疼痛、半身不遂、下肢痿痹、风疹、膝踝肿痛不能转侧、消化不良、身体组织发炎

J部

◎极泉穴	位于腋窝正中，腋动脉搏动处	适用于心血管疾病、易困、卒中后遗症、颈腋淋巴结结核、呕吐、胁下满痛、腋臭
◎夹脊穴	第一胸椎至第五腰椎，各椎棘突下旁开0.5寸	适用于脊柱酸痛、腰肌扭伤、下肢麻痹、各穴临近脏器病变
◎颊车穴	咬牙时，面颊部有一绷紧隆起的肌肉最高点，按之放松，即为颊车穴	适用于口歪、牙痛、颊肿、口噤不语、面神经麻痹、三叉神经痛、颞颌关节炎、腮腺炎等病症
◎肩井穴	大椎和肩峰端连线的中点（即乳头正上方）与肩线交接处即是	适用于肩酸痛、头酸痛、头重脚轻、眼睛疲劳、耳鸣、高血压、落枕、卒中、手臂不举、难产、乳汁不下、乳腺炎、乳痈
◎肩髎穴	位于肩峰外下方，当臂外展时，于肩峰后下方呈现的凹陷处即是	适用于臂痛、肩重不能举、肩周炎、偏瘫

K部

◎孔最穴	位于前臂掌面桡侧，当尺泽穴与太渊穴连线上，腕横纹上7寸处即是	适用于咳嗽、气喘、咯血、咽喉肿痛、肘臂挛病、痔疾
◎昆仑穴	外踝尖与跟腱之间的凹陷处即是	适用于头痛、腰痛、高血压、膀胱炎、眼疾、怕冷症、腹气上逆、肠结石、下痢等病症

L部

◎劳宫穴	手掌心第二、三掌骨之间，握拳屈指的中指尖处即是	适用于消除疲劳、口臭、口疮、心脏疾病、神经疾病、呕吐、鹅掌风、卒中昏迷、手颤
◎列缺穴	两手虎口交叉，一手食指压在另一只手的桡骨茎突上，食指尖所指凹陷处即是	适用于感冒、支气管炎、神经性头痛、落枕、腕关节疾患

M部

◎命门穴	在腰部，当后正中线上，第二腰椎棘突下凹陷中	适用于腰痛、遗尿、尿频、泄泻、遗精、白浊、阳痿、早泄、赤白带下、胎屡坠、五劳七伤、头晕耳鸣、癫痫、惊恐、手足冰冷、更年期综合征

N部

◎内关穴	从近手腕之横皱纹的中央，往上约三指宽的中央处即是	适用于孕吐、晕车、头痛、心绞痛、打嗝、腹泻、风湿性心脏病、心肌炎、心律不齐、胃炎、癫痫、甲亢、疟疾

◎内庭穴	位于足背部，第二、三趾间，趾蹼缘后方赤白肉际处	适用于腹痛、腹胀、泄泻、便秘、痢疾、肠痈、胃痛、消化不良、齿痛、龈肿、鼻衄、喉痹、面肿、目痛、耳鸣、瘾疹、小便出血、发热、恶寒、疟不能食、肠疝、口眼歪斜、胫痛不可屈伸、足背肿痛

P部

◎脾俞穴	在第十一胸椎棘突下，左右旁开1.5寸处即是	适用于腹胀、黄疸、食欲低下、呕吐、泄泻、痢疾、便血、水肿、背痛

Q部

◎气海穴	肚脐下1.5寸处即是	适用于腹痛、水肿、腹胀、大便不通、泻痢、遗精、阳痿、疝气、月经不调、痛经、经闭、崩漏、带下、产后恶露不止、四肢乏力、腰痛、食欲不振、夜尿症、儿童发育不良
◎期门穴	乳头直下，与巨阙穴齐平处即是	适用于胸胁胀满疼痛、呕吐、打嗝、吞酸、腹胀、泄泻、饥不欲食、胸中热、喘咳、奔豚、疟疾、伤寒热
◎曲池穴	曲肘时横纹尽处，即肱骨外上髁内缘凹陷处即是	适用于肩时关节疼痛、上肢瘫痪、高血压、荨麻疹、流行性感冒、扁桃体炎、甲状腺肿大、急性胃肠炎
◎曲骨穴	前正中线上，耻骨联合上缘的中点处即是	适用于前列腺炎、小便淋沥、遗尿、遗精、阳痿、赤白带下、月经不调、痛经、膀胱炎、产后子宫收缩不全、子宫内膜炎
◎曲泉穴	屈膝正坐或卧位，膝内侧横纹端凹陷处即是	适用于月经不调、痛经、白带、阴挺、阴痒、产后腹痛、遗精、阳痿、疝气、小便不利、头痛、目眩、癫狂、膝膑肿痛、下肢痿痹
◎曲泽穴	位于肘横纹中，当肱二头肌腱的尺侧缘	适用于心痛、善惊、心悸、胃疼、呕吐、转筋、热病、烦躁、肘臂痛、上肢颤动、咳嗽

R部

◎然谷穴	在足内侧缘，足舟粗隆下方，赤白肉际	适用于食欲不振、胃胀、阴痒、阴挺、月经不调、遗精、咯血、消渴、泄泻、足背肿痛、小儿脐风、咽喉炎、肾炎、膀胱炎、睾丸炎、不孕、糖尿病
◎人迎穴	喉结旁，颈总动脉搏动处即是	适用于咽喉肿痛、气喘、瘰疬、瘿气、高血压
◎乳根穴	乳头直下第五肋间隙即是	适用于咳嗽、气喘、呃逆、胸痛、胁痛、哮喘、乳房疾病、乳汁少

S部

◎三阴交穴	在小腿内侧，当足内踝尖上3寸，胫骨内侧缘后方	适用于高血糖症、肠鸣、腹胀、泄泻、月经不调、带下、阴挺、不孕、滞产、遗精、阳痿、遗尿、疝气、失眠、下肢痿痹、脚气
◎神门穴	手腕和手掌关节处，小指那一侧的腕横纹中即是	适用于心绞痛、无脉症、神经衰弱、癔症、扁桃体炎、舌骨肌麻痹、产后失血、淋巴腺炎、精神分裂症
◎神阙穴	肚脐孔中央处即是	适用于腹痛、泄泻、脱肛、水肿、虚脱、妇人血冷不受胎、脑卒中、风痫、鼓胀、肠炎、昏厥、肠鸣、便秘、小便不禁、产后尿潴留
◎肾俞穴	在腰部第二腰椎棘突下，左右旁开1.5寸处即是	适用于遗尿、遗精、阳痿、早泄、月经不调、白带、咳喘、性欲低下、腰痛、肾炎、尿路感染、半身不遂
◎手三里穴	前臂背面桡侧，当阳溪与曲池连线上，肘横纹下2寸处即是	适用于牙痛颊肿、上肢不遂、腹痛、腹泻
◎水分穴	上腹部，前正中线上，当脐上1寸	适用于腹泻、浮肿、水肿、腹水、腹痛、腹胀、肠鸣、翻胃、小儿陷囟、腰脊强急。现多用于肠炎、胃炎、肠粘连、泌尿系炎症
◎四白穴	瞳孔直下1寸即是	适用于目赤痛痒、目翳、眼睑眴动、口眼歪斜、头痛眩晕

◎丝竹空穴	眉梢凹陷处	适用于眼周皱纹、视力疲劳、头痛、目赤肿痛等

T部

◎太白穴	平放足底的姿势，在足内侧缘，第一跖骨小头后下方凹陷处	适用于胃痛、腹胀、呕吐、打嗝、肠鸣、泄泻、痢疾、便秘、脚气、痔漏
◎太冲穴	在足背侧，以手指沿拇趾、次趾夹缝处向上移压，压至感觉到动脉映手处即是	适用于头痛、眩晕、疝气、月经不调、遗尿、小儿惊风、癫痫、胁痛、腹胀、黄疸、呕逆、咽痛、目赤肿痛、膝股内侧痛、下肢痿痹
◎太溪穴	足内踝后方与脚跟骨筋腱之间的凹陷处即是	适用于头痛目眩、咽喉肿痛、牙痛、耳聋耳鸣、咳嗽、气喘、胸痛咯血、消渴、月经不调、失眠、健忘、遗精、阳痿、尿频、腰脊痛、下肢厥冷、内踝肿痛
◎太阳穴	眉梢和外眼角中间向后一横指凹陷处即是	适用于头痛头晕、神经衰弱、视神经萎缩、白内障
◎太渊穴	位于手腕横纹上，拇指根部侧面即是	适用于百日咳、肺结核、心绞痛、肋间神经痛、咳嗽、气喘、咯血、胸痛、咽喉肿痛、腕臂痛、无脉症
◎天枢穴	在腹中部，距脐中2寸	适用于肥胖、月经不调、痛经、痤疮、慢性肠胃炎、便秘、腹胀、腹泻、脐周围痛、腹水、肠麻痹、消化不良、恶心呕吐
◎天柱穴	在项部，大筋外缘之后发际凹陷中，约当后发际正中旁开1.5寸	适用于鼻塞、咽喉肿痛、项强、肩背痛、颈椎酸痛、落枕、五十肩、高血压、目眩、头痛、缓解眼睛疲劳
◎天宗穴	找到肩胛骨（即上背部一个呈倒三角形状的骨性标志），在肩胛冈下窝正中处，即为天宗穴	适用于肩胛疼痛、气喘、乳痈、肩部老化、出乳困难
◎通里穴	找到神门穴，向上量取1寸处，即为通里穴	适用于心悸、怔忡、暴喑、舌强不语、腕臂痛

W部

◎外关穴	位于前臂背侧，当阳池与肘尖连线上，腕背横纹上2寸处，尺骨与桡骨之间	适用于手脚麻痹、肘部酸痛、手臂疼痛、偏头痛、落枕、肋间神经痛
◎胃俞穴	在身体背部第十二胸椎棘突下，左右旁开1.5寸处即是	适用于胃溃疡、腹胀、胃下垂、胰腺炎、糖尿病
◎委中穴	腿屈曲时，腘窝横纹的中点，即膝盖里侧中央即是	适用于腰痛、髋关节活动不利、腘筋挛急、下肢痿痹、半身不遂、腹痛、吐泻、丹毒、坐骨神经痛、卒中后遗症、肠炎、痔疮、湿疹

X部

◎郄门穴	在前臂掌侧，当曲泽与大陵的连线上，腕横纹上5寸处即是	适用于心痛、心悸、胸痛、心烦、咯血、呕血、衄血、疔疮、癫疾
◎心俞穴	在背部找到第五胸椎棘突下，左右旁开1.5寸处即是	适用于心悸、冠心病、面色无华、晕车、恶心、神经衰弱、失眠、咳嗽、吐血、梦遗、心痛、胸背痛、神经官能症
◎悬钟穴	外踝尖上3寸，当腓骨后缘与腓骨长、短肌腱之间凹陷处即是	适用于脑卒中、半身不遂、颈项痛、颈淋巴结核、坐骨神经痛、动脉硬化、腹胀、胁痛、下肢痿痹、足胫挛痛、脚气
◎血海穴	屈膝，在大腿内侧，髌骨内侧端上2寸，当股四头肌内侧头的隆起处	适用于功能性子宫出血、贫血、荨麻疹、湿疹、皮肤瘙痒、膝关节疼痛、月经不调

Y部

◎阳池穴	俯掌，腕背横纹上，前对中指、无名指指缝处即是	适用于手足冰冷、手脚关节扭伤、末梢神经炎症、糖尿病、水肿
◎养老穴	屈肘，掌心向胸，在尺骨小头的桡侧缘上，与尺骨小头最高点平齐的骨缝中	适用于目视不明、肩背肘臂酸痛

◎阳陵泉穴	位于人体的膝盖斜下方，小腿外侧之腓骨小头稍前凹陷中即是	适用于腰痛、膝盖疼痛、脚麻痹、消化不良、关节筋迟缓或痉挛肿痛、抽筋、麻痹、腰腿疲劳、胃溃疡、坐骨神经痛、胆囊炎、高血压、遗尿
◎腰眼穴	第四腰椎棘突下，左右各旁开3.5寸凹陷中即是（或腰阳关穴左右旁开3.5寸）	适用于消渴、虚劳、急性腰痛、慢性腰痛、腹痛、尿频、遗尿、肾下垂、睾丸炎、腰椎骨质增生、腰部软组织损伤、小腹痛、妇科疾患
◎腰阳关穴	位于后正中线上，第四腰椎棘突下凹陷中	适用于骶疼痛、下肢痿痹、月经不调、赤白带下、遗精、阳痿、便血
◎翳风穴	头部偏向一侧，将耳垂下压，其所覆盖范围中的凹陷处即是	适用于耳鸣、耳聋、口眼歪斜、牙关紧闭、颊肿、腮腺炎、下颌关节炎、面神经麻痹、中耳炎
◎阴陵泉穴	位于胫骨内侧髁后下方凹陷处	适用于腹胀、腹痛、泄泻、水肿、黄疸、小便不利或失禁、膝痛
◎阴郄穴	位于前臂掌侧，当尺侧腕屈肌腱的桡侧缘，腕横纹上0.5寸	适用于心痛、惊悸、骨蒸盗汗、吐血、衄血、暴喑
◎印堂穴	两眉头连一横线，横线的中点处即是	适用于头痛、失眠、鼻塞、目眩、感冒
◎迎香穴	以双手中指寻找鼻唇沟、平鼻翼外缘中点处，即为迎香穴	适用于鼻炎、鼻塞、鼻窦炎、流鼻水、鼻息肉、面痒、鼻病、牙痛、感冒
◎涌泉穴	卷足时，足前部的凹陷处即是	适用于神经衰弱、精力减退、倦怠感、妇女病、失眠、多眠症、高血压、晕眩、焦躁、糖尿病、过敏性鼻炎、更年期障碍、怕冷症、肾脏病、三叉神经痛、扁桃体炎、精神分裂症、癔症、中暑、休克
◎鱼际穴	打开手掌，在拇指本节（第一掌指关节）后凹陷处	适用于支气管炎、肺炎、扁桃体炎、咽炎、小儿单纯性消化不良

◎章门穴	位于侧腹部,当第十一肋游离端的下方	适用于腹痛、腹胀、肠鸣、泄泻、呕吐、神疲肢倦、胸胁痛、黄疸、痞块、小儿疳积、腰脊痛
◎支沟穴	在前臂背侧,当阳池与肘尖的连线上,腕背横纹上3寸,尺骨与桡骨之间	适用于便秘、热病、肩背疼痛、耳鸣、耳聋、胁痛、呕吐、肋间神经痛、习惯性便秘、舌骨肌麻痹、产后血晕
◎志室穴	腰部第二腰椎棘突下方,左右旁开3寸处即是	适用于遗精、阳痿、小便不利、水肿、腰脊强痛、阴痛、早泄、肾下垂、前列腺炎、阴囊湿疹、下肢瘫痪
◎支正穴	位于人体的前臂背面尺侧,当阳谷穴与小海穴的连线上,腕背横纹上5寸	适用于头痛、目眩、热病、癫狂、项强、肘臂酸痛
◎至阳穴	双手下垂,在背部找到肩胛下角,两肩胛下角连线,与脊柱相交点即是	适用于胃痉挛、胆绞痛、胆囊炎、膈肌痉挛、肋间神经痛、黄疸、背痛、咳嗽、脊强、气喘
◎中府穴	位于胸前壁的外上方,云门下1寸,平第一肋间隙,距前正中线6寸	适用于咳嗽、气喘、胸痛、肩背痛、气管炎、支气管哮喘、肺炎
◎中极穴	位于体前正中线,脐下4寸	适用于小便不利、遗溺不禁、阳痿、早泄、遗精、白浊、疝气偏坠、积聚疼痛、月经不调、阴痛、阴痒、痛经、带下、崩漏、阴挺、产后恶露不止、胞衣不下、水肿
◎中脘穴	在上腹部,当脐中上4寸	适用于腹胀、腹泻、腹痛、腹鸣、吞酸、呕吐、便秘、黄疸、癫狂、食欲不振、虚劳吐血、哮喘、头痛、失眠、惊悸、怔忡、目眩、耳鸣、青春痘、精力不济、神经衰弱
◎足三里穴	找穴时左腿用右手、右腿用左手,以食指第二关节沿胫骨上移,至有突出的斜面骨头阻挡为止,指尖处即是	适用于头痛、牙痛、神经痛、心脏病、胃下垂、食欲不振、腹部胀满、呕吐、急慢性肠炎、阑尾炎、高血压、癫痫、神经衰弱、精神分裂症、动脉硬化、急慢性胃炎、胃或十二指肠溃疡